Medizinische Informatik und Statistik

Herausgeber: S. Koller, P. L. Reichertz und K. Überla

44

Bernd Camphausen

Auswirkungen demographischer Prozesse auf die Berufe und die Kosten im Gesundheitswesen

Stand, Struktur und Entwicklung bis zum Jahre 2030

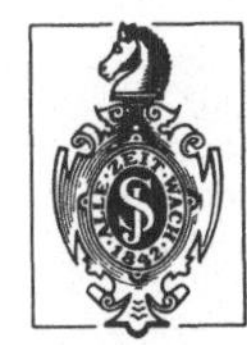

Springer-Verlag
Berlin Heidelberg New York Tokyo 1983

Reihenherausgeber
S. Koller P. L. Reichertz K. Überla

Mitherausgeber
J. Anderson G. Goos F. Gremy H.-J. Jesdinsky H.-J. Lange
B. Schneider G. Segmüller G. Wagner

Autor

Dr. rer. pol. Bernd Camphausen
Universität-GH Paderborn
Fachbereich Wirtschaftswissenschaften
Warburger Straße 100, 4790 Paderborn

Die vorliegende Arbeit wurde im Januar 1983 vom Fachbereich
Wirtschaftswissenschaften der Universität-GH Paderborn als
Dissertation angenommen.

ISBN-13:978-3-540-12694-2   e-ISBN-13:978-3-642-82107-3
DOI: 10.1007/978-3-642-82107-3

CIP-Kurztitelaufnahme der Deutschen Bibliothek.
Camphausen, Bernd: Auswirkungen demographischer Prozesse auf die Berufe und die
Kosten im Gesundheitswesen: Stand, Struktur u. Entwicklung bis zum Jahre 2030 /
Bernd Camphausen. - Berlin; Heidelberg; New York; Tokyo: Springer, 1983.
(Medizinische Informatik und Statistik; 44)
ISBN-13:978-3-540-12694-2

NE: GT

2145/3140 – 5 4 3 2 1 0

INHALTSVERZEICHNIS

<u>Einleitung und Gang der Untersuchung</u>

Die Geburten- und Bevölkerungsentwicklung besitzt große Bedeutung für die künftigen Lebensbedingungen der menschlichen Gesellschaft. Diese wird geprägt durch die Größe und den Altersaufbau der Bevölkerung sowie durch ihre Zusammensetzung und Verteilung. Die Bevölkerung ist auch, als Grundlage der Wirtschaft, Produzent und Konsument sowie Sparer und Investor zugleich[1].

Bevölkerungsökonomische Fragestellungen haben eine lange Tradition in Wissenschaft und Politik[2]. Eine herausragende Position hierbei besitzen die Bevölkerungsgesetze von Malthus[3], der für eine Beschränkung des Bevölkerungswachstums eintrat. Sein Argument war, daß die Bevölkerungswachstumsrate progressiv, die Wachstumsrate der Nahrungsmittelproduktion hingegen linear verlaufe. Die malthusianische Theorie bestimmte lange Zeit die bevölkerungsökonomische Diskussion. Zu Beginn des 20. Jahrhunderts trat die malthusianische Theorie in den Hintergrund und machte Platz für die Stagnationsthese, die die Ursache der ökonomischen Stagnation in zu geringen Geburtenzahlen sah. Ein Vertreter dieser Stagnationstheorie war Keynes[4], der die Zahl der Konsumenten neben der Rate des technischen Fortschritts und der durchschnittlichen Höhe des Pro-Kopf-Einkommens als bestimmende Größe für die Investitionsnachfrage ansah.

---

[1] Vgl. Luptacik, M.: Zur Einschätzung ökonomischer Auswirkungen demographischer Prozesse. In: Feichtinger, G. (Hrsg.): Stationäre und schrumpfende Bevölkerungen. Berlin, Heidelberg, New York 1977, S. 209-236.

[2] Vgl. Steinmann, G.: Das Bevölkerungsproblem in den volkswirtschaftlichen Lehrmeinungen. In: Olechowsky, R. (Hrsg.): Geburtenrückgang - besorgniserregend oder begrüßenswert? Wien, Freiburg, Basel 1980, S. 99-112.

[3] Vgl. Malthus, T.R.: An Essay on the Principle of Population. 3. Aufl., London 1803. Auszugsweise abgedruckt in: Overbeek, J. (Hrsg.): The Evolution of Population Theory. A Documentary Sourcebook. Westport, London 1977, S. 11-20.

[4] Vgl. Keynes, J.M.: Some Economic Consequences of a Declining Population. "The Eugenics Review" (1937). Abgedruckt in Moggridge, D. (Hrsg.): The Collected Writings of John Maynard Keynes, Vol. XIV, The General Theory and After, Part II, Defence and Development, London 1973, S. 124-134.

In der ersten Zeit nach dem Zweiten Weltkrieg scheint es kaum
Forschungsaktivitäten auf dem Gebiet der Bevölkerungsökonomie im
deutschsprachigen Raum zu geben; wohl bedingt durch den allgemeinen wirtschaftlichen Aufschwung in den 50er und 60er Jahren und
den damit verbundenen 'aktuelleren' Problemen. Diese 'Aktualität'
ist ein besonderes Problem der demographischen Forschung, da Veränderungen in den demographischen Prozessen und die damit verbundenen Veränderungen in der absoluten Größe einer Bevölkerung sowie deren Alters- und Geschlechtsstruktur naturgemäß langsam vor-
anschreiten. Wohl sind Wechselwirkungen und gegenseitige Abhängig-
keiten zwischen der Größe, Struktur und Entwicklung der Bevölkerung und der Wirtschafts- und Sozialstruktur[1] unbestritten; es bedarf jedoch erst größerer und gewichtigerer demographischer Veränderungen, um die Notwendigkeit zu erkennen, die Variable 'Bevölkerung' aus dem Datenkranz zu lösen und mit ihr zu arbeiten.

Solch eine einschneidende demographische Veränderung ist in der
Entwicklung der Nettoreproduktionsrate[2] in der Bundesrepublik
Deutschland zu beobachten gewesen. Diese demographische Maßzahl
fiel von 1,19 im Jahre 1966 über 0,947 (1970) auf 0,668 im Jahre
1979. Zugleich erwachte das Interesse wieder an bevölkerungswis-
senschaftlichen Fragestellungen sowohl in der Wissenschaft als
auch in der Politik.

Der ständig Veränderungen unterliegende Altersaufbau einer Bevölkerung hat in den letzten Jahren eine Vielfalt von Problemen auf-
geworfen. Aufgrund des Geburtenrückgangs ist im Kindergartenbereich
die Situation eingetreten, daß statt ehemals knapper Kapazitäten
nunmehr teilweise Unterauslastungsgrade bestehen. Grundschulen
stehen - je nach ihrem räumlichen Einzugsgebiet - aufgrund mangelnder Schülerzahlen vor der Schließung. Im Gegensatz dazu steht eine
hohe Zahl von Junglehrern, die kaum eine Möglichkeit besitzen, ihren
erlernten Beruf auszuüben, da erst jetzt erkannt wird, daß - unter
Aufrechterhaltung der jetzt geltenden Schüler-Lehrer-Relationen -
die im Schulbereich schon beschäftigten Lehrkräfte ausreichen, um

---

[1] Vgl. Steinmann, G.: A Model of the Economic-Demographic System. Arbeitspapier
des Fachbereichs Wirtschaftswissenschaft der Universität-GH Paderborn. Paderborn
1981.

[2] Zur Definition der Nettoreproduktionsrate vgl. S. 14 dieser Arbeit.

die geringer werdende Zahl von Schülern zu unterrichten. Es lassen
sich weitere Beispiele finden, die die Auswirkungen der demographischen Wellenbewegungen auf fast alle Lebensbereiche unserer Gesellschaft anschaulich darstellen. So ist die Zahl der Erwerbstätigen zu der Zahl der nicht Erwerbstätigen äußerst wichtig im
Zusammenhang mit dem System der sozialen Sicherung. Auch erscheint
unser Generationenvertrag, die gesetzliche Rentenversicherung,
unter dem Zeichen des Geburtenrückgangs in einem anderen Licht. Dies
zeigt, daß sich eine Vielzahl von Planungen und Prognosen in der
Bildungs-, Sozial- und Wirtschaftspolitik mit demographischen Daten
'anreichern' lassen und somit zu einer Verfeinerung gelangen. So
untersuchte beispielsweise der wissenschaftliche Beirat beim Bundes-
minsterium für Wirtschaft[1] in seinem Gutachten vom 9. Februar 1980
die wirtschaftspolitischen Implikationen eines Bevölkerungsrückgangs. Dabei wurde die im Jahre 1977 festgestellte Nettoreproduktionsrate bis zum Jahre 2030 bzw. exemplarisch bis zum Jahre 2070
als konstant angenommen. In dem Gutachten werden die gesamtwirt-
schaftlichen Auswirkungen der zugrunde gelegten Bevölkerungsentwicklung , die Auswirkungen des Bevölkerungsrückgangs auf den
Infrastrukturbereich und die regionale Verteilung von Wirtschafts-
aktivität und Bevölkerung, die Auswirkungen auf die gesetzliche
Rentenversicherung sowie die wirtschaftspolitischen Folgerungen aufgezeigt.

Eine umfassende Analyse der Auswirkungen demographischer Prozesse
auf das Gesundheitswesen liegt bislang nicht vor. Dies soll nun für
zwei der wohl wichtigsten Bereiche im Gesundheitswesen durchgeführt
werden; zwei Bereiche, die in den letzten Jahren - sowohl in Wissenschaft als auch in Politik - teilweise heftig und kontrovers
diskutiert worden sind. Zum einen ist das die Thematik bzw. Frage
nach der möglichen, nötigen bzw. sinnvollen Zahl der Ärzte, zum
anderen ist es das rasche Wachsen der Kosten im Gesundheitsbereich
gewesen; eine Entwicklung die eher unter dem Begriff 'Kostenexplosion im Gesundheitswesen' bekannt ist.
Während auf die Frage nach der Zahl der Ärzte im Laufe der Zeit viele Antworten gegeben worden sind,ist die Frage nach der Zahl des nicht
akademisch vorgebildeten Personals im Gesundheitswesen etwas ver-

---

[1]Vgl. Bundesminister für Wirtschaft (Hrsg.): Wirtschaftspolitische Implikationen eines Bevölkerungsrückgangs. Gutachten des wissenschaftlichen Beirats
beim Bundesministerium für Wirtschaft. Studien-Reihe 28. Bonn 1980.

nachlässigt worden. Jedoch haben beide Berufsgruppen eines gemeinsam: beide werden in ihrer Größe und ihrer Entwicklung mitgeprägt
durch die Bevölkerungsentwicklung und deren Alters- und Geschlechtsstruktur.
Daß die Kostenentwicklung im Gesundheitswesen erst seit Anfang der
70er Jahre an Aktualität gewann, hat vielerlei Gründe. Zwei der
wichtigsten sind wohl, daß erstens die Zeit des allgemeinen wirtschaftlichen Wachstums diese Problematik überdeckte und zweitens
die Komplexität unseres Gesundheitssystems eine Effizienzanalyse
stark erschwerte.

Ziel dieser Arbeit ist es demnach, die Auswirkungen demographischer
Prozesse auf die zahlenmäßige Entwicklung der Erwerbstätigen im
Gesundheitsbereich aufzuzeigen, sowie die möglichen Kostenentwicklungen für bestimmte Leistungsarten im Gesundheitswesen darzustellen. Dabei wird zunächst die Entwicklung in der Vergangenheit untersucht, die Struktur und der Stand der Berufe bzw. der Kosten
für das Basisjahr 1978 analysiert und anschließend die Vorausschätzung der Kosten bzw. Berufe bis zum Jahre 2030 durchgeführt.

Die Gesamtarbeit gliedert sich in vier Kapitel:

Kapitel I beinhaltet das Modell einer Bevölkerungsvorausschätzung
und deren Ergebnisse. Neben der formalen Darstellung des verwendeten Modells wird besonderes Gewicht auf die anschauliche Wiedergabe der möglichen Bevölkerungsentwicklungen bis zum Jahre 2030
gelegt. Hierzu zählt auch die Bildung verschiedener Altersgruppen
sowie die Ermittlung einiger Quotienten, wie z.B. des Alterslastkoeffizienten.

In Kapitel II werden mögliche Einflußfaktoren auf den Gesundheitszustand einer Bevölkerung dargestellt. Dies sind vor allem demographische Faktoren. Um aufzuzeigen, wie sich der Krankenbestand
im Jahre 1978 auf die Altersgruppen und Geschlecht der Bevölkerung
verteilt, bedarf es einer gründlichen Analyse der Mikrozensusdaten
vom April 1978 zum Tatbestand 'Fragen zur Gesundheit'. Die Auswertung der dazu durchgeführten Sonderaufbereitung des Datenmaterials nimmt dementsprechend breiten Raum ein. Da neben der absoluten Größe einer Bevölkerung sowie ihrer alters- und geschlechts-

spezifischen Zusammensetzung weitere Faktoren den Gesundheitszustand mitbestimmen, werden solche Größen mit in die Untersuchung
einbezogen. Dies sind die sozio-ökonomischen Faktoren, wie z.B.
die Haushalts- und Familienstruktur, sowie sonstige Faktoren, wie
etwa der technische und wissenschaftliche Fortschritt in der Medizin. Nach der Untersuchung dieser Größen wird versucht, deren
Einfluß auf den Gesundheitszustand der Bevölkerung zu quantifizieren. Dies führt zu der Bildung eines Wachstumsfaktors, der angibt,
um wieviel Prozent sich die Nachfrage der Bevölkerung nach Leistungen des Gesundheitsbereichs in einem 5-Jahres-Intervall erhöht. Dabei kann es weniger darum gehen, den 'richtigen' Wachstumsfaktor
zu ermitteln, als vielmehr durch die Bildung bzw. Annahme einer
solchen Wachstumsrate den Einfluß der untersuchten Größen zu quantifizieren und somit trendartig die Entwicklung aufzuzeigen.

Kapitel III umfaßt den Stand, die Struktur und Entwicklung der
Berufe im Gesundheitswesen sowie der Krankenhausbetten bis zum
Jahre 2030. Es werden zwei Gruppen von Berufen gebildet: die erste
Gruppe umfaßt die akademischen Berufe im Gesundheitswesen, in der
zweiten Gruppe befinden sich die im Krankenhaus Beschäftigten. Zunächst werden einige grundlegende Arbeiten besprochen, die sich
mit Vorausschätzungen der Zahl der Ärzte, Zahnärzte und Apotheker
beschäftigen. Nach einer Beschreibung des Berufsspektrums im Gesundheitswesen, untergliedert nach Geschlecht und Anstellung im
Krankenhaus, folgt die Darstellung der Vorgehensweise bei der Vorausschätzung. Hierbei werden die Methoden der Bedarfs- und Nachfrageschätzung erläutert, sowie das dafür notwendige Datenmaterial
dargestellt. Die Vorausschätzungen selbst werden in jeweils zwei
Schritten vorgenommen. In der Vorausschätzung der Entwicklung der
akademischen Berufe wird zuerst die Bedarfsschätzung durchgeführt
und im Anschluß daran die Nachfrageschätzung. Die Vorausschätzung
der Entwicklung der im Krankenhaus Beschäftigten basiert auf der
zunächst durchgeführten Bettenbedarfsschätzung, getrennt für Akut-
und Sonderkrankenhäuser; darauf aufbauend wird die Entwicklung
der Zahl der im Krankenhausbereich Erwerbstätigen geschätzt.

Kaitel IV beschäftigt sich mit dem Stand, der Struktur und Entwicklung der Kosten im Gesundheitswesen bis zum Jahre 2030. Er-
klärtes Untersuchungsziel dieses Kapitels ist es, die Kostenent-

wicklung im Gesundheitswesen unter demographischen Aspekten zu untersuchen. Dabei wird zunächst die Struktur der Kosten sowie deren Entwicklung bis zum Jahre 1978 aufgezeigt, da sich nicht alle Ausgabenbereiche gleich gut für eine alters- und geschlechtsspezifische Betrachtungsweise eignen. Der hier näher zu untersuchende Ausgabenbereich bezieht sich auf die Leistungsart 'Behandlung', da für diese Leistungsart durch die Sonderauswertung des Mikrozensus eine alters- und geschlechtsspezifische Inanspruchnahme nachgewiesen werden kann. Die Leistungsart 'Behandlung' verursacht gleichzeitig auch die höchsten Ausgaben im Gesundheitswesen. Auf der Basis der Daten der Sonderauswertung des Mikrozensus werden alters- und geschlechtsspezifische Kostenprofile für die Leistungsart 'Behandlung' gebildet, auf deren Grundlage dann die Kostenentwicklungen unter der Annahme verschiedener Modellbevölkerungen geschätzt werden. Im Anschluß daran wird anhand eines Vergleichs der Kostenentwicklungen mit und ohne Berücksichtigung der ermittelten Kostenprofile die Wirkung einer alters- und geschlechtsspezifischen Vorgehensweise zur Abschätzung der Kostenentwicklung dargelegt.

Schon an dieser Stelle sei auf ein - allgemeines - Problem hingewiesen, welches sich dem Vorhaben dieser Arbeit stellt. Dies ist die Beschaffung von Datenmaterial im Bereich des Gesundheitswesens. Fragen zum Gesundheitsstand der Wohnbevölkerung gehören seit dem Jahre 1966 zum festen Bestandteil der repräsentativen Haushaltsbefragungen im Rahmen des Mikrozensus. Auch werden die Berufe des Gesundheitswesens seit einem längeren Zeitraum auf der Basis der in den Gesundheitsämtern geführten Listen erfaßt (vgl. §§ 1, 2 u. 20 der DVO vom 30.03.1935 zum Gesetz über die Vereinheitlichung des Gesundheitswesens vom 03.07.1934). Die erste umfassende Statistik über die Kosten im Gesundheitswesen wurde jedoch erst im Jahre 1978 vom Bundesministerium für Arbeit und Sozialordnung herausgegeben. So wird auch in der Sonderveröffentlichung des Statistischen Bundesamtes von 1980 über die Ausgaben für Gesundheit 1970 bis 1978 darüber geklagt, daß "in einigen Teilbereichen der Darstellung .. sich die Quellenlage im Gegenteil eher verschlechtert (hat)."[1] Die unzureichende Datensituation im Bereich der Kosten im Gesundheitswesen führt dazu, daß in Kapi-

---

[1] Statistisches Bundesamt (Hrsg.) 1980(g): Fachserie 12, Gesundheitswesen Reihe S 2: Ausgaben für Gesundheit 1970 bis 1978, S. 4.

tel IV, welches die monetären Kosten im Gesundheitswesen behandelt, nicht die Ergebnisse des Kapitels III eingebaut werden können, in dem Bestandteile der realen Kosten im Gesundheitswesen (Personalkosten) projiziert werden. Jedoch sind beide Kapitel über die verschiedenen Modellbevölkerungen eng miteinander verknüpft.[1]

An dieser Stelle möchte ich vor allem Herrn Prof. Dr. G. Steinmann, Universität-GH Paderborn, für seine wertvollen Anregungen und kritischen Anmerkungen, die mit zum Gelingen der Arbeit beigetragen haben, herzlichst danken; Herrn Prof. Dr. B. Felderer, Universität zu Köln, danke ich für seine unterstützenden Hinweise, sowie Herrn Prof. Dr. S. Heiler, Universität Dortmund, der mich schon während meiner Studienzeit in bevölkerungsökonomische Fragestellungen eingeführt hat. Nicht zuletzt möchte ich Frau Gertrud Jansen für die Fertigstellung des Manuskripts und Frau Annette Reineke für die Anfertigung der Zeichnungen danken.

---

[1] Vgl. hierzu die Ausführungen auf den Seiten 208 ff. dieser Arbeit.

I Modell einer Bevölkerungsentwicklung und deren Ergebnisse

1. Modell einer Bevölkerungsentwicklung

Ziel dieses Abschnittes ist es, ein Modell zur Projektion der Bevölkerungsentwicklung darzustellen. Nach einer kurzen Einführung in die demographische Struktur folgt eine Beschreibung der formalen Charakteristika des verwendeten demographischen Modells. Im Anschluß daran werden die Komponenten dieses Modells diskutiert und die Fortschreibung der Bevölkerung erklärt. Die formal-mathematische Darstellung des zum Einsatz kommenden Modells sowie dessen Ergebnisse bilden den Schluß dieses Abschnittes.
Zuerst jedoch bietet es sich an, zu erklären, was unter der Vorausberechnung einer Bevölkerung zu verstehen ist.
"Unter *Bevölkerungsvorausberechnungen (Weiterführung der Bevölkerung, Bevölkerungsprojektion)* versteht man das Ergebnis von Berechnungen, die aufgrund der Angaben für die bereits vorhandene Bevölkerung und von Annahmen über die zukünftige Entwicklung der Fruchtbarkeit, der Sterblichkeit und der Wanderungen den gegebenen Bevölkerungsbestand und seine Geschlechts- und Altersgliederung in die Zukunft weiterverfolgen. Sind die zugrundegelegten Annahmen wahrscheinlich, so spricht man von *Bevölkerungsvoraussagen (Bevölkerungsprognosen)*."[1] Somit kann unter der Vorausberechnung einer Bevölkerung nach Zahl und Struktur die Aufzeichnung der Bevölkerungsentwicklung verstanden werden, wie sie unter bestimmten Annahmen eintreten wird.
Die methodische Grundlage der in dieser Arbeit durchgeführten Bevölkerungsvorausberechnungen ist die Komponentenmethode[2]. Hierbei handelt es sich um eine jahrgangsweise Fortschreibung der Bevölkerung aufgrund der Komponenten Fertilität und Mortalität[3].

---

[1] Union Internationale pour L'Etude Scientifique de la Population; Mehrsprachiges Demographisches Wörterbuch (Deutschsprachige Fassung bearbeitet von Winkler, Wilhelm), Hamburg 1960, S. 86, Ziffer 720. (Anm. d. Verf.: Die im Zitat kursiv geschriebenen Teile sind im Original fett gedruckt.)

[2] Siehe hierzu Abschnitt 2.3.

[3] Zu den Annahmen dieser Komponenten siehe Abschnitt 3.

1.1. Die demographische Struktur einer Bevölkerung

Die demographische Struktur einer Bevölkerung stellt sich dar als
eine Aufgliederung der Bevölkerung nach ihren demographischen Merk-
malen[1]. Die wohl wichtigsten Kriterien einer Bevölkerung sind Geschlecht und Alter. Die Gliederung der Bevölkerung nach Geschlecht
wird in der Weise vorgenommen, daß man den Bevölkerungsstand P zum
Zeitpunkt t_0 teilt in den Anteil der Männer M und in den Anteil der
Frauen F. Die Bevölkerung stellt sich somit als folgende Gleichung
dar: P = M + F.
Von besonderem Interesse ist in diesem Zusammenhang die Sexualproportion einer Bevölkerung.

$$\sigma_x = \frac{F_x}{M_x}$$ bezeichnet die altersspezifische Sexualproportion,

mit

F_x Anzahl der x bis x+1-jährigen Frauen,

M_x Anzahl der x bis x+1-jährigen Männer,

x   die Altersvariable, für x = 0,1,2, ..., w.

Der Altersstruktur einer Bevölkerung kommt hohe Bedeutung zu, da
sowohl die Sterblichkeit der Bevölkerung als auch die reproduktive
Phase der Frauen in Abhängigkeit vom gegenwärtigen Alter zu betrachten ist. Das Alter als quantitativ-stetiges Merkmal ist zur
Altersangabe einer Personengesamtheit in Klassen einzuteilen. Im
vorliegenden Modell werden hierbei Altersklassen mit Einjahresbrei-
ten verwendet. Eine in dem Intervall [x, x+1), x = 0,1,2, ..., w
befindliche Person wird x bis x+1-jährig genannt. Zur graphischen
Darstellung der Altersstruktur einer Bevölkerung werden Bevölkerungspyramiden, auch Alterspyramiden genannt, verwendet. Auf der Ordinate
eines solchen Koordinatensystems werden die Altersklassen abgetragen,
wobei von unten nach oben vorgegangen wird, das heißt, unten stehen
die unter 1-Jährigen, oben die 100-Jährigen. Auf der linken Seite
der Ordinate wird die männliche Altersstruktur der Bevölkerung abgetragen; die Länge eines solchen Balkens entspricht der relativen
Besetzung der jeweiligen männlichen Altersklasse. Für den Bestand
an Frauen wird auf der rechten Seite der Ordinate analog verfahren.
Man unterscheidet drei Typen des Altersaufbaus einer Bevölkerung.

---

[1] Zur demographischen Struktur einer Bevölkerung vgl. Feichtinger, G.: Bevölkerungsstatistik. Berlin-New York 1973, S. 26ff. Vgl. ebenso Flaskämper, P.:
Bevölkerungsstatistik. Hamburg 1962, S. 147ff.

Schaubild 1: Drei Typen des Altersaufbaus einer Bevölkerung[1]

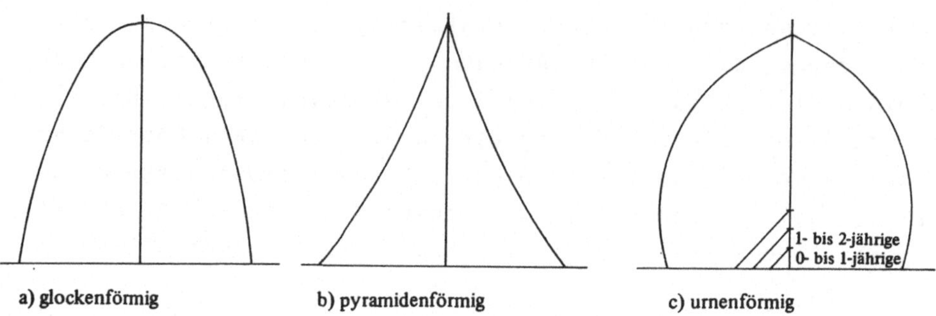

Entnommen aus: Feichtinger, G.: Bevölkerungsstatistik, a. a. O., S. 37.

Die Änderung und das Zustandekommen der Altersstruktur wird im wesentlichen durch die demographischen Prozesse Fruchtbarkeit, Sterblichkeit und Wanderung getragen.

Im folgenden werden die Komponenten des Bevölkerungsmodells erklärt.

Die Zeit t wird als diskrete Variable betrachtet. Als Zeiteinheit wird ein Jahr gewählt, und t stellt sich somit dar mit t = 0, 1, ..., n.

Ebenso wie die Kalenderzeit wird das Alter x einer Person als diskrete Variable aufgefaßt und als Zeiteinheit ein Jahr gewählt. Eine Person wird als x-jährig bezeichnet, wenn sie den x-ten Geburtstag erreicht oder überschritten hat, den x+1-ten aber noch nicht. Somit kann jede Person, die im Altersintervall [x, x+1) lebt, als x-jährige bezeichnet werden. Ein 26-Jähriger ist jeder, der seinen 26-ten Geburtstag erlebt hat, aber noch nicht seinen 27-ten.

Die Altersstruktur, die dem Modell zugrunde liegt, besitzt eine maximal mögliche Altersklasse [w, w+1). Die Altersvariable x läuft somit von 0 bis w.

---

[1]Die glockenförmige "Pyramide" stellt den Typ der stationären Bevölkerung, die pyramidenförmige den der wachsenden und die urnenförmige "Pyramide" den Typ der schrumpfenden Bevölkerung dar.

Die Sterblichkeit beeinflußt als negatives Element im Gleichgewicht einer Bevölkerung den Umfang und die Geschwindigkeit des
Wachstums einer Bevölkerung. Um nun eine Fortschreibung der Bevölkerung vornehmen zu können, müssen altersspezifische Überlebensraten gebildet werden.
Die Daten zur Bildung der alters- und geschlechtsspezifischen Überlebensraten werden einer vollständigen Sterbetafel entnommen. Im
Hinblick auf den Unterschied zwischen Überlebenswahrscheinlichkeiten und Überlebensraten soll hierbei auf das Zustandekommen der
Sterbetafelfunktionen eingegangen werden.
Es wird ein Geburtsjahrgang l_0 im Laufe eines Kalenderjahres 0 geborener Personen betrachtet. Dieser Geburtsjahrgang unterliegt folgenden Annahmen:[1]
- es handelt sich um den Typ einer geschlossenen Bevölkerung,
- es wird eine Gruppe von l_0 = 100.000 Personen im Laufe eines
  jeden Kalenderjahres geboren,
- die Geburten- und Sterbefälle sind gleichmäßig über das Kalenderjahr verteilt.

d_x sei die Anzahl der x bis x+1-jährig gestorbenen Personen, wobei

x die Altersvariable ist, mit x = 0, 1, 2, ..., w
   (w+1 maximal mögliches Alter).

Für den Typ der stationären Bevölkerung gilt somit folgende
Gleichung:

$$\sum_{x=0}^{w} d_x = l_0 \ .$$

Vom Ausgangsbestand der l_0 Personen erreichen im ersten Kalenderjahr $l_1 = l_0 - d_0$ Personen das exakte Alter 1. Daraus ergibt sich
folgende Beziehung:

$$l_{x+1} = l_x - d_x, \text{ für } x = 0, 1, 2, ..., w-1.$$

---

[1] Vgl. Feichtinger, G.: Stochastische Modelle demographischer Prozesse, a. a. O.,
S. 212ff., vgl. ebenso Feichtinger, G.: Bevölkerungsstatistik, a. a. O., S. 64ff.
und S. 74ff.

Die einjährige altersspezifische Sterbewahrscheinlichkeit läßt sich
daraus wie folgt ableiten:

$$q_x = \frac{d_x}{l_x}$$

Aus dieser Größe ergibt sich nun auch die einjährige altersspezifische Überlebenswahrscheinlichkeit:

$$p_x = 1 - q_x \; .$$

Die Tafelfunktionen stellen sowohl auf das exakte Alter x als auch
auf das Altersintervall $[x, x+1)$ ab. So bezieht sich zum Beispiel
die Anzahl l_x der von ihrer Geburt bis (mindestens) zum Alter x
überlebenden Personen auf das exakte Alter x. Weiterhin soll die
Sterbetafelfunktion L_x, aus der die Überlebensraten gebildet werden,
näher erläutert und dargestellt werden.

L_x sei definiert als die "Anzahl der von allen überlebenden x-jährigen bis zum Alter x+1 durchlebten Jahre (Anzahl der im Altersintervall $[x, x+1)$ verlebten Personen-Jahre)".[1] Um nun näher auf den Unterschied zwischen Überlebenswahrscheinlichkeiten und Überlebensraten eingehen zu können, muß folgender Tatbestand aufgezeigt werden.
Zur Anzahl der Personen-Jahre L_x trägt jede der l_x bis zum x-ten
Geburtstag überlebenden Personen ein volles Jahr bei, die auch den
(x+1)-ten Geburtstag erleben. Demgegenüber wird aufgrund der Annahme,
daß die Todesfälle gleichmäßig verteilt sind, von den d_x in $[x, x+1)$
abgehenden Personen nur ein halbes Jahr in 'Rechnung' gestellt. Somit stellt sich L_x dar als

$$L_x = l_{x+1} + \tfrac{1}{2} d_x \; .$$

Wird nun d_x ersetzt, so erhält man:

$$L_x = l_x - d_x + \tfrac{1}{2}(l_x - l_{x+1}) = \tfrac{1}{2}(l_x + l_{x+1})$$

oder

$$L_x = l_x - d_x + \tfrac{1}{2}(d_x) = l_x - \tfrac{1}{2} d_x \; .$$

---

[1] Feichtinger, G.: Bevölkerungsstatistik, a. a. O., S. 66; vgl. ebenso: Esenwein-
Rothe, I.: Modelle für eine Bevölkerungsprojektion und die Grenze ihrer Aussagekraft. In: Jahrbücher für Nationalökonomie und Statistik, Heft 1, Bd. 193
(1978), S. 54-83, hier S. 64ff.

Die einjährige altersspezifische Überlebenswahrscheinlichkeit kann
ausgedrückt werden als:

$$p_x = 1 - d_x = \frac{l_x - d_x}{l_x} = \frac{l_{x+1}}{l_x} \quad .$$

Die einjährige altersspezifische Überlebensrate stellt sich dar als:

$$s_x = \frac{L_{x+1}}{L_x} \quad ,$$

wobei

L_x die von den Überlebenden im Alter x bis zum Alter x+1
       durchlebten Jahre angibt und

x   die Altersvariable, für x = 0, 1, 2, ..., w
       ist.

In den Fruchtbarkeitsziffern einer Bevölkerung kann man das Gegen-
gewicht zur Sterblichkeit sehen. Die altersspezifischen Fruchtbarkeitsraten werden in der amtlichen Statistik der Bundesrepublik
lediglich für die Altersklassen zwischen 15 und 44 Jahren ermittelt.
Die Fruchtbarkeit in den übrigen Altersklassen kann für praktische
Zwecke vernachlässigt werden.

$$b_x = \frac{B_x}{F_x} \cdot 1000 \quad \text{ist die altersspezifische Fruchtbarkeitsrate,}$$

wobei

B_x die Anzahl der im Kalenderjahr von der x-ten Altersklasse
       lebendgeborenen Kinder ist,

F_x die Anzahl der Frauen ist, die sich zur Jahresmitte in der
       x-ten Altersklasse befinden und

x   die Altersvariable, für x = 15, ..., 44.

Die in diesem Zusammenhang oft zitierte Nettoreproduktionsrate (NRR)
soll im folgenden kurz erläutert werden.

Die NRR ist eine Maßzahl, welche den Fortpflanzungsprozeß in einer Bevölkerung charakterisiert. Sie "mißt die Durchschnittszahl an *Töchtern*, welche von 1000 neugeborenen Mädchen im Laufe ihrer reproduktiven Phase stammen."[1]

Die NRR stellt sich somit wie folgt dar:

$$NRR = \sum_{x=15}^{44} s_{x,f} \cdot b_{x,f}$$

mit

$s_{x,f}$ weibliche Überlebensrate einer x-Jährigen,

$b_{x,f}$ altersspezifische Fruchtbarkeitsraten für Mädchengeburten.

Erhält man nun eine NRR < 1 so bedeutet dies eine schrumpfende Bevölkerung bzw. bei einer NRR > 1 eine wachsende Bevölkerung. Eine NRR = 1 bezeichnet eine gleichbleibende Bevölkerung[2].

1.2. Fortschreibung der Bevölkerung

Um den neuen Jahrgang bilden zu können, muß die Anzahl der Geburten ermittelt werden. Dies geschieht durch Multiplikation der altersspezifischen Fruchtbarkeitsziffern der 15 bis 44 Jahre alten Frauen mit den Jahrgangsbeständen dieser Frauenklassen des Kalenderjahres t, dividiert durch 1000.

$$g_x = \frac{b_x \cdot F_x}{1000} \quad , \text{ mit } x = 15, \ldots, 44.$$

Die Summe dieser Geburten ist die Anzahl der zu erwartenden Geburten

---

[1] Feichtinger, G.: Bevölkerungsstatistik, a. a. O., S. 98

[2] Hierbei wird unterstellt, daß die angenommenen altersspezifischen Fruchtbarkeitsraten und Überlebensraten für einen genügend langen Zeitraum konstant bleiben.

des Kalenderjahres t+1.

$$g = \sum_{x=15}^{44} g_x \; .$$

Durch Multiplikation der Summe der Geburten mit der Sexualproportion der Neugeborenen erhält man die zu erwartenden Knabengeburten. Die Sexualproportion wird als konstant angenommen und ist für die unter 1-Jährigen

$$\sigma_1 = \frac{106}{206} \approx 0{,}514563 \; .$$

Die zu erwartenden Mädchengeburten werden gebildet zwischen der Differenz der Summe der Geburten und den zu erwartenden Knabengeburten.

$$g \cdot \sigma_1 = g_{\underline{m}}$$

$$g - g_{\underline{m}} = g_{\underline{f}}$$

g Summe der Geburten

σ_1 Sexualproportion der unter 1-Jährigen

$g_{\underline{m}}$ Anzahl der Knabengeburten

$g_{\underline{f}}$ Anzahl der Mädchengeburten

Multipliziert man nun die zu erwartenden Geburten der Knaben und Mädchen mit ihren alters- und geschlechtsspezifischen Überlebensraten, so erhält man den zu erwartenden männlichen bzw. weiblichen Bestand in der Altersklasse der unter 1-Jährigen[1],

$$g_m = g_{\underline{m}} \cdot L_1^m$$

$$g_f = g_{\underline{f}} \cdot L_1^f \; .$$

L_1^m männliche Überlebensrate der unter 1-Jährigen

g_m männlicher Bestand in der Altersklasse der unter 1-Jährigen

L_1^f weibliche Überlebensrate der unter 1-Jährigen

g_f weiblicher Bestand in der Altersklasse der unter 1-Jährigen.

---

[1] Vgl. Statistisches Bundesamt (Hrsg.) 1974(b): Fachserie A, Bevölkerung und Kultur, Reihe 1, Gebiet und Bevölkerung, Sonderbeitrag: Vorausschätzung der Bevölkerung für die Jahre 1972-2000, S. 5.

Die natürliche Bevölkerung stellt sich als eine fiktive Größe dar.
Sie gibt an, wie sich, ausgehend von einem Basisbestand, die Bevölkerung im Laufe der Zeit aufgrund des Einflusses biologischer Faktoren entwickelt. Dabei ist davon auszugehen, daß sich die Basisbevölkerung im Jahresablauf durch den Abgang der Gestorbenen und
den Zugang der Lebendgeborenen ändert. Bei der hier vorliegenden
Bevölkerungsvorausschätzung ist die Methode der geburtenjahrgangs-
weisen Fortrechnung der Bevölkerung angewendet worden[1]. Die Anfangs-
bestände der einzelnen Geburtsjahrgänge des Kalenderjahres t werden
mit den konstant gehaltenen geschlechtsspezifischen Überlebensraten
s_x multipliziert. Somit verschiebt sich beim Wechsel des Voraus-
schätzungsjahres die Altersstruktur um ein Jahr nach oben, und man
erhält den Altersaufbau des Kalenderjahres t+1. Es soll folgende
Symbolik gelten:

$M_{x,t}$ Bestand der x-jährigen Männer im Zeitpunkt t,

$F_{x,t}$ Bestand der x-jährigen Frauen im Zeitpunkt t,

$s_{x,m}$ männliche Überlebensrate eines x-Jährigen,

$s_{x,f}$ weibliche Überlebensrate einer x-Jährigen.

Somit gelten folgende Gleichungen:

$$M_{x,t} \cdot s_{x,m} = M_{x+1,t+1}$$

$$F_{x,t} \cdot s_{x,f} = F_{x+1,t+1}$$

1.3. Formal-mathematische Darstellung des verwendeten Modells

Die Leslie - Matrix bildet die Grundlage für das mathematische
Modell, welches der Arbeit zugrunde gelegt worden ist.[2] Im Unterschied zur Leslie- Matrix wird sowohl die weibliche als auch die

[1] Vgl. Schwarz, Karl: Methoden der Bevölkerungsvorausschätzung unter Berücksichtigung regionaler Gesichtspunkte, Hannover 1975, S. 79ff.; vgl. ebenso Statistisches Bundesamt (Hrsg.) 1974(b), S. 5.

[2] Vgl. Leslie, P.H.: On the Use of Matrices in Certain Population Mathematics. In:
Biometrika, Vol.33, Oxford 1945, S. 183-212.

männliche Bevölkerung betrachtet.
Es sollen folgende Bezeichnungen gelten[1]:

$m_t = (M_{x,t})$ altersgegliederter Bestandsvektor der Männer (Spaltenvektor)

$f_t = (F_{x,t})$ altersgegliederter Bestandsvektor der Frauen (Spaltenvektor)

$Z^f_{x,t+1}$ Anzahl der weiblichen Zugänge zur Altersgruppe x in [t, t+1), die t+1 erleben

$Z^m_{x,t+1}$ Anzahl der männlichen Zugänge zur Altersgruppe x in [t, t+1), die t+1 erleben

$z^f_{t+1} = (Z^f_{x,t+1})$ Vektor der altersstrukturierten weiblichen Zugänge

$z^m_{t+1} = (Z^m_{x,t+1})$ Vektor der altersstrukturierten männlichen Zugänge

$p_{x,m}$ Überlebensrate der x-jährigen Männer[2]

$p_{x,f}$ Überlebensrate der x-jährigen Frauen

p_f Überlebensraten - Matrix der Frauen

p_m Überlebensraten - Matrix der Männer

$g_{x,m}$ Anzahl der Knabengeburten, die in der Periode t bis t+1 pro x-jährige Frau geboren werden und die mindestens bis zum Zeitpunkt t+1 überleben

$g_{x,f}$ Anzahl der Mädchengeburten, die in der Periode t bis t+1 pro x-jährige Frau geboren werden und die mindestens bis zum Zeitpunkt t+1 überleben.

---

[1] In Anlehnung an Feichtiger, Gustav: Stochastische Modelle demographischer Prozesse, a. a. O., S. 274.

[2] Um formal die üblichen Bezeichnungsweisen einzuhalten, wird im folgenden für die altersspezifischen Überlebensraten s_x die Bzeichnung p_x verwendet.

Man kann nun die alters- und geschlechtsspezifischen Überlebensraten der Basisbevölkerung in folgender Matrizenschreibweise zu-
sammenfassen:

$$p_f = \begin{bmatrix} & 0 & 1 & 2 & 3 & \ldots & w \\ 0 & p_{0,f} & 0 & 0 & \ldots & 0 \\ 0 & 0 & p_{1,f} & 0 & \ldots & 0 \\ 0 & 0 & 0 & p_{2,f} & \ldots & 0 \\ \ldots & & & & & \\ 0 & 0 & 0 & 0 & \ldots p_{w-1,f} \\ 0 & 0 & 0 & 0 & & 0 \end{bmatrix} \begin{matrix} 0 \\ 1 \\ 2 \\ \vdots \\ w-1 \\ w \end{matrix}$$

p_f stellt nun die weiblichen Überlebensraten dar. In dieser Matrix
stehen die Überlebensraten in der Supradiagonalen. Die restlichen
Stellen der Matrix werden mit Nullen aufgefüllt. Die Matrix

$$p_m = \begin{bmatrix} & 0 & 1 & 2 & 3 & \ldots & w \\ 0 & p_{0,m} & 0 & 0 & \ldots & 0 \\ 0 & 0 & p_{1,m} & 0 & \ldots & 0 \\ 0 & 0 & 0 & p_{2,m} & \ldots & 0 \\ \ldots & & & & & \\ 0 & 0 & 0 & 0 & \ldots & p_{w-1,m} \\ 0 & 0 & 0 & 0 & \ldots & 0 \end{bmatrix} \begin{matrix} 0 \\ 1 \\ 2 \\ \vdots \\ w-1 \\ w \end{matrix}$$

enthält entsprechend die männlichen Überlebensraten[1].
Unter Verwendung der Matrizen p_f und p_m können folgende lineare
Gleichungen ebenfalls in Matrizenform dargestellt werden:

$$m_{t+1} = p_m' \cdot m_t + z_{t+1}^m$$

---

[1] Vgl. Leslie, P.H., a.a.O., S. 183f. vgl. ebenso Feichtinger, Gustav: Stochastische Modelle demographischer Prozesse, a.a.O., S. 274, vgl. weiterhin Lopez,
Alvaro: Problems in Stable Population Theory, Princeton, N.J., 1961, S. 38.

$$f_{t+1} = p'_f \cdot f_t + z^f_{t+1}$$

wobei p'_m und p'_f die transponierten Matrizen p_m und p_f darstellen.

Durch die Multiplikation der Matrix p'_m mit m_t ergibt sich die um ein Jahr gealterte Bevölkerung von m_t. Wird der Zugang z^m_{t+1} hinzuaddiert, so erhält man die Bestände der Männer in den Altersklassen im Zeitpunkt t+1. Der Spaltenvektor z^m_{t+1} beinhaltet in der ersten Zeile die männlichen Lebendgeborenen, die restlichen Komponenten des Spaltenvektors sind Nullen. Dieselbe Aussage gilt analog für den weiblichen Teil der Bevölkerung. Somit läßt sich das verwendete Modell in folgender Matrizenschreibweise darstellen:

$$\begin{bmatrix} m_{t+1} \\ f_{t+1} \end{bmatrix} = L^* \cdot \begin{bmatrix} m_t \\ f_t \end{bmatrix} \quad \text{mit } L^* = \begin{bmatrix} A & B \\ C & D \end{bmatrix}$$

Dabei setzt sich die Leslie-Matrix wie folgt zusammen:

$$A = \begin{bmatrix} 0 & 0 & 0 & \cdots & 0 & 0 \\ p_{0,m} & 0 & 0 & \cdots & 0 & 0 \\ 0 & p_{1,m} & 0 & \cdots & 0 & 0 \\ 0 & 0 & p_{2,m} & \cdots & 0 & 0 \\ \vdots & & & \ddots & & \vdots \\ 0 & 0 & 0 & & p_{W-1,m} & 0 \end{bmatrix}$$

$$B = \begin{bmatrix} g_{0,m} & g_{1,m} & g_{2,m} & \cdots & g_{W-1,m} & g_{W,m} \\ 0 & 0 & 0 & \cdots & 0 & 0 \\ 0 & 0 & 0 & \cdots & 0 & 0 \\ 0 & 0 & 0 & \cdots & 0 & 0 \\ \vdots & & & \ddots & & \vdots \\ 0 & 0 & 0 & \cdots & 0 & 0 \end{bmatrix}$$

$$
C = \begin{bmatrix}
0 & 0 & 0 & \cdots & 0 & 0 \\
0 & 0 & 0 & \cdots & 0 & 0 \\
\vdots & & & \cdot & & \vdots \\
& & & & \cdot & \\
0 & 0 & 0 & \cdots & 0 & 0
\end{bmatrix}
$$

$$
D = \begin{bmatrix}
g_{0,f} & g_{1,f} & g_{2,f} & \cdots & g_{w-1,f} & g_{w,f} \\
p_{0,f} & 0 & 0 & \cdots & 0 & 0 \\
0 & p_{1,f} & 0 & \cdots & 0 & 0 \\
0 & 0 & p_{2,f} & \cdots & 0 & 0 \\
\vdots & & & \cdot & & \vdots \\
& & & & \cdot & \\
0 & 0 & 0 & & p_{w-1,f} & 0
\end{bmatrix}
$$

2. Herkunft der Daten und Annahmen

2.1. Basisbevölkerung

Ausgangsbevölkerung für die Modellrechnungen dieser Arbeit ist die
Wohnbevölkerung des Jahres 1979, unterteilt in Einjahresalterklassen und
Geschlecht. Diese Zahlen basieren auf der Fortschreibung der demographischen Daten der Volkszählung vom 27.05.1970. Die Fortschreibung beruht auf den Ergebnissen der Statistik der Geburten und der
Sterbefälle, wobei zusätzlich die Zu- und Abwanderungen über das
Bundesgebiet hinaus erfaßt werden. Verwendet werden die Bevölkerungsdurchschnittszahlen (im Gegensatz zum Bevölkerungsbestand am Jahres-
ende). Die Bevölkerungsdurchschnittszahlen für ein Kalenderjahr
werden gebildet als arithmetisches Mittel aus den 12 Monatsdurch-
schnitten, wobei solch ein Monatsdurchschnitt wiederum aus Bevölkerungsbestand am Anfang und Ende des jeweiligen Monats ermittelt wird.
Die vom Statistischen Bundesamt ausgewiesenen Besetzungszahlen der
Altersklassen reichen nur bis zu der Altersklasse der 90-Jährigen.
Die Daten für die 90- bis 100-Jährigen werden nur noch global und
geschlechtsspezifisch, nicht jedoch nach Altersklassen getrennt ausgewiesen. Um diese Altersklassen nicht unbesetzt zu lassen, wurde
folgendes Hilfsmittel konstruiert: der Bestand von 35,0 TSD Männern
und 85,3 TSD Frauen über 90 Jahre wurde anhand ihrer geschlechtsspezifischen Überlebensraten der jeweiligen Altersklassen in Einjahres-
schritten fortgeschrieben. Die bei diesem Vorgehen verbliebenen
Differenzen wurden wiederum auf der Grundlage der geschlechtsspezifischen Überlebensraten auf die jeweiligen Altersklassen verteilt.
Durch dieses Vorgehen wurde erreicht, daß der Fehler bei einem gänz-
lichen Außerachtlassen dieser Altersgruppen vermieden werden konnte.
Die durch solch eine Verfahrensweise auftretenden Ungenauigkeiten
in der Besetzung der Altersklassen der über 90-Jährigen dürfte ver-
nachlässigbar gering ausfallen. Desweiteren ist zu bedenken, daß
eventuell vorhandene Ungenauigkeiten in der Besetzung dieser Altersklassen sich pro Vorausschätzungsjahr verringern und nach 11 Jahren
ganz verschwunden sind, da die Überlebenden der 80- bis 90-Jährigen
ja jahrgangsweise nachrücken.
Die Einwohnerzahl umfaßt sowohl die deutsche als auch die im Bundesgebiet lebende ausländische Bevölkerung, die sich nicht nur vorüber-

gehend im Bundesgebiet aufhält. Eine differenzierte Behandlung der
inländischen und der ausländischen Wohnbevölkerung wäre wohl wün-
schenswert, da das generative Verhalten der Ausländer teilweise erheblich von dem der Deutschen abweicht[1]. Um solch eine differenzierte Fortschreibung vornehmen zu können, bedarf es jedoch umfang-
reicher Informationen über absolute Bestandszahlen der Ausländer
im Bundesgebiet, getrennt nach Nationen sowie deren altersspezifischen Fertilitätsraten. Selbst bei Vorliegen dieses Datenmaterials
ergäben sich schier unüberwindliche Hindernisse bei der Vorausschätzung, da nicht davon ausgegangen werden kann, daß der Anteil
der im Bundesgebiet lebenden Ausländer für den Zeitraum der Vorhersage konstant bleibt und deren Wanderungsverhalten bestimmbar sei.
Aufgrund der Datenbasis, die heute verfügbar ist, muß dieser Mangel
akzeptiert werden, zumal durch die altersspezifischen Fertilitätsraten - die sowohl das inländische als auch das ausländische generative Verhalten beinhalten - einerseits zwar die Zahl der Geburten
von deutschen Frauen überschätzt wird, andererseits jedoch die Zahl
der Geburten von ausländischen Frauen unterschätzt wird, so daß
durch die Summenbildung der Geburtenzahlen aller im Bundesgebiet
lebenden Frauen der Fehler in der Berechnung wiederum kleiner wird.

Eine andere demographische Komponente der Bevölkerung sind die
Wanderungen. Hierbei ist zu unterscheiden zwischen Binnenwanderungen und Außenwanderungen. Für die hier durchgeführten Modellrechnungen sind nur die Außenwanderungen von Interesse[2]. Beabsichtigt
eine Person im Ausland bzw. im Bundesgebiet nur vorübergehend eine
Wohnung zu nehmen, so wird sie in der Außenwanderungsstatistik erfaßt. Als Fortzug aus dem Bundesgebiet werden nur solche Fortzüge
gezählt, die mit der Aufgabe einer Wohnung im Gebiet der Bundesrepublik Deutschland verbunden ist[3]. Neben dem Problem der genauen
alters- und geschlechtsspezifischen Erfassung der aktuellen sowie
vergangenen Außenwanderungen ergibt sich die Schwierigkeit einer
exakten Vorhersage künftiger Wanderungssalden (Differenz zwischen
Zu- und Fortzügen über die Grenzen der Bundesrepublik), da hierzu

---

[1] Im Gegensatz dazu steht das Sterblichkeitsverhalten. Hier kann davon ausgegangen
werden, daß kaum merkliche Unterschiede im Mortalitätsverhalten zwischen inlän-
discher und ausländischer Bevölkerung im Bundesgebiet bestehen.

[2] Eine Bevölkerungsprognose, in der sowohl Binnenwanderungen als auch Außenwanderungen berücksichtigt werden, findet sich bei Birg, Herwig: Berechnung zur langfristigen Bevölkerungsentwicklung in den 343 kreisfreien Städten und Landkreisen
der Bundesrepublik Deutschland. In: DIW-Vierteljahreshefte 2/80, S. 191-216.

[3] Vgl. Statistisches Bundesamt (Hrsg.) 1981(a): Statistisches Jahrbuch der Bundesrepublik Deutschland 1981, S. 49.

kaum konkrete Anhaltspunkte aus der Vergangenheit für die Zukunft
verhanden und anwendbar sind.

So wird in dem Bericht des Bundesinnenministeriums über die Bevölkerungsentwicklung im Zusammenhang mit Wanderungsproblemen davon
gesprochen, daß "sich weder 'sichere' noch im strengeren Sinne
'realitätsnahe' Annahmen formulieren (lassen), sondern lediglich
solche Annahmen, die sich aus heutiger Sicht als mehr oder weniger
plausibel darstellen."[1] Durch die schwer abzuschätzenden Rahmenbe-
dingungen in Politik (z.B. Anwerbestop für Arbeitnehmer aus Nicht-
EG-Ländern[2]) und Wirtschaft (z.B. Arbeitsmarktsituation u.a.) werden eine Reihe von Annahmen über Wanderungssalden der Deutschen und
der Ausländer 'gehandelt'. So geht das Statistische Bundesamt von
der Annahme aus, daß sich die Zuzugsüberschüsse der Personen mit
deutscher Staatsangehörigkeit von jährlich rd. 40 TSD langsam hal-
bieren auf rd. 20 TSD[3]. Das Deutsche Institut für Wirtschaftsforschung ging 1978 davon aus, daß ab dem Jahre 1980 ein jährlicher
Fortzugsüberschuß von rd. 40 TSD Ausländern besteht[4]. In den vom
Deutschen Institut für Wirtschaftsforschung im Jahre 1981 durchgeführten Simulationsrechnungen wird ein jährlicher Wanderungssaldo
von insgesamt 100 TSD Personen unterstellt[5].

Aufgrund der Schwierigkeiten bei der Erfassung, der Formalisierung
sowie der Vielzahl möglicher Annahmen der Zu- und Abwanderungen
wird auf einen Einbau dieses demographischen Prozesses verzichtet.
Ebenso wie "eine Prognose übriger Merkmale wie Heiratsneigung,
Parität und Ehedauer mit so großer Unsicherheit behaftet wäre, daß
sie insgesamt keinen Informationsgewinn bringen würden."[6]

---

[1] Bundesminister des Innern (Hrsg.): Bericht über die Bevölkerungsentwicklung
in der Bundesrepublik Deutschland, 1. Teil: Analyse der bisherigen Bevölkerungsentwicklung und Modellrechnungen zur künftigen Bevölkerungsentwicklung.
Drucksache 8/4437 vom 8.8.1980, hier S. 43f.

[2] Vgl. z.B. Brasche, U.: Nur vorübergehende Entlastung des Arbeitsmarktes durch
Rückwanderung ausländischer Arbeitnehmer. In: DIW-Wochenbericht 13/78, S. 125-
131.

[3] Vgl. Birg, H.: Entwicklung der deutschen und ausländischen Wohnbevölkerung in
der Bundesrepublik Deutschland. Vorausberechnung bis zum Jahre 2000. In: DIW-
Wochenbericht 50/78, S. 475-480, hier S. 478.

[4] Vgl. ebenda, a.a.O., S. 478.

[5] Vgl. Deutsches Institut für Wirtschaftsforschung (Hrsg.): Simulationsrechnungen
zur Bevölkerungsentwicklung in der Bundesrepublik Deutschland für Deutsche und
Ausländer bis zum Jahre 2030 (o.V.). DIW-Wochenbericht 24/81, S.263-271,hier S.26.

[6] Heiler, S.: Der Geburtenrückgang in der Bundesrepublik Deutschland und seine
Auswirkungen. Forschungsbericht der Abteilung Statistik der Universität Dortmund.
Dortmund 1978, S. 22.

Tabelle 1: Bevölkerung nach Geschlecht und Alter des Basis-jahres 1979

EINGABEDATEN : BEVOELKERUNG NACH GESCHLECHT UND ALTER DES BASISJAHRES   1979

ALTER VON ..BIS UNTER ...JAHREN	DURCHSCHNITT NACH ALTERSJAHREN		ALTER VON ..BIS UNTER ...JAHREN	DURCHSCHNITT NACH ALTERSJAHREN	
	MAENNLICH	WEIBLICH		MAENNLICH	WEIBLICH
0 - 1	294600	280200	50 - 51	392500	383400
1 - 2	294200	279100	51 - 52	376400	382600
2 - 3	299000	284700	52 - 53	347C00	386600
3 - 4	300500	287200	53 - 54	330800	4C37C0
4 - 5	303600	291100	54 - 55	306200	408600
5 - 6	312800	301000	55 - 56	2851C0	404700
6 - 7	332600	319600	56 - 57	291100	4143C0
7 - 8	370000	354200	57 - 58	303600	435300
8 - 9	400200	382200	58 - 59	303800	447200
9 - 10	434600	415100	59 - 60	264800	394900
10 - 11	478400	455500	60 - 61	191800	285800
11 - 12	505600	481500	61 - 62	150900	2252C0
12 - 13	522900	498700	62 - 63	154700	232100
13 - 14	533000	506900	63 - 64	184000	281600
14 - 15	540300	512700	64 - 65	232200	362800
15 - 16	543100	515100	65 - 66	260100	406500
16 - 17	530700	503400	66 - 67	263700	4C8700
17 - 18	520700	493300	67 - 68	255300	398200
18 - 19	512500	486300	68 - 69	244C00	389100
19 - 20	500200	473700	69 - 70	241000	3903C0
20 - 21	483800	457700	70 - 71	233600	382600
21 - 22	470900	444500	71 - 72	222700	366400
22 - 23	462800	435600	72 - 73	210300	348500
23 - 24	449400	424600	73 - 74	199100	328000
24 - 25	440900	422700	74 - 75	188700	3C8200
25 - 26	432900	421000	75 - 76	171300	288100
26 - 27	429200	418300	76 - 77	154000	269500
27 - 28	430200	417300	77 - 78	138700	2521CC
28 - 29	436300	419400	78 - 79	121100	228000
29 - 30	449000	423700	79 - 80	102300	204000
30 - 31	440500	412000	80 - 81	85300	18390C
31 - 32	416100	391100	81 - 82	70200	162300
32 - 33	386500	365500	82 - 83	57500	141500
33 - 34	345300	327100	83 - 84	47200	122100
34 - 35	368400	349900	84 - 85	38300	102300
35 - 36	423100	399600	85 - 86	31500	854C0
36 - 37	426900	398000	86 - 87	25800	69200
37 - 38	465900	434700	87 - 88	20800	55300
38 - 39	528400	495400	88 - 89	16500	43400
39 - 40	545600	511400	89 - 90	12800	33500
40 - 41	527100	494400	90 - 91	10400	23600
41 - 42	496700	466800	91 - 92	7700	182C0
42 - 43	478500	451200	92 - 93	57C0	13700
43 - 44	469700	444500	93 - 94	4000	9900
44 - 45	451300	426700	94 - 95	2700	7100
45 - 46	399600	377400	95 - 96	1800	4900
46 - 47	361500	344100	96 - 97	1200	33C0
47 - 48	366800	353000	97 - 98	800	2200
48 - 49	384700	372100	98 - 99	500	1400
49 - 50	393600	382700	99 - 100	300	900
ZUSAMMEN				29252900	321C5000

Tabelle 2: Von den Überlebenden im Alter x bis zum Alter x+1 durchlebte Jahre (1977/79)

EINGABEDATEN : VON DEN UEBERLEBENDEN IM ALTER X BIS ZUM ALTER X+1 DURCHLEBTE JAHRE

ALTER VON ..BIS UNTER ...JAHREN	DURCHSCHNITT NACH ALTERSJAHREN		ALTER VON ..BIS UNTER ...JAHREN	DURCHSCHNITT NACH ALTERSJAHREN	
	MAENNLICH	WEIBLICH		MAENNLICH	WEIBLICH
0 - 1	98625	98934	50 - 51	89202	93936
1 - 2	98308	98689	51 - 52	88514	93563
2 - 3	98215	98615	52 - 53	87776	93161
3 - 4	98146	98565	53 - 54	86988	92726
4 - 5	98089	98521	54 - 55	86135	92261
5 - 6	98038	98484	55 - 56	85203	91760
6 - 7	97990	98450	56 - 57	84187	91216
7 - 8	97945	98419	57 - 58	83061	90616
8 - 9	97902	98391	58 - 59	81842	89962
9 - 10	97865	98366	59 - 60	80539	89260
10 - 11	97831	98344	60 - 61	79156	88524
11 - 12	97799	98323	61 - 62	77694	87745
12 - 13	97767	98302	62 - 63	76091	86879
13 - 14	97734	98280	63 - 64	74331	85941
14 - 15	97694	98254	64 - 65	72431	84906
15 - 16	97643	98219	65 - 66	70404	83762
16 - 17	97562	98173	66 - 67	68228	82526
17 - 18	97450	98122	67 - 68	65904	81172
18 - 19	97301	98067	68 - 69	63422	79678
19 - 20	97126	98007	69 - 70	60748	78030
20 - 21	96955	97949	70 - 71	57887	76205
21 - 22	96789	97894	71 - 72	54881	74180
22 - 23	96629	97841	72 - 73	51760	71965
23 - 24	96477	97786	73 - 74	48528	69563
24 - 25	96334	97730	74 - 75	45232	66929
25 - 26	96201	97672	75 - 76	41871	64050
26 - 27	96072	97615	76 - 77	38461	60959
27 - 28	95940	97557	77 - 78	35063	57668
28 - 29	95809	97494	78 - 79	31699	54182
29 - 30	95681	97429	79 - 80	28389	50512
30 - 31	95550	97362	80 - 81	25176	46662
31 - 32	95412	97291	81 - 82	22095	42668
32 - 33	95267	97214	82 - 83	19164	38573
33 - 34	95111	97129	83 - 84	16426	34449
34 - 35	94944	97037	84 - 85	13921	30368
35 - 36	94771	96939	85 - 86	11655	26398
36 - 37	94588	96837	86 - 87	9619	22617
37 - 38	94381	96730	87 - 88	7810	19071
38 - 39	94158	96616	88 - 89	6249	15793
39 - 40	93921	96491	89 - 90	4928	12835
40 - 41	93660	96352	90 - 91	4000	10500
41 - 42	93378	96204	91 - 92	3200	8500
42 - 43	93072	96040	92 - 93	2600	6900
43 - 44	92731	95859	93 - 94	2000	5400
44 - 45	92356	95654	94 - 95	1500	4300
45 - 46	91946	95425	95 - 96	900	3300
46 - 47	91489	95179	96 - 97	600	2500
47 - 48	90985	94907	97 - 98	400	1700
48 - 49	90437	94607	98 - 99	250	1200
49 - 50	89943	94285	99 - 100	180	700
			100 - 101	100	400

ENTNOMMEN AUS : ALLGEMEINE STERBETAFEL   1977/79

2.2. Sterblichkeit

Angesichts des niedrigen Sterblichkeitsniveaus der Bundesrepublik
Deutschland kann davon ausgegangen werden, daß die Auswirkungen
längerfristiger Änderungen der Sterblichkeit auf die Bevölkerung
so gering sind, daß die alters- und geschlechtsspezifischen Überlebensraten im Rahmen der hier vorliegenden mittelfristigen Bevölkerungsvorausberechnungen als konstant anzusehen sind.
Die alters- und geschlechtsspezifischen Überlebensraten L_x (von
den Überlebenden im Alter x bis zum Alter x+1 durchlebte Jahre)
werden der abgekürzten Sterbetafel 1977/79 entnommen. Die Sterbetafelfunktion L_x gibt jedoch nur die alters- und geschlechtsspezifischen Werte der unter 90-jährigen Personen wieder. Die Überlebensraten der über 90-Jährigen werden aus der letzten vollständigen
Sterbetafel 1970/72 entnommen. Bei einem Vergleich der Überlebensraten der Sterbetafeln 1970/72 mit 1977/79 ist jedoch festzustellen,
daß die Sterblichkeit in den Altersklassen unter 90 Jahre geringer
geworden ist. Überträgt man das Ergebnis dieses Vergleichs auch auf
die Altersklassen der über 90-jährigen Männer und Frauen, so führt
die Übernahme der Werte der über 90-Jährigen aus der Sterbetafel
1970/72 in die von 1977/79 zu einer stets geringfügig niedrigeren
Vorausberechnung des absoluten Bestands an über 90-jährigen Männern
und Frauen in den Modellrechnungen. Dieses Vorgehen erscheint jedoch sinnvoller als eine - ohne objektive Kriterien durchgeführte -
spekulative Annäherung der Überlebensraten der über 90-jährigen
Personen aus der Sterbetafel 1970/72 auf die der Sterbetafel 1977/79
(vgl. hierzu Tabelle 2).

2.3. Fruchtbarkeit

Um Modellrechnungen zur künftigen Bevölkerungsentwicklung durchführen zu können benötigt man Kenntnisse über die Zahl der zu erwartenden Geburten. Solche Informationen sind jedoch nicht verfügbar, da über das generative Verhalten[1] der Bevölkerung weder ex ante
noch ex post hinreichend gesicherte Aussagen gemacht werden können,
die es ermöglichen würden, eine 'sichere' Bevölkerungsprognose zu

---

[1] Unter dem generativen Verhalten einer Bevölkerung werden "alle diejenigen Hand-
lungen und Unterlassungen eines Menschen bezeichnet, die in einem unmittelbaren
Zusammenhang mit seiner Fortpflanzung stehen." Zitiert nach:Bundesminister
des Innern (Hrsg.): Bericht über die Bevölkerungsentwicklung in der Bundesrepublik Deutschland, 1. Teil, a. a. O., S. 56.

machen. Zwar gibt es verschiedene Erklärungsansätze des generativen
Verhaltens, die die wesentlichen Einflußfaktoren darlegen und be-
gründen, jedoch "kein übergreifendes, alle wesentlichen und bedeut-
samen Aspekte zusammenfassendes Erklärungsmodell des generativen Verhaltens in westlichen Industriegesellschaften, ..."[1] Wenn schon
das generative Verhalten der jetzt im reproduktiven Alter sich be-
findenden Personen nicht umfassend erklärt werden kann, so ist es
noch wesentlich problematischer, Aussagen über die Geburtenzahlen
künftiger, noch nicht geborener Familien (etwa im Jahre 2010) zu
treffen. Diese Unsicherheit verstärkt den Modellcharakter der hier
durchgeführten Studie, jedoch zeigt sich dadurch auch die unbedingte
Notwendigkeit, künftige Bevölkerungsentwicklungen und deren Konsequenzen in Form von 'wenn - dann'-Fragestellungen durchzuführen.

Die Grundlage der Modellrechnungen für künftige Bevölkerungsentwicklungen bilden die altersspezifischen Fertilitätsraten des Jahres
1979.

<u>Tabelle 3</u>: Altersspezifische Fertilitätsraten des Jahres 1979

```
EINGABEDATEN :    GEBORENE NACH DEM ALTER DER MUTTER     1979
=================================================================
ALTER DER MUTTER IN JAHREN  | LEBENDGEBORENE JE 1000 FRAUEN
-----------------------------------------------------------------
             15             |             .80
             16             |            3.40
             17             |           11.50
             18             |           22.30
             19             |           40.10
             20             |           54.20
             21             |           66.50
             22             |           78.60
             23             |           91.20
             24             |           99.50
             25             |          105.00
             26             |          107.20
             27             |          104.90
             28             |           99.20
             29             |           91.30
             30             |           80.90
             31             |           68.50
             32             |           56.20
             33             |           45.60
             34             |           37.60
             35             |           29.20
             36             |           22.80
             37             |           18.00
             38             |           13.20
             39             |           10.20
             40             |            7.30
             41             |            5.30
             42             |            3.40
             43             |            2.20
             44             |            1.30
=================================================================
S U M M E                   |          1377.40
```

---

[1] Bundesminister des Innern (Hrsg.): Bericht über die Bevölkerungsentwicklung
in der Bundesrepublik Deutschland, 1. Teil, a.a.O., S. 36.

Die für das Jahr 1979 ermittelte Summe der altersspezifischen Fertilitätsraten für die Bundesrepublik Deutschland von 1.377,4 entspricht einer Nettoreproduktionsrate von 668.

In den Modellrechnungen werden drei verschiedene Verläufe der Nettoreproduktionsrate für die Zukunft angenommen, und es entwickeln sich demzufolge drei verschiedene Modellbevölkerungen. Um die Notwendigkeit unterschiedlicher Entwicklungen der Nettoreproduktionsrate und somit auch der absoluten Geburtenzahlen zu erklären - insbesondere vor dem Hintergrund der populär gewordenen Schlagworte vom 'Pillenknick' und 'Sterben die Deutschen aus?' - bietet sich die Darstellung der Entwicklung der Nettoreproduktionsziffer bzw. der allgemeinen Fruchtbarkeitsziffer[1] in der Vergangenheit an. Dabei muß auch auf den Unterschied zwischen einer Perioden- und Kohortenziffer eingegangen werden.

Der in Schaubild 2 dargestellt Verlauf[2] der allgemeinen Fruchtbarkeitsziffer für den Zeitraum 1870 bis 1978 zeigt sowohl ein stetiges Sinken dieser Maßzahl für die Zeiträume 1870 bis 1934 und 1964 bis 1978 als auch ein zyklisches Schwanken für den Zeitraum 1928 bis 1970 auf. Das Datenmaterial wird den Ergebnisse der laufenden jährlichen Geburtenstatistik entnommen und ist somit das Ergebnis einer Querschnittsbetrachtung; d.h. es handelt sich hierbei um die zeitpunktbezogene Erfassung der Geburtenhäufigkeit pro Kalenderjahr. Solch eine Querschnittsbetrachtung besitzt den Nachteil, daß sich "längerfristige Entwicklungen des generativen Verhaltens mit kurzfristigen Einflüssen, wie den Auswirkungen von Kriegen und Wirtschaftskrisen sowie von einmaligen oder wiederholten Veränderungen in der Heiratshäufigkeit, im Heiratsalter und im Geburtenabstand überlagern"[3].

---

[1] Unter der allgemeinen Fruchtbarkeitsziffer wird die Anzahl der Lebendgeborenen bezogen auf 1.000 Frauen im Alter von 15 bis unter 45 Jahren verstanden.

[2] Es wird hier die allgemeine Fruchtbarkeitsziffer zeitreihenmäßig dargestellt, da für die Nettoreproduktionsrate kein Datenmaterial für einen genügend langen Zeitraum vorliegt.

[3] Bundesminister des Innern (Hrsg.): Bericht über die Bevölkerungsentwicklung in der Bundesrepublik Deutschland, 1. Teil, a. a. O., S. 11.

<u>Schaubild 2:</u> Die Entwicklung der Geburten-, Sterbe- und allgemeinen Fruchtbarkeitsziffer für den Zeitraum 1870 bis 1979

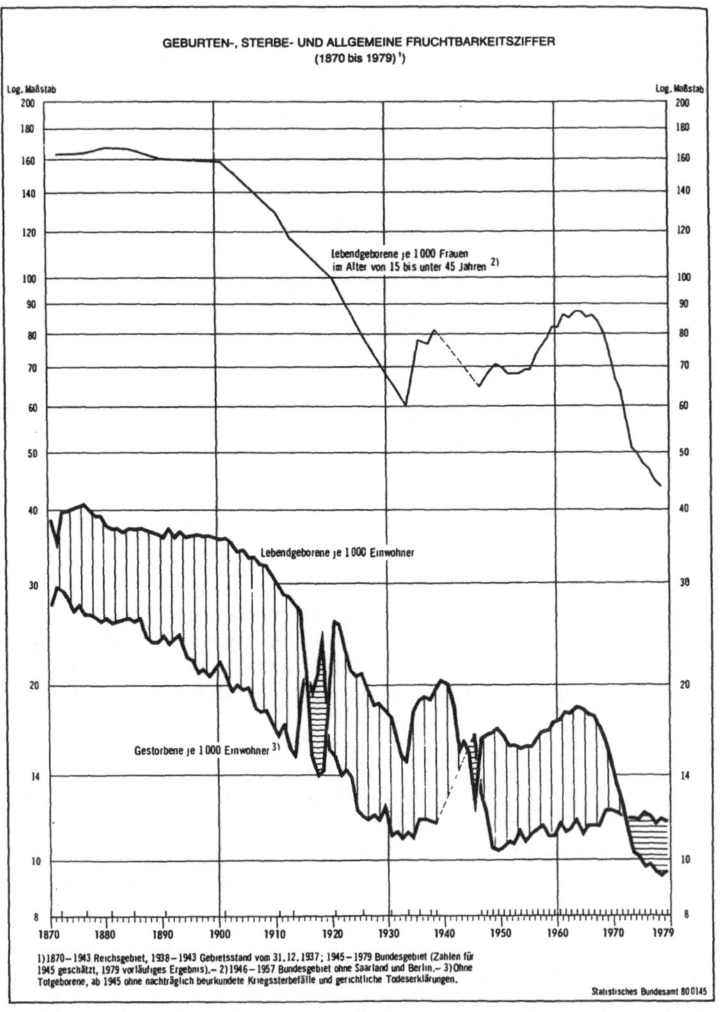

Entnommen aus: Bundesminister des Innern (Hrsg.): Bericht über die Bevölkerungsentwicklung in der Bundesrepublik Deutschland, 1. Teil, a. a. O., S. 12.

Im Gegensatz zu der Querschnittsbetrachtung läßt die Längsschnittsbetrachtung Aussagen über längerfristige Veränderungen des generativen Verhaltens einer Bevölkerung zu, da die Längsschnittsbetrachtung die Geburtenhäufigkeit und andere Maßzahlen einer Kohorte bzw. von bestimmten Geburtsjahrgängen und Generationen erfaßt.

Tabelle 4: Ehen aus den Jahren 1900 bis 1972 nach der Zahl
der lebend geborenen Kinder[1]

Eheschließungs-jahr[2]	Von 100 Ehen haben					
	keine Kinder	Kind	2	3	4 u.mehr	Kinder[4] insgesamt
				Kinder		
1900 - 1904	9	12	16	15	47	393
1905 - 1909	10	15	20	17	38	335
1910 - 1912	12	17	22	17	32	294
1913 - 1918	14	20	24	17	25	252
1919 - 1921	16	23	24	15	21	234
1922 - 1925	18	24	24	15	20	222
1926 - 1930	17	23	25	15	20	223
1931 - 1935	16	22	27	17	18	218
1936 - 1940	14	25	31	17	14	205
1941 - 1945	13	25	31	17	14	205
1946 - 1950	13	26	30	17	14	207
1951 - 1955	13	25	31	17	14	205
1958 - 1962	13	22	36	19	10	200
1963 - 1967[3]	13	26	40	15	6	185
1968 - 1972[3]	17	29	36	13	5	160

[1] Ehen ohne Begrenzung des Heiratsalters

[2] Bis 1912 Ergebnisse der Volkszählung 1933 in Preußen. 1913 bis 1921 Ergebnisse der Volkszählungen 1933 und 1939 im Deutschen Reich. 1922 bis 1935 Ergebnisse der Volkszählung 1950 (ohne Berlin). Danach Ergebnisse der Volkszählung 1970 und des Mikrozensus. Hier nur deutsche Ehepaare und einschließlich der Kinder aus evtl. früherer Ehe; vorher nur Kinder aus den am Zählungstag bestehenden Ehen.

[3] Kinder nach April 1978 geschätzt.

[4] Lebendgeborene Kinder ohne Berücksichtigung der rückläufigen Entwicklung der Säuglings- und Kindersterblichkeit.

Entnommen aus: Bundesminister des Innern (Hrsg.): Bericht über die Bevölkerungs-entwicklung in der Bundesrepublik Deutschland, 1. Teil. a. a. O., S. 14.

Durch die Daten der Tabelle 4 kann die Entwicklung der Geburtenzahlen besser analysiert werden. Die Zahl der Kinder je 100 Ehen sinkt in dem Zeitraum 1900 bis 1935 von 393 Kinder auf 218 Kinder. Bis zum Jahre 1963 stagniert die Zahl der Kinder je 100 Ehen zwischen 207 und 200 Kindern. Ab dem Jahre 1963 ist jedoch ein weiterer Rückgang der Zahl der Kinder je 100 Ehen von 200 auf 160 im Jahre 1972 zu verzeichnen. Ein Nachteil der Längsschnittsbetrachtung ist, daß nur für die bis etwa 1967 geschlossenen Ehen eine genauere Aussage über die Kinderzahl getroffen werden kann, da aus diesen Ehen nur noch sehr wenige Geburten zu erwarten sind. Für Ehen, die nach 1967 geschlossen worden sind, kann man lediglich

Schätzungen durchführen. Schaubild 3 zeigt die Entwicklung der
Nettoreproduktionsrate seit dem Jahre 1947. Diese Periodenziffer
(d.h. Querschnittsziffer) zeigt für die Gesamtbevölkerung in der
Bundesrepublik Deutschland, daß nach dem Jahre 1947 ein Anstieg
der Nettoreproduktionsrate von 0,86 auf 1,19 im Jahre 1966 zu
verzeichnen war. Bis 1969 besaß die Nettoreproduktionsrate noch
einen Wert über 1, sank dann aber bis 1979 um rd. 35 % ab.

<u>Schaubild 3:</u> Die Entwicklung der Nettoreproduktionsrate für
den Zeitraum 1947 bis 1979

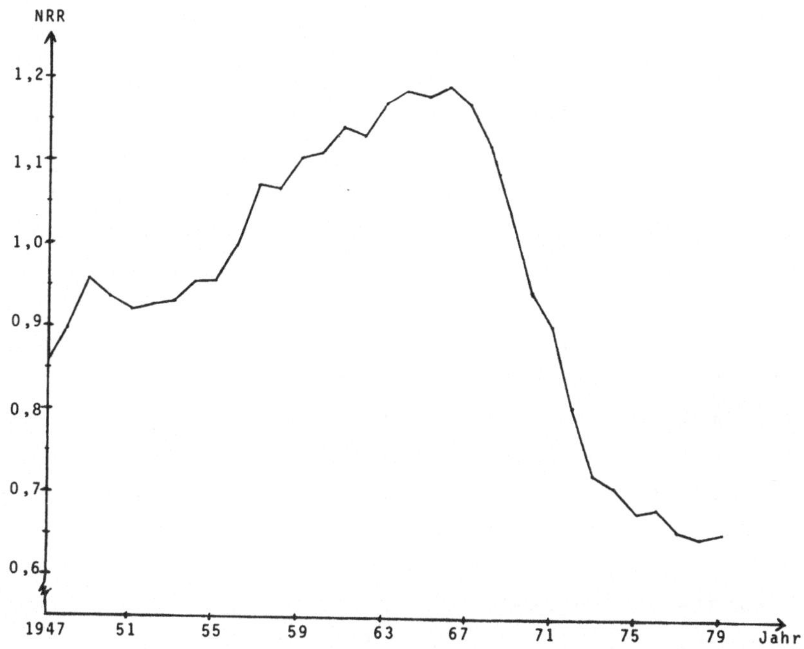

Für die Längs- und Querschnittsbetrachtungen bleibt festzuhalten,
daß zur Analyse der Geburtenentwicklung eine Kohortenziffer aus-
sagekräftiger und methodisch exakter ist als eine Periodenziffer.
Längsschnittsuntersuchungen können, im Gegensatz zu Querschnitts-
untersuchungen, auch Auskunft darüber geben, ob es tatsächlich
zu einem Geburtenausfall gekommen ist oder ob es sich lediglich
um einen Geburtenaufschub, z.B. bedingt durch wirtschaftliche

Krisen, handelt. Jedoch besitzt die Kohortenziffer auch Nachteile; zum einen ist dies die fehlende Datenbasis, insbesondere bei den lebendgeborenen Kindern der Frauen insgesamt (Ergebnisse der Tabelle 4 plus der nichtehelichen Kinder), zum anderen ergibt sich aus der Verwendung der Kohortenziffer die Unmöglichkeit, aktuelle Trends in der Geburtenentwicklung aufzuzeigen, da erst nach Abschluß der fertilen Phase eines Geburtsjahrgangs bzw. einer Generation die Ergebnisse endgültig feststehen. Zusammenfassend bedeutet dies, daß zwar zur historischen Betrachtung des generativen Verhaltens Kohortenziffern verwendet werden sollten, aktuelle Aussagen jedoch nur auf der Basis von Periodenziffern getroffen werden können.

Auf der Grundlage der gezeigten historischen Entwicklung und der Aussageproblematik der verwendeten Daten ist es unmöglich, genaue Aussagen über die künftige Entwicklung zu treffen. Selbst die Annahme 'wahrscheinlicher' Trends ist mit so großer Unsicherheit behaftet, so daß in dieser Arbeit lediglich von 'Modellbevölkerungen' gesprochen wird. Zwar zeigt das Ergebnis der Längsschnittsuntersuchung einen anhaltenden Geburtenrückgang, doch sind auch Phasen relativer Stabilität zu erkennen. So kommen Jöckel/Pflaumer[1] bei der Verwendung neuerer Verfahren der Zeitreihenanalyse auf die Reihe der allgemeinen Fruchtbarkeitsziffer zu dem Ergebnis, daß im Jahre 1990 die allgemeine Fruchtbarkeitsziffer den Prognosewert 73,0 besitze; ein Wert, der auch in den Jahren 1934 und 1956 (mit aufsteigender Tendenz) sowie im Jahre 1969 (mit absteigender Tendenz) verzeichnet wurde. Durch eine Regression zwischen der Nettoreproduktionsrate und der allgemeinen Fruchtbarkeitsrate auf der Basis der Werte von 1950 und 1975 erhalten Jöckel/Pflaumer eine Nettoreproduktionsrate für das Jahr 1990 von 1,01, für das Jahr 2000 den Wert 0,94 und für das Jahr 2010 den Wert 0,96[2]. Diese Ergebnisse zeigen um so mehr die Unmöglichkeit, 'sichere' Annahmen über die künftige Entwicklung der Nettoreproduktionsrate zu bilden.

---

[1] Vgl. Jöckel, K.-H.; Pflaumer, P.: Demographische Anwendungen neuerer Zeitreihenverfahren. In: Zeitschrift für Bevölkerungswissenschaft, 4/1981, S. 519-542.

[2] Vgl. Jöckel, K.-H.; Pflaumer, P., a. a. O., S. 535.

Aufgrund der vorangegangenen Diskussion werden in dieser Arbeit
folgende Verläufe der Nettoreproduktionsrate für den Zeitraum
1980 bis 2030 unterstellt:

Alternative I: Status-quo-Variante. Dies bedeutet, daß die alters-
                   spezifischen Fertilitätsraten des Jahres 1979 für
                   den Beobachtungszeitraum (50 Jahre) konstant ge-
                   halten werden.

Alternative II: Die im Jahre 1979 festgestelle Nettoreproduktions-
                   rate von 668 verharrt bis zum Jahre 1985 auf diesem
                   Niveau. Ab dem Jahre 1986 steigt die NRR jährlich
                   gleichmäßig um den Faktor 2,732 %, um im Jahre 2000
                   den Wert 1.000 zu erreichen. Auf diesem Wert ver-
                   bleibt die NRR bis zum Ende des Betrachtungszeit-
                   raumes im Jahre 2030.

Alternative III: Wie in Alternative II wird die NRR des Jahres 1979
                   bis zum Jahre 1985 konstant gehalten. Danach ist
                   die Entwicklung der Nettoreproduktionsrate wie
                   folgt:
                   . 1986 - 2000: jährliche Steigerung der NRR um den
                                  Faktor 3,988 %. Im Jahre 2000 be-
                                  trägt die NRR 1.200.
                   . 2001 - 2015: jährliche Reduzierung der NRR um den
                                  Faktor 2,659 %. Im Jahre 2015 be-
                                  trägt die NRR 800.
                   . 2016 - 2030: jährliche Steigerung der NRR um den
                                  Faktor 2,747 %. Im Jahre 2030 be-
                                  trägt die NRR (wie im Jahre 2000)
                                  wiederum 1.200.[1]

Die Tabellen, die neben der Entwicklung der Nettoreproduktionsraten
im Zeitablauf auch die Entwicklung der Summe der altersspezifischen
Fertilitätsraten sowie die Summe der Geburten für die drei Alternativen wiedergeben, befinden sich im Anhang.

---

[1] Bei einer Variation der Höhe der NRR wird angenommen, daß sich solch eine
Änderung proportional auf alle Altersgruppen verteilt.

<u>Schaubild 4:</u> Die Entwicklung der Nettoreproduktionsrate in AI, AII, AIII

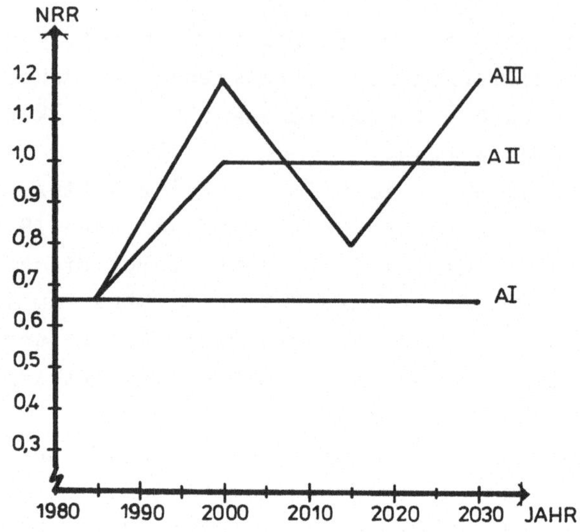

3. Ergebnisse der Modellrechnungen zur Entwicklung der deutschen Wohnbevölkerung bis zum Jahre 2030

Tabelle 5 gibt die Entwicklung der Modellbevölkerung in 5-Jahres-Intervallen wieder.

<u>Tabelle 5:</u> Entwicklung der Modellbevölkerung von 1980 bis 2030 (in 1000)

Jahr	Alternative I	Alternative II	Alternative III
1980	61.145,6	61.145,6	61.145,6
1985	60.106,4	60.106,4	60.106,4
1990	59.164,2	59.342,0	59.427,3
1995	58.104,7	58.907,1	59.317,7
2000	56.618,5	58.396,7	59.365,1
2005	54.678,9	57.535,4	58.956,6
2010	52.463,0	56.350,5	57.766,1
2015	50.145,4	55.202,3	56.272,4
2020	47.719,4	54.194,0	54.950,4
2025	45.124,8	53.221,0	54.244,4
2030	42.374,3	52.159,7	53.926,9

Die Bevölkerungsgrößen der Alternativen I - III sind in den Jahren
1980 bis 1985 gleich. Erst ab 1986 setzt die unterschiedliche Entwicklung der Nettoreproduktionsraten ein. So verliert die Modellbevölkerung in AI bis zur Jahrtausendwende rd. 4,53 Mio. Einwohner,
was einem Rückgang von 7,4 % entspricht. Die Modellbevölkerung in
AII besitzt zwar eine bis zum Jahre 2000 auf 1000 steigende Nettoreproduktionsrate, hat aber dennoch in den ersten 20 Jahren der
Vorausberechnung rd. 2,75 Mio. Einwohner weniger (= 4,5 % vom Ausgangsbestand). Einer noch stärker anwachsenden Nettoreproduktionsrate unterliegt die Modellbevölkerung von AIII (NRR = 1200 im Jahre
2000). Trotzdem verringert sich auch ihre Größe um rd. 1,78 Mio.
(= 2,9 % vom Ausgangsbestand). Somit kann festgehalten werden, daß
trotz großer Unterschiede in Verlauf und Höhe der jeweiligen Nettoreproduktionsraten alle drei Modellbevölkerungen bis zum Jahre 2000
schrumpfen. Lediglich der Umfang dieser Schrumpfung differiert.
Bei einem Vergleich der Bevölkerungsgrößen in der Zeitspanne von
2000 bis 2030 werden die Unterschiede zwischen den Alternativen
deutlicher. So schrumpft die Modellbevölkerung in AI um weitere
14,2 Mio. Personen gegenüber nur rd. 6,2 Mio. in AII und 5,4 Mio.
in AIII. Über den gesamten Betrachtungszeitraum (1980 bis 2030)
hinweg betrachtet, nimmt die Modellbevölkerung in AI um 30,7 % ab,
die Modellbevölkerung in AII um weniger als die Hälfte, nämlich
14,7 % und die in AIII um nur 11,8 %.
Die starke Schrumpfung der Modellbevölkerung in AI ist leicht ver-
ständlich, da die Nettoreproduktionsrate ja auf ihrem recht niedrigen Niveau von 668 verbleibt. Das Ergebnis der Modellrechnungen
in AII sowie in AIII ist jedoch bei erster Betrachtung überraschend:
obwohl die NRR in AII bis zum Jahre 2000 auf den Wert 1000 steigt
und dann bis zum Jahre 2030 konstant gehalten wird, sinkt die Bevölkerungsgröße kontinuierlich! Solch eine gleichmäßige, jedoch
gegenüber AII etwas schwächere Bevölkerungsschrumpfung ist auch
in der Alternative III zu beobachten. Dieser Verlauf mag bei erster
Analyse im Gegensatz zu dem Verlauf der NRR stehen, die ja in AIII
in 15-Jahres-Intervallen zyklisch mit $\pm$ 200 um den Wert 1000
schwankt. Dieses Phänomen, daß trotz steigender bzw. zyklisch
schwankender NRR die Bevölkerungsgröße schrumpft, ist mit der Trägheit der demographischen Prozesse zu erklären. Diese Trägheit demographischer Prozesse führt dazu, daß sich die drastische Änderung

der NRR bei solch kurzem Zeitraum von 50 Jahren nicht sehr stark in
der absoluten Größe und Entwicklung einer Bevölkerung niederschlagen kann.
Um die Reaktionen einer Variation der NRR in der Bevölkerungsgröße
und -struktur veranschaulichen zu können, bietet sich die Bevölkerungspyramide als Darstellungsform an.

Schaubild 5 zeigt die Entwicklung der Modellbevölkerung in der Alternative I. In der Bevölkerungspyramide des Jahres 1980 sind die
Änderungen gegenüber der Ausgangsbevölkerung kaum zu erkennen;
die geschlechtsspezifischen Jahrgänge sind lediglich um ein Jahr
gealtert. Demgegenüber wird aus den Bevölkerungspyramiden der nachfolgenden Jahre klar ersichtlich, daß die Modellbevölkerung in AI
stark schrumpft. Der im Jahre 1990 erkennbare Anstieg der Geburten
ist auf das Vorrücken der starken Geburtenjahrgänge der sechziger
Jahre in die fruchtbare Phase zurückzuführen. Diese Wellenbewegung
läßt sich in dieser Darstellungsweise sehr gut in den Jahren 2000
bis 2030 weiterverfolgen. So 'wandern' die im Jahre 1980 10-20-Jäh-
rigen bis zum Jahre 2030 in die Altersklasse der 60-70-Jährigen. Ab
dem Jahre 2020 sind die letzten Charakteristika der Bevölkerungspyramide des Jahres 1980 (insb. die Verluste im Zweiten Weltkrieg)
verschwunden. Die Bevölkerungspyramide des Jahres 2030 weist die
Modellbevölkerung der Alternative I als eine stark alterslastige
Bevölkerung aus. Dieses Verhältnis der älteren Bevölkerungsteile
zu den nachwachsenden Generationen ist bezeichnend für solch eine
schrumpfende Bevölkerung.

In Schaubild 6 wird die Entwicklung der Modellbevölkerung der Alternative II dargestellt. Schon im Jahre 1990 entdeckt man die, im
Vergleich zur Modellbevölkerung in AI, etwas stärker besetzten
Geburtsjahrgänge. Diese Entwicklung verstärkt sich im Jahre 2000.
Naturgemäß unterscheiden sich die Alternativen I und II im Jahre
2000 nur in den Altersgruppen unter 20 Jahren; der obere Aufbau
der Bevölkerungspyramiden in AI und AII ist indessen gleich. Die
Bevölkerungspyramide des Jahres 2030 spricht für sich. Die NRR
von 1000 führt bis zum Jahre 2030 zu hohen Geburtenzahlen, verstärkt durch die unterschiedliche Besetzung der sich im reproduktiven Alter befindlichen Jahrgänge.

Schaubild 5: Alters- und geschlechtsspezifische Entwicklung
der Modellbevölkerung AI

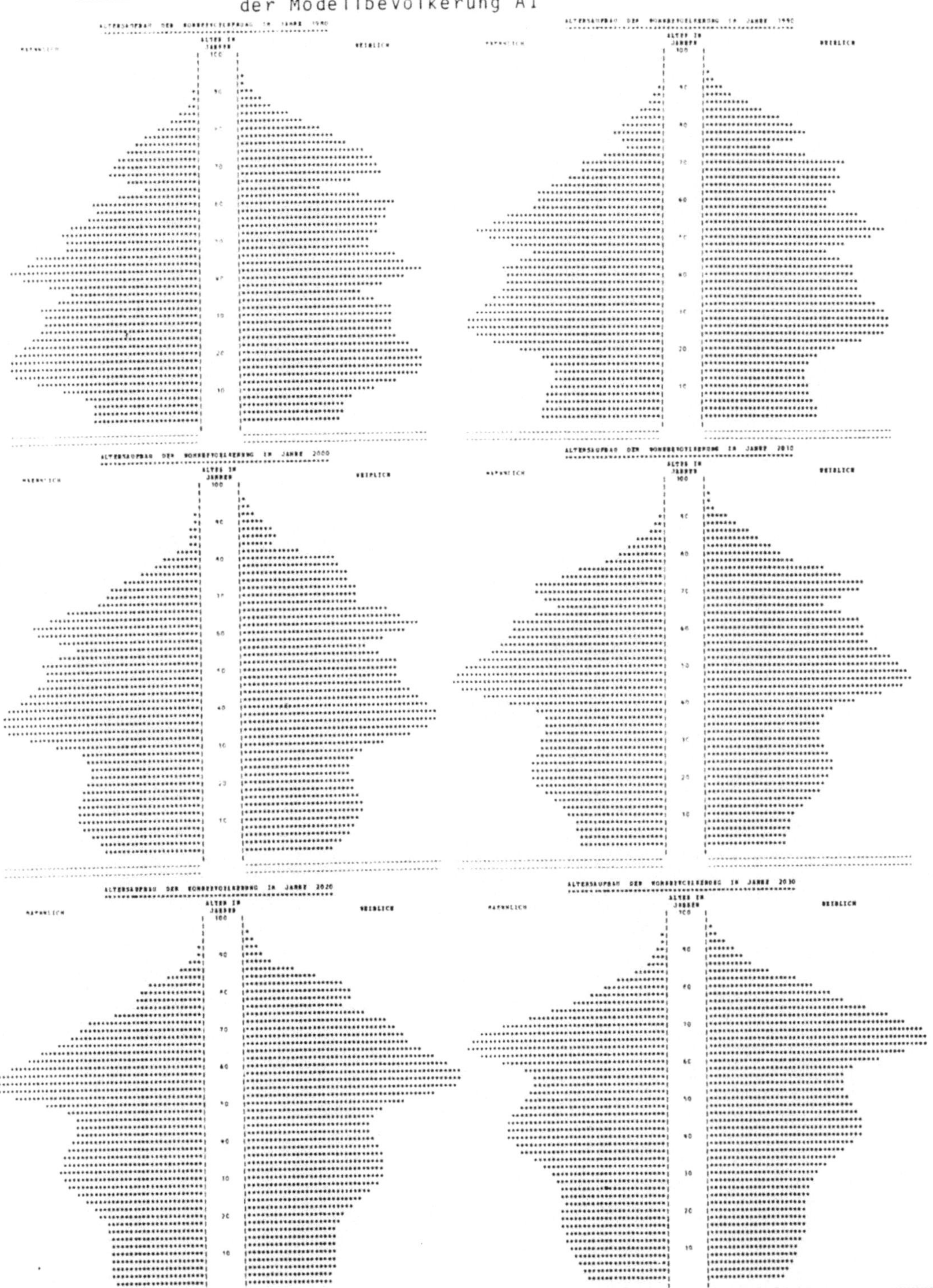

Schaubild 6: Alters- und geschlechtsspezifische Entwicklung der Modellbevölkerung AII

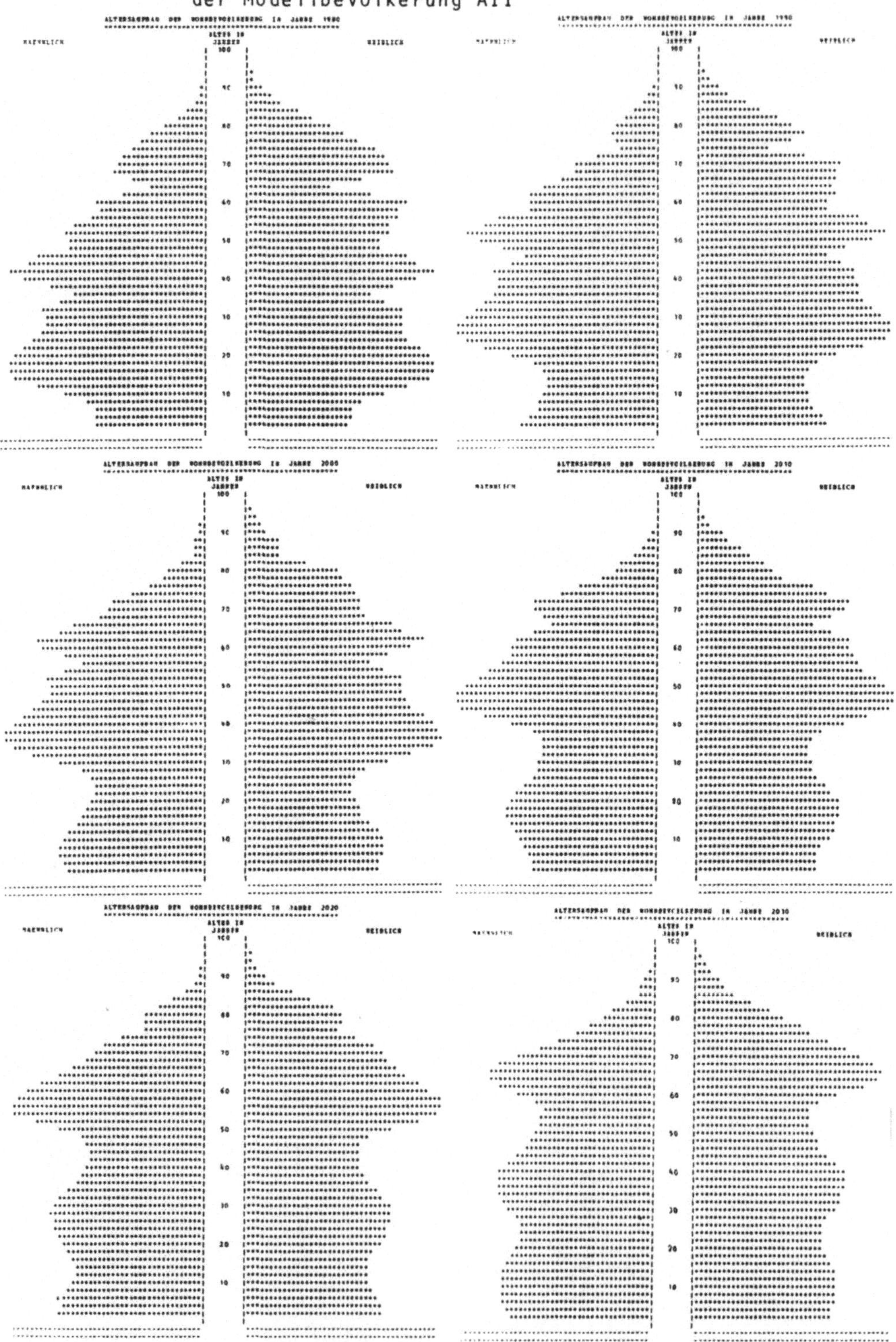

Schaubild 7: Alters- und geschlechtsspezifische Entwicklung der Modellbevölkerung AIII

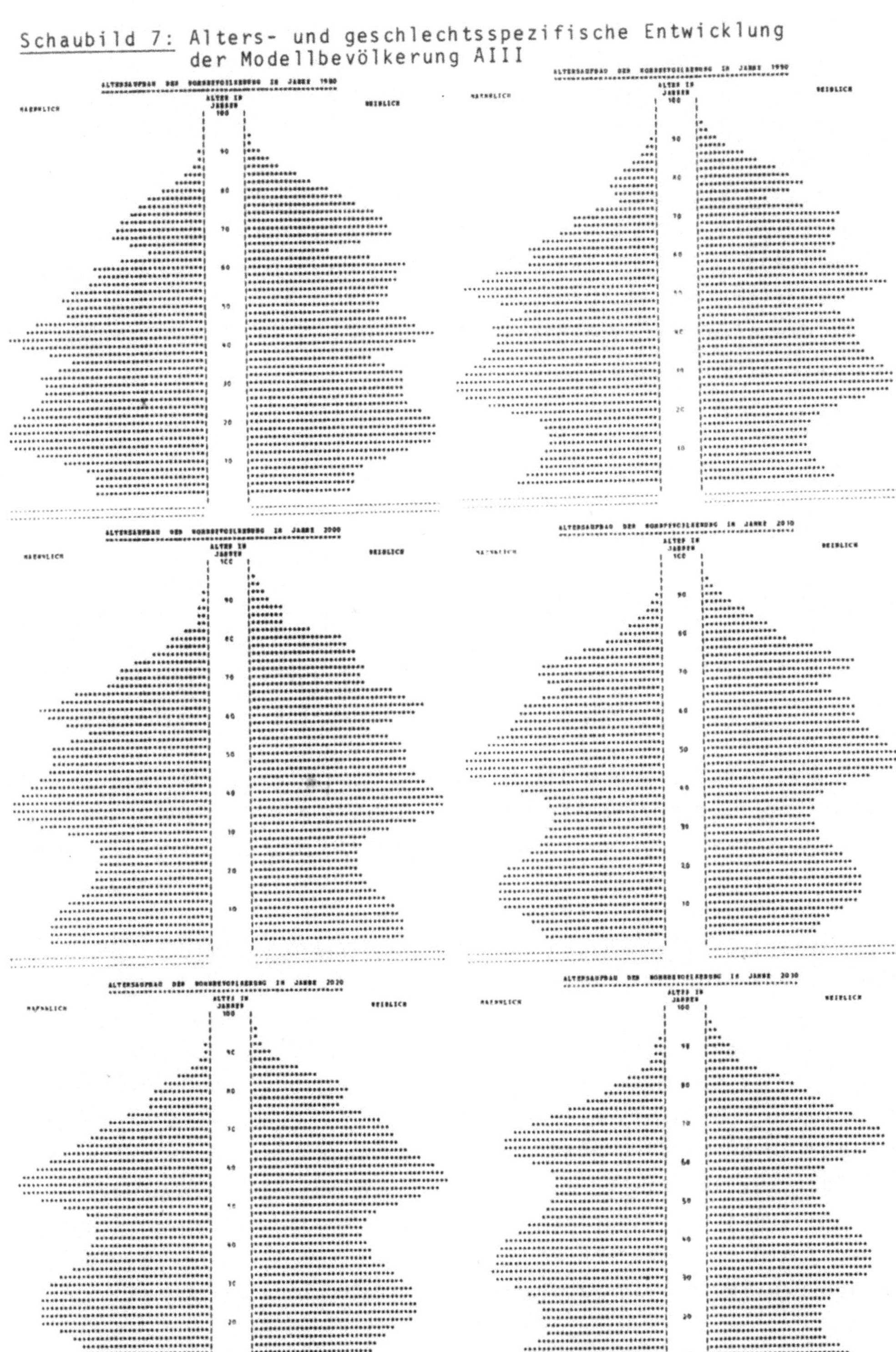

Die Entwicklung der Modellbevölkerung in der Alternative III verdeutlicht das Schaubild 7. Bei einer Gegenüberstellung der Bevölkerungspyramiden in AII und AIII für die Jahre 1990 und 2000 ist
ersichtlich, daß die Modellbevölkerung in AIII über etwas höhere
Geburtenzahlen verfügt als die in AII. Der starke Geburtenzuwachs
sowie dessen Alterung wird in den folgenden Bevölkerungspyramiden
der Jahre 2010, 2020 und 2030 offenkundig. Ebenso deutlich wird
im Jahre 2030, daß die NRR zyklisch schwankt. So folgen den starken Jahrgängen der Altersklasse der 30-40-Jährigen schwache Jahrgänge, die wiederum abgelöst werden durch stärker werdende Jahrgänge der Altersgruppen unter 15 Jahre.

Eine ausführliche zahlenmäßige Zusammenstellung der Modellbevöke-
rungen der Alternativen I, II und III nach Altersgruppen (5-Jahres-
Gruppen) und Geschlecht für die Zeitpunkte 1980, 1990, 2000, 2010,
2020 und 2030 befindet sich im Anhang.

Im weiteren Verlauf dieses Abschnittes soll nun die Entwicklung
einiger interessanter Altersgruppen beschrieben und interpretiert
werden, die nicht im Anhang zahlenmäßig wiedergegeben werden. Hierbei werden die absoluten Bestände lediglich tabellarisch dargestellt und ihre relativen Anteile zur Gesamtbevölkerung graphisch
veranschaulicht. Während die im Anhang ausgewiesenen Altersgruppen
rechtsoffene Intervalle darstellen, also in der Form 'von ... bis
unter ... Jahren' definiert sind, liegen die folgenden Altersgruppen als geschlossene Intervalle vor. Somit beinhaltet beispielsweise die Altersgruppe der 20-40-Jährigen die Personen, die ihren
20. Geburtstag erlebt haben bis hin zu denjenigen, die ihren 40.
Geburtstag vollbracht haben (= die 40- bis unter 41-Jährigen). Auf
die Wiedergabe der absoluten Zahlen für die Altersgruppen 41-60
Jahre sowie über 60 Jahre kann verzichtet werden, da in der Altersgruppe der 41-60-Jährigen (über 60-Jährigen) bis zum Jahre 2025
(2030) keine Unterschiede in den alternativen Modellbevölkerungen
bestehen. Die im Jahre 2030 über 60-jährigen Personen sind im
Basisjahr der Vorausschätzung (1979) 6 Jahre und älter gewesen.
Diese Altersgruppe altert aufgrund der jahrgangsweisen Forschrei-
bung durch Multiplikation mit ihren alters- und geschlechtsspezifischen Überlebensraten zu der Altersgruppe der über 60-Jährigen im

Tabelle 6: Entwicklung einiger Altersgruppen der Modellbevölkerungen AI, AII, AIII (in 1.000)

Jahr	0-19 J.			20-40 J.			20-60 J.			16-65 J.		
	AI	AII	AIII	AI	AII	AIII	AI	AII	AIII	AI	AII	AIII
1980	16.245,4	16.245,4	16.245,4	18.150,9	18.150,9	18.150,9	33.755,8	33.755,8	33.755,8	40.116,6	40.116,6	40.116,6
1985	14.063,6	14.063,6	14.063,6	18.570,1	18.570,1	18.570,1	34.835,9	34.835,9	34.835,9	42.059,4	42.059,4	42.059,4
1990	12.389,0	12.566,8	12,652,1	19.498,0	19.498,0	19.498,0	35.547,0	35.547,0	35.547,0	41.561,1	41.561,1	41.561,1
1995	12.046,8	12.849,2	13.259,8	18.519,8	18.519,8	18.519,8	34.866,6	34.866,6	34.866,6	40.330,9	40.330,9	40.330,9
2000	11.732,7	13.510,9	14.479,3	16.884,3	16.884,3	16.884,3	32.928,2	32,928,2	32.928,2	39.207,3	39.207,3	39.207,3
2005	10.912,3	13.768,8	15.190,1	14.817,3	14.817,3	14.817,3	31.251,3	31.251,3	31.251,3	37.549,1	37.654,1	37.703,8
2010	9.766,7	13.488,1	14.819,4	12.985,7	13.161,4	13.245,6	30.461,6	30.637,2	30.721,4	35.999,6	36.639,1	36.962,2
2015	8.757,5	13.022,5	13.687,4	12.404,9	13.196,7	13.602,0	29.143,1	29.935,0	30.340,2	34.699,7	36.245,3	37.076,9
2020	8.121,6	12.843,2	12.644,9	12.074,8	13.827,8	14.782,5	27.226,9	28.979,9	29.934,6	32.602,9	35.224,2	36.582,3
2025	7.712,3	12.997,1	12.622,0	11.303,5	14.115,0	15.513,5	24.484,5	27.295,9	28.694,4	30.169,9	33.799,6	35.225,2
2030	7.247,6	13.214,2	13.593,9	10.205,0	13.922,5	15.262,0	21.730,9	25.549,8	26.937,2	27.345,6	32.083,3	33.224,4

Jahre 2030; sie bleibt - in ihrem absoluten Bestand - unbetroffen von dem ab 1985 einsetzenden unterschiedlichen generativen Verhalten für die Modellbevölkerungen. Bei der Altersgruppe der 41-60-Jährigen verhält es sich wie folgt: die im Jahre 2025 genau 41-Jährigen werden im Jahre 1984 geboren. Die unterschiedlichen Entwicklungen in der NRR setzen jedoch erst nach 1985 ein. Somit können auch bis zum Jahre 2025 keine Differenzen in den absoluten Beständen der unterschiedlichen Modellbevölkerungen auftreten. Erst in den absoluten Besetzungszahlen dieser Altersgruppe im Jahre 2030 wird erkennbar, daß die jüngsten Jahrgänge dieser Personen mit den Geburtsjahrgängen 1985-90 unterschiedlich stark besetzt sind. Diese Unterschiede werden jedoch im Jahre 2030 stark überdeckt durch die Größe der betrachteten Altersgruppe. Daher werden nun sowohl die in Tabelle 6 aufgeführten Altersgruppen als auch die beiden Altersgruppen der 41-60-Jährigen und die der über 60-Jährigen in ihren relativen Anteilen zur Modellbevölkerung graphisch dargestellt.

Die Schaubilder 8 - 12 zeigen, wie unterschiedlich stark die verschiedenen Altersgruppen auf die jeweiligen Bevölkerungsentwicklungen reagieren. Aufgrund der anschaulichen Darstellungsweise wird die Entwicklung der Altersgruppen nur kurz kommentiert.

Im Jahre 1980 beträgt der Anteil der 0-19-Jährigen an der Gesamtbevölkerung 26,6 %. In den Modellbevölkerungen entwickelt sich diese Altersgruppe gemäß ihren unterstellten Nettoreproduktionsraten, d.h. in AI sinkt der Anteil der 0-19-Jährigen kontinuierlich bis auf 17 % im Jahre 2030, in AII steigt der Anteil dieser Altersgruppe langsam aber stetig auf 25,3 %. In AIII hingegen ist der Verlauf des relativen Anteils dieser Altersgruppe an der Gesamtbevölkerung gekennzeichnet durch ein zyklisches Schwanken in einem 15-Jahres-Intervall (vgl. Schaubild 8).

Der Anteil der Altersgruppen der 20-40-Jährigen an der Gesamtbevölkerung steigt in allen drei Modellvarianten von 29,7 % (1980) auf rd. 33 % (1990). In AI sinkt der Anteil bis zum Jahre 2030 um knapp 9 % auf 24,1 %. Im Gegensatz dazu ist in AII und AIII schon im Jahre 2010 mit 23,4 % bzw. 22,9 % der niedrigste Anteil dieser Altersgruppen zu verzeichnen. In AII steigt dann der %-Satz bis 2030 auf 26,7%, liegt damit jedoch noch unter dem %-Satz in der Variante AIII mit 28,3 %(vgl. Schaubild 9).

Schaubild 8: Die Entwicklung der Altersgruppe der 0-19-Jährigen in % an der Gesamtbevölkerung

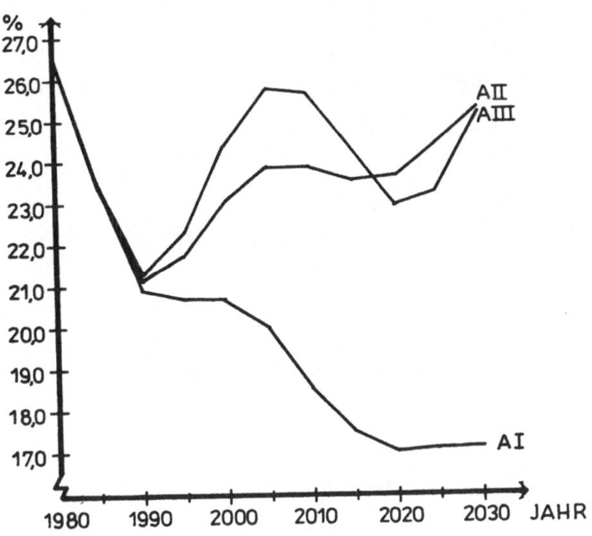

Schaubild 9: Die Entwicklung der Altersgruppe der 20-40-Jährigen in % an der Gesamtbevölkerung

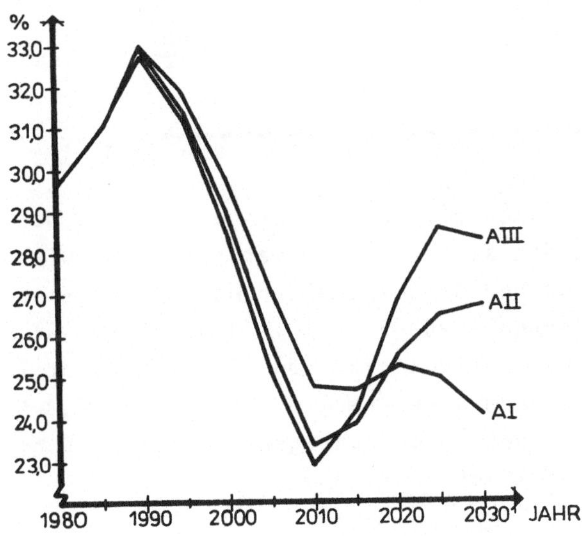

Das in Schaubild 10 zu beobachtende Verhältnis der Altersgruppe
der 41-60-Jährigen an der Gesamtbevölkerung besitzt im Vergleich
zur Altersgruppe der 20-40-Jährigen einen umgekehrten Verlauf. So
entwickelt sich der Anteil der 41-60-Jährigen von 25,5 % im Jahre
1980 auf 33,3 % im Jahre 2010 in AI bzw. auf 31,0 % (AII) und
30,3 % (AIII). Ab 2010 verringert sich der Anteil dieser Altersgruppe stetig und beträgt am Ende des Betrachtungszeitraumes in
AI 27,2 %, in AII (AIII) 22,3 % (21,7 %).

Schaubild 10: Die Entwicklung der Altersgruppe der 41-60-Jährigen
              in % an der Gesamtbevölkerung

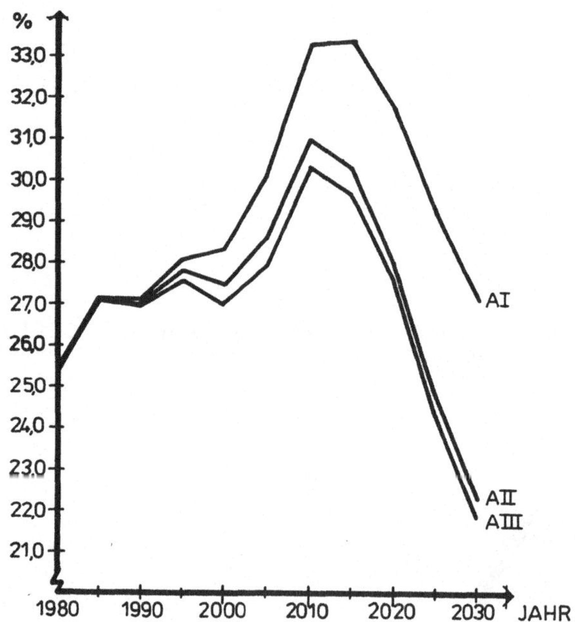

Die beiden Altersgruppen der 20-60-Jährigen und die der 16-65-
Jährigen unterscheiden sich in ihrem Verlauf kaum. Die Anteile dieser Altersgruppen an der Gesamtbevölkerung steigen - unabhängig von
ihrer Modellbevölkerung - von 55,2 % im Jahre 1980 auf rd. 60 %
im Jahre 1990 (20-60-Jährige) bzw. von 65,6 % auf rd. 70 % (16-65-
Jährige). Ab 1990 sinken ihre Anteile auf 49 bis 51,3 % im Jahre 2030
für die Altersgruppe der 20-60-Jährigen und auf 61,5 bis 64,5 % für
die Altersgruppe der 16-65-Jährigen.

<u>Schaubild 11:</u> Die Entwicklung der Altersgruppen der 20-60-Jährigen und der 16-65-Jährigen in % an der Gesamtbevölkerung

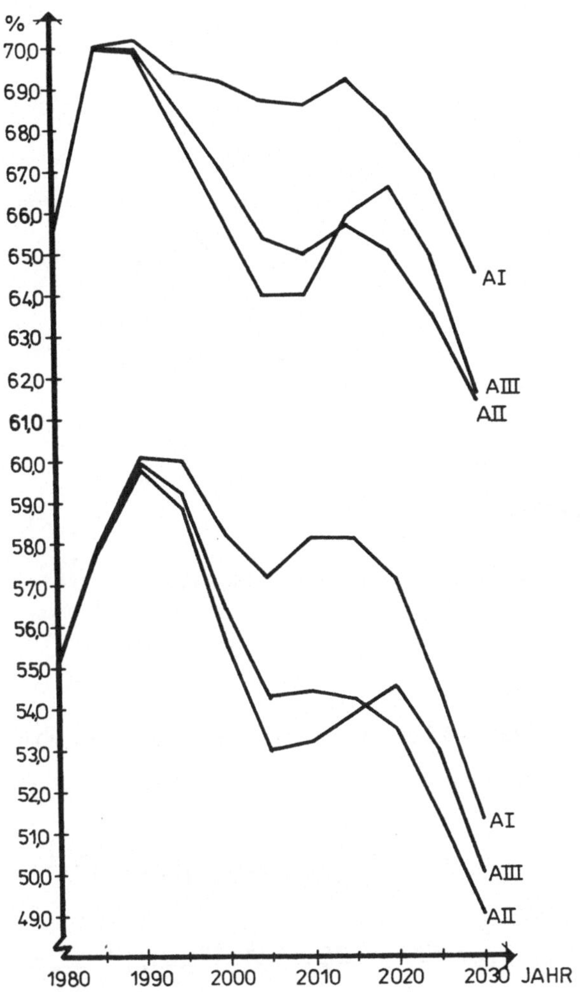

Der Anteil der Altersgruppe der über 60-Jährigen wird deutlich in Schaubild 12. Beträgt ihr Anteil im Jahre 1980 noch 18,2 % der Gesamtbevölkerung, so liegt er im Jahre 2005 schon bei 22,9 % für die Modellbevölkerung AI, in AII und AIII bei 20,5 % und 20,1 %. Bis zum Ende des Beobachtungszeitraumes im Jahre 2030 steigt der Anteil der über 60-Jährigen weiter an auf 31,6 % in AI und in AII (AIII) auf 25,7 % (24,8 %).

<u>Schaubild 12:</u> Die Entwicklung der Altersgruppe der über 60-Jährigen in % an der Gesamtbevölkerung

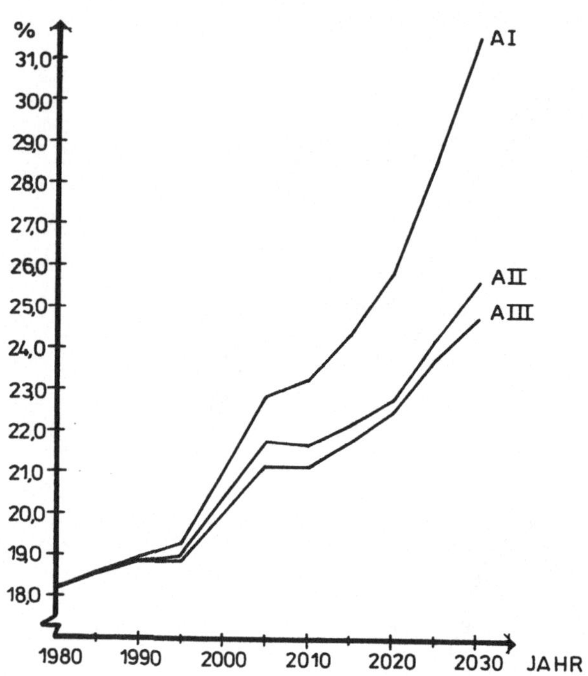

Tabelle 7 gibt einen Überblick über die Entwicklung einiger Verhältniszahlen. Dies sind:

· Erwerbsfähigenquote $= \dfrac{\text{Personen im Alter 20-60 J.}}{\text{Gesamtbevölkerung}}$

· 'Abhängigkeitsverhältnis' $= \dfrac{\text{Personen im Alter 0-19 J. und über 60 J.}}{\text{Personen im Alter 20-60 J.}}$

· Alterslastkoeffizient $= \dfrac{\text{Personen im Alter über 60 J.}}{\text{Personen im Alter 20-60 J.}}$

· Verhältnis der älteren zur jüngeren Erwerbsbevölkerung (Karrierekoeffizient) $= \dfrac{\text{Personen im Alter 41-60 J.}}{\text{Personen im Alter 20-40 J.}}$

Die Entwicklung der Erwerbsfähigenquote und des Alterslastkoeffizienten ist gegenläufig, da die Altersgruppe der 20-60-Jährigen zum einen

im Zähler und zum anderen im Nenner verwendet wird (vgl. Schaubilder
13 und 14). Das Verhältnis der Personen im erwerbsfähigen Alter
(20-60 J.) zur Gesamtbevölkerung bewegt sich unabhängig von der Modellbevölkerung zwischen 0,6 und 0,5, d.h. es treten keine gravie-
renden Unterschiede bzgl. der Erwerbsfähigenquoten auf. Im Gegensatz hierzu steht die Entwicklung des Alterslastkoeffizienten, der
als Maßzahl für die Belastung der Erwerbsfähigen durch die nicht
mehr Erwerbsfähigen gilt. Bis zum Jahre 2005 weist der Alterslastkoeffizient keine Unterschiede zwischen den Bevölkerungsentwicklungen auf. Die Begründung dafür ist einfach: die absolute Zahl der
über 60-Jährigen ändert sich im Zeitablauf nur durch die - für alle
Modellbevölkerungen gleichen - Überlebensraten; die Zahl der Personen im Alter von 20-60 Jahren variiert erst ab 1985, dem Jahr
also, in dem unterschiedliche Nettoreproduktionsraten zugrunde gelegt werden.

Schaubild 13: Die Entwicklung der Erwerbsfähigenquote

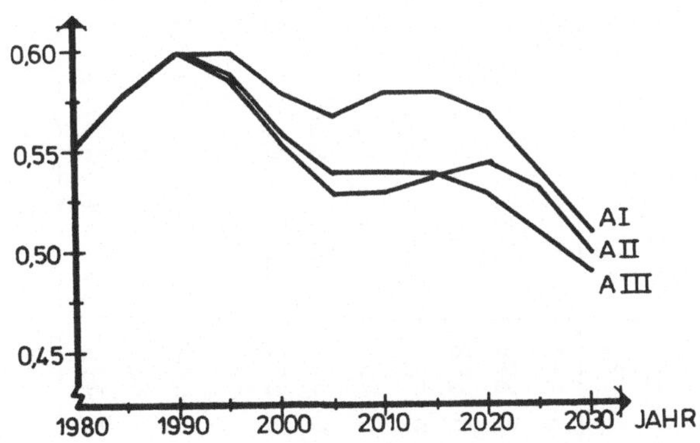

Das 'Abhängigkeitsverhältnis' stellt dar, wieviel Personen im nicht
erwerbsfähigen Alter (0-19 J. und über 60 J.) auf eine Person im
erwerbsfähigen Alter (20-60 J.) kommen. Im Jahre 1980 beträgt dieses
Verhältnis 81 : 100 und sinkt auf 67 : 100 im Jahre 1990. Ab 1990
erhöht sich dieses Verhältnis in AI bis auf 94 : 100 im Jahre 2030;
in AII auf 104 : 100 und in AIII auf 100 : 100.

Tabelle 7: Entwicklung einiger Verhältniszahlen der Modellbevölkerungen AI, AII, AIII

Jahr	Erwerbsfähigenquote			'Abhängigkeitsverh.'			Alterslastkoeffizient			'Karrierekoeffizient'		
	AI	AII	AIII	AI	AII	AIII	AI	AII	AIII	AI	AII	AIII
1980	0,552	0,552	0,552	0,811	0,811	0,811	0,330	0,330	0,330	0,859	0,859	0,859
1985	0,579	0,579	0,579	0,725	0,725	0,725	0,321	0,321	0,321	0,875	0,875	0,875
1990	0,600	0,599	0,598	0,664	0,669	0,671	0,315	0,315	0,315	0,823	0,823	0,823
1995	0,600	0,591	0,587	0,666	0,689	0,701	0,320	0,320	0,320	0,882	0,882	0,882
2000	0,581	0,563	0,554	0,719	0,773	0,802	0,363	0,363	0,363	0,950	0,950	0,950
2005	0,571	0,543	0,530	0,749	0,841	0,886	0,400	0,400	0,400	1,109	1,109	1,109
2010	0,580	0,543	0,531	0,722	0,839	0,880	0,401	0,399	0,397	1,345	1,327	1,319
2015	0,581	0,542	0,539	0,720	0,844	0,854	0,420	0,409	0,403	1,349	1,268	1,230
2020	0,570	0,534	0,544	0,752	0,870	0,835	0,454	0,426	0,413	1,254	1,095	1,025
2025	0,542	0,512	0,528	0,842	0,949	0,890	0,528	0,473	0,450	1,166	0,933	0,849
2030	0,512	0,489	0,499	0,949	1,041	1,001	0,616	0,524	0,497	1,129	0,835	0,764

Schaubild 14: Die Entwicklung des Alterslastkoeffizienten

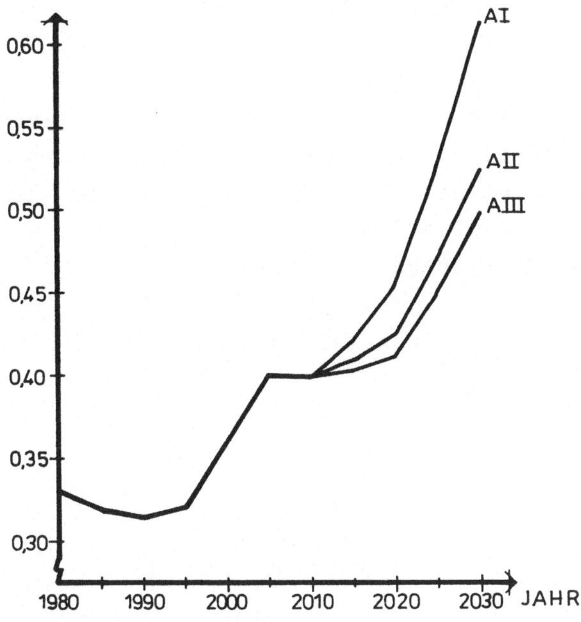

Schaubild 15: Die Entwicklung des 'Abhängigkeitsverhältnisses'

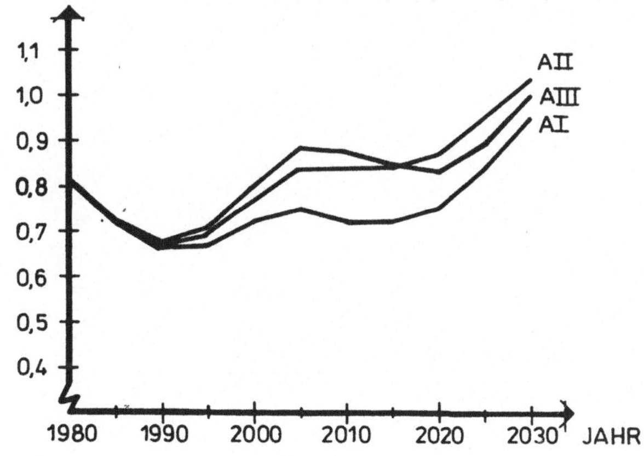

Das Verhältnis der älteren zur jüngeren Erwerbsbevölkerung (41-60 J.
: 20-40 J.) wird auch als Maßzahl zur Beurteilung der Karriereaus-
sichten der jüngeren Bevölkerung verwendet. Liegt diese Verhältniszahl unter eins, so hat die jüngere Erwerbsbevölkerung gute Chancen,
in höhere Positionen aufzurücken, da dort relativ wenig ältere Erwerbspersonen verhanden sind. Ist das Verhältnis jedoch größer als
eins, so staut sich der berufliche Nachwuchs vor dem durch die älteren Berufstätigen besetzten Stellen. Der Verlauf des 'Karrierekoeffizienten' ist bis zum Jahre 2005 aus den oben genannten Gründen in allen Modellvarianten gleich.

Schaubild 16: Die Entwicklung des Verhältnisses der älteren
              zur jüngeren Erwerbsbevölkerung

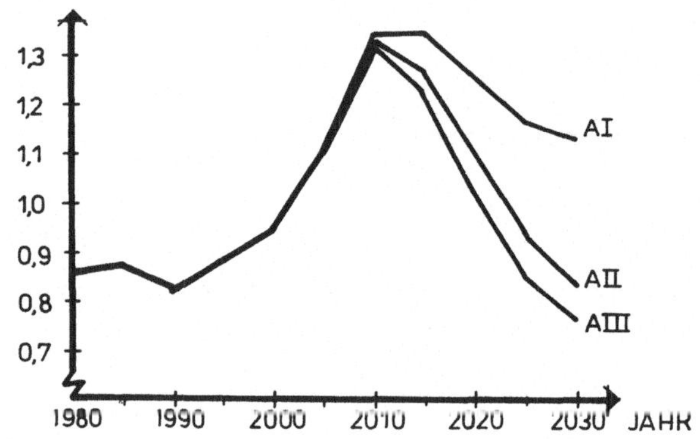

II Mögliche Einflußfaktoren auf den Gesundheitszustand einer Bevölkerung

1. Einleitung

Ziel dieses Kapitels ist es, bestimmte Faktoren zu untersuchen, die zu einer Beeinflussung des Gesundheitszustandes einer Bevölkerung beitragen können und somit auch zu einer erhöhten Inanspruchnahme von Leistungen des Gesundheitswesens. Die Bevölkerungsgröße und -entwicklung ist die wohl wichtigste Einflußgröße auf die Morbidität einer Bevölkerung. Der Bedeutung der Entwicklung einer Bevölkerung und ihrer Größe auf den Gesundheitszustand wird durch die verschiedenen Bevölkerungsvorausschätzungen Rechnung getragen[1]. Sind Bevökerungsbestand und -entwicklung vorgegeben, so rücken der Altersaufbau und die Geschlechtsstruktur einer Bevölkerung in den Mittelpunkt des Interesses. Die Vorhersage der Entwicklung solcher demographischer Faktoren kann - im Vergleich zu anderen Faktoren - mit der geringsten Unsicherheit durchgeführt werden. Auch steht zu diesem Punkt umfangreiches Datenmaterial zur Verfügung, welches aufgrund einer Sonderauswertung der Mikrozensusbefragung zum Tatbestand 'Fragen zur Gesundheit' im April 1978 vom Statistischen Bundesamt in Wiesbaden zusammengestellt worden ist. Um dem hohen Informationsgehalt dieser Sonderauswertung Rechnung zu tragen, werden die Ergebnisse ausführlich besprochen.

Diese demographischen Faktoren sind jedoch nicht die einzigen Einflußfaktoren, die in dieser Arbeit berücksichtigt werden. Als weitere Einflußfaktoren sind die sozio-ökonomischen Faktoren zu nennen. Neben einer Untersuchung der Haushalts- und Familienstruktur wird auch die Siedlungsstruktur einer Bevölkerung auf mögliche Einflußfaktoren auf die Morbidität der Bevölkerung analysiert. Zu diesem Thema steht ausreichendes Datenmaterial zur Verfügung, so daß z.B. aufgezeigt werden kann, in welcher Gemeindegrößenklasse sich mehr oder weniger Kranke befinden. Des weiteren wird untersucht, inwieweit das Einkommensniveau einer Bevölkerung auf den Gesundheitszustand einwirkt. Als letzter sozio-ökonomischer Faktor

---

[1] Vgl. Schwarz, Karl: Implications for Public Health of Stationary and Declining Populations. In: Social, Economic and Health Aspects of Low Fertility. NIH Publication No. 80-100, Washington, D.C. 1980, S. 261-271.

ist das Ausbildungsniveau zu nennen. Die Fragestellung lautet
hierbei, ob sich aufgrund des ständig steigenden Ausbildungs-
niveaus einer Bevölkerung auch steigende (oder gar sinkende?)
Ansprüche an das Gesundheitssystem ableiten lassen.

Die dritte Haupteinflußgröße neben den demographischen und sozio-
ökonomischen Faktoren beinhaltet Größen, die aufgrund von Veränderungen in der Gesellschaft auf soziologischem und kulturellem
Gebiet entstehen. Weiterhin ist die Entwicklung im Gesundheitsbereich daraufhin zu untersuchen, wie stark der wissenschaftliche
und technische Fortschritt in der Medizin Auswirkungen auf den
Gesundheitszustand einer Bevölkerung besitzt (z.B. Krankheitsfrüh-
erkennungsmaßnahmen) oder ob z.B. Änderungen der Umwelt zu Änderungen des Krankheitspanoramas führen.

Bei der Analyse der Einflußfaktoren, ob und in welcher Höhe solche
Größen berücksichtigt werden können, wird zum einen qualitativ ar-
gumentiert, zum anderen wird auf der Grundlage von Ergebnissen
der Mikrozensen und anderer Erhebungen der Einfluß der o.g. Faktoren untersucht. Nach der Untersuchung der Faktoren auf eine mögliche Beeinflussung des Gesundheitszustandes einer Bevölkerung
wird eine Quantifizierung dieses Einflusses versucht. Wichtig ist
hierbei festzustellen, daß es bei solch einer Quantifizierung weniger um die exakte Höhe gehen kann, als vielmehr es zu ermöglichen, die Ergebnisse der Untersuchung für das weitere Vorgehen ope-
rational zu gestalten. Das heißt, es soll weniger darüber diskutiert werden, ob die Höhe eines Faktors nun mit 3 % oder 3,5 % anzusetzen ist; die Untersuchung der Faktoren soll die Richtung der
Entwicklung aufzeigen sowie durch die Annahme eines Wachstumsfaktors den Trend quantifizieren.

Das Untersuchungsziel der Gesamtarbeit ist es, die Auswirkungen
<u>alternativer</u> Bevölkerungsentwicklungen auf das Gesundheitswesen
zu analysieren. Aus dieser Aufgabenstellung heraus wird ersichtlich, daß es - neben dem Aufzeigen der Entwicklung bestimmter Faktoren - darauf ankommt, diese Auswirkungen auf der Basis <u>verschie-
dener</u> Bevölkerungsentwicklungen zu betrachten.

2. Demographische Faktoren

Zu den demographischen Faktoren zählen die Altersstruktur der
Bevölkerung sowie deren Geschlechtsstruktur. Auf diese beiden
Größen wird im folgenden kurz eingegangen. Im Anschluß daran werden die Ergebnisse der Sonderauswertung des Mikrozensus 1978 zum
Tatbestand 'Fragen zur Gesundheit' - unter besonderer Berücksichtigung der Alters- und Geschlechtsstruktur der Bevölkerung - dargestellt. Hierbei wird nach Krankheitszustand unterschieden, nach
Art der Behandlung sowie nach Dauer der Krankheit bzw. des Krankenhausaufenthalts.

2.1. Die Altersstruktur der Bevölkerung

Die Änderung und das Zustandekommen der Altersstruktur der Bevölkerung wird im wesentlichen durch die demographischen Prozesse
Fertilität und Mortalität getragen. Die Sterblichkeit beeinflußt
als negatives Element im Gleichgewicht einer Bevölkerung den Umfang und die Geschwindigkeit des Wachstums einer Bevölkerung. In
den Fruchtbarkeitsziffern einer Bevölkerung kann man das Gegenge-
wicht zur Sterblichkeit sehen. Die in dieser Arbeit verwendeten
Bevölkerungsvorausschätzungen unterscheiden sich in dem Verlauf
und der Höhe der Fertilitätsraten. So wird z.B. in der ersten alternativen Modellbevölkerung von einem niedrigen Fertilitätsniveau
ausgegangen. Dieses führt zu einer schrumpfenden Bevölkerung und
zu einer Überalterung derselben[1]. Der Altersaufbau einer Bevölkerung ist jedoch bedeutsam, da es starke altersspezifische Unterschiede in der Inanspruchnahme medizinischer, zahnmedizinischer
sowie Arzneien, Heil- und Hilfsmittel gibt. Das wird
anhand der Daten deutlich, die aufgrund der Mikrozensusbefragung
zum Tatbestand 'Fragen zur Gesundheit' veröffentlicht worden sind[2].
An dieser Stelle der Arbeit wird nur kurz auf das Datenmaterial
des Mikrozensus eingegangen, da dies an anderer Stelle ausführlich
besprochen werden wird (vgl. hierzu Abschnitt 2.3 dieses Kapitels).

---

[1] Vgl. zum Zusammenhang zwischen Bevölkerungsstruktur und Gesundheitswesen auch:
Dunnell, K. und Holland, W.W.: Planung im Gesundheitsdienst. In: Handbuch der
Sozialmedizin, Bd. I, hrsg. von M. Blohmke et al., Stuttgart 1975, S. 340-362.
Vgl. weiterhin Engler, H.: Planungsprobleme im Gesundheitswesen, Zürich 1970,
S. 35ff.

[2] Siehe hierzu Statistisches Bundesamt (Hrsg.) 1980(a), S. 862-868. Vgl. weiterhin Bundesverband der Ortskrankenkassen (Hrsg.): Statistik der Ortskrankenkassen. Krankheitsarten-, Krankenheitsursachen- und Sterblichkeitsstatistik 1978,
Bonn-Bad Godesberg 1980.

Im April 1978 gab es rd. 9,1 Mio. Kranke in der deutschen Wohnbevölkerung. Von diesen 9,1 Mio. Kranken waren jedoch mehr als
ein Drittel, nämlich 3,265 Mio. 65 Jahre und älter, gegenüber
rd. 1,8 Mio. in der Altersgruppe 15-40 Jahre.

<u>Tabelle 8:</u> Kranke Personen im Berichtszeitraum[1] nach Alters-
gruppen und Anteil der chronisch Kranken
Ergebnis des Mikrozensus April 1978

Alter von ... bis unter ... Jahren	Kranke Personen			Darunter chronisch Kranke		
	Insgesamt	Männlich	Weiblich	Insgesamt	Männlich	Weiblich
		1000			%	
unter 15	964	491	474	13,6	14,3	12,8
15 - 40	1.779	830	949	33,1	33,7	32,6
40 - 65	3.074	1.367	1.707	68,4	66,9	69,7
65 und mehr	3.265	1.096	2.169	85,0	84,1	85,4
insgesamt	9.082	3.784	5.298	61,6	57,8	64,4
		je 10.000 Einwohner				
unter 15	800	796	803	108	114	103
15 - 40	820	750	894	272	253	291
40 - 65	1.692	1.618	1.757	1.158	1.082	1.225
65 und mehr	3.469	3.110	3.684	2.947	2.616	3.145
insgesamt	1.481	1.296	1.650	913	748	1.062

[1] 4 Wochen vom jeweiligen Befragungstag aus zurückgerechnet.

Entnommen aus: Statistisches Bundesamt (Hrsg.) 1980(a): Kranke und unfallverletzte Personen, Körpergewicht und Rauchgewohnheiten als Risikofaktoren. Ergebnis des Mikrozensus April 1978. In: Wirtschaft und
Statistik, Heft 12, 1980, S. 862-868, hier S. 864.

Wird ausschließlich die Bevölkerungsentwicklung bei niedriger Fertilität betrachtet, so kommt man zu dem Ergebnis, daß ja aufgrund
der schrumpfenden Bevölkerung, sprich: Bevölkerungsrückgang,
auch parallel hierzu eine Reduzierung der medizinischen Einrichtung
vonstatten gehen könnte. Unterzieht man jedoch die Altersstruktur
einer solchen Bevölkerung einer genaueren Untersuchung, so kommt
man u.U. zu dem Schluß, daß trotz oder gerade wegen des einsetzenden Bevölkerungsrückgangs und der damit verbundenen Überalterung
der Bevölkerung ein erhöhter Bedarf an medizinischen Leistungen
besteht[1].

[1] Vgl. Eichhorn, Siegfried: Über den Bedarf an medizinischen Leistungen, insbesondere Krankenhausleistungen. Berichte in zwangloser Folge, Nr. 28, April
1967. Hrsg: Deutsches Krankenhausinstitut e.V., Düsseldorf 1967, S. 7.

Auch hängt die Höhe der Nachfrage nach zahnmedizinischen Leistungen - bei konstanter Bevölkerungszahl - vom Altersaufbau der betrachteten Bevölkerung ab. So ergab die Zusatzbefragung zum Mikrozensus über Krankheit und Unfälle im Oktober 1970, daß rd. 27,5 % aller zahnärztlich Behandelten in der Altersgruppe unter 20 Jahre war, jedoch nur etwa 10 % in der Altersgruppe über 65 Jahre[1].

Tabelle 9: Im Oktober 1970 zahnärztlich Behandelte[+)]
Ergebnis des Mikrozensus

Alter von ... bis unter ... Jahren	Insgesamt	Männlich	Weiblich	Insgesamt	Männlich	Weiblich
	in 1.000			auf 10.000 Einwohner[++)]		
unter 5	138	62	76	317	275	362
5 - 15	1.248	618	629	1.294	1.245	1.347
15 - 20	458	211	247	1.137	1.018	1.264
20 - 30	710	261	449	1.018	774	1.248
30 - 40	966	361	605	1.117	816	1.435
40 - 50	795	315	481	1.042	893	1.171
50 - 55	280	108	172	1.016	911	1.096
55 - 60	394	162	232	1.067	1.010	1.111
60 - 65	281	121	159	758	768	750
65 - 75	330	143	188	589	610	573
75 und mehr	115	36	79	418	388	434
insgesamt	5.715	2.398	3.317	955	849	1.052

+) Ohne Soldaten.
++) Ohne Personen, die zum Mikrozensus keine Angaben gemacht haben.
Entnommen aus: Statistisches Bundesamt (Hrsg.) 1973(a), S. 467.

Zu der altersspezifischen Inanspruchnahme von Arzneien, Heil- und Hilfsmitteln sind keine Daten vom Statistischen Bundesamt veröffentlicht. Jedoch wurde im Auftrag des Bundesverbandes der Pharmazeutischen Industrie im Mai 1979 eine repräsentative Bevölkerungsbefragung mit der Fragestellung: 'Wie häufig nehmen Sie Arzneimittel ein?' durchgeführt[2]. Von den insgesamt 2014 Befragten nahmen 296 Personen bzw. 15 % täglich oder fast täglich Arzneimittel ein.

[1] Vgl. Statistisches Bundesamt (Hrsg.) 1973(a): Personen in zahnärztlicher Behandlung 1970. Ergebnis der Zusatzbefragung zum Mikrozensus über Krankheiten und Unfälle im Oktober 1970. In: Wirtschaft und Statistik, Heft 3, 1973, S.467. Vgl. weiterhin: Patz J.; Naujoks,R.: Morbidität und Versorgung der Zähne in der Bevölkerung der Bundesrepublik Deutschland. In: Deutsche Zahnärztliche Zeitschrift, 35, 1980, S. 259-264.
[2] Vgl. Bundesverband der Pharmazeutischen Industrie e.V. (Hrsg.): Pharma Daten 79, Frankfurt a.M. 1979, S. 57.

1095 aller Befragten waren in der Altersklasse der 14-44 Jährigen
und genau 319 Personen in der Altersgruppe 65 Jahre und älter.
Von diesen 1095 Personen (= 54 % aller Befragten) gab es nur 6 %
(= 64 Personen), die täglich oder fast täglich Arzneimittel einnahmen, jedoch waren es in der Altersgruppe der 65-Jährigen und
Älteren 38 % (= 121 Personen), die täglich oder fast täglich Arzneimittel einnahmen.

Tabelle 10: Bevölkerungsbefragung zum Arzneimittelverbrauch
Frage: Wie häufig nehmen Sie Arzneimittel ein?

| | insgesamt | Nach Geschlecht | | Nach Alter | | | | |
		männlich	weiblich	14 - 24 Jahre	25 - 34 Jahre	35 - 44 Jahre	45 - 65 Jahre	65 und älter
Befragte	2014 100%	945 100%	1069 100%	310 100%	340 100%	445 100%	600 100%	319 100%
täglich oder fast täglich	296 15%	107 11%	189 18%	12 4%	18 5%	34 8%	111 19%	121 38%
ein- oder mehrmals pro Woche	156 8%	64 7%	92 9%	11 4%	15 4%	21 5%	67 11%	42 13%
ein-oder mehrmals pro Monat	342 17%	137 14%	205 19%	33 11%	57 17%	84 19%	117 20%	51 16%
selten oder nie	1203 60%	629 67%	574 54%	251 81%	245 72%	301 68%	302 50%	104 33%

Entnommen aus: Bundesverband der Pharmazeutischen Industrie e.V. (Hrsg.):
Pharma Daten '79, a.a.O., S. 57.

Werden diese Resultate verglichen mit den Angaben, die der Verband
der Privaten Krankenversicherung e.V. in seinem Rechenschaftsbe-
richt des Jahres 1980 macht, so wird dieses Ergebnis weiter untermauert. Leider stellt der Verband der Privaten Krankenversicherung
lediglich 'Durchschnittsprofile der Rechnungsbeträge für Arzneien
und Verbandsmittel' dar, doch läßt sich auch daraus eine alters-
abhängige Inanspruchnahme dieser Güter ableiten[1]. Insgesamt betrage,
so lautet hier die Annahme, die Nachfragesteigerung nach Leistungen

---

[1]Vgl. Verband der Privaten Krankenversicherung e.V. (Hrsg.): Rechenschaftsbe-
richt 1980, Köln 1981, S. 127 und S. 130.

des Gesundheitswesens für jedes bei den Simulationsrechnungen zu betrachtende 5-Jahres-Intervall +3,0 %[1].

2.2. Die Geschlechtsstruktur der Bevölkerung

Eine weitere demographische Determinante ist neben der Altersstruktur auch die Geschlechtsstruktur einer Bevölkerung. Die Bevölkerungspyramide der deutschen Wohnbevölkerung im Jahre 1978 zeigt, daß in den Altersklassen über 50 Jahren ein starker Frauenüberschuß herrscht. Der Grund für diese Rechtslastigkeit in der Bevölkerungspyramide sind die im 2. Weltkrieg gestorbenen Männer des entsprechenden Alters.
Der geringfügige Männerüberschuß in den Altersklassen unter 50 Jahren wird mit ausgelöst durch die Sexualproportion der Neugeborenen, die aussagt, daß auf 206 Geburten etwa 106 Knabengeburten entfallen. Was den Frauenüberschuß in den Altersklassen der über-50-Jährigen betrifft, so wirkt sich dort zusätzlich die höhere Sterblichkeit der Männer in diesen Altersklassen aus. Vergleicht man die geschlechtsspezifischen Daten der Sterbetafel 1977/79, so besitzt der über 50-jährige Mann noch eine durchschnittliche Lebenserwartung von genau 24 Jahren, die gleichaltrige Frau hingegen noch von gut 29 Jahren. Die durchschnittliche Lebenserwartung eines neugeborenen Knaben beträgt 69,36 Jahre, die eines neugeborenen Mädchens jedoch 75,07 Jahre. Diese Relationen haben große Bedeutung für die Geschlechtsstruktur einer Bevölkerung. In Zahlen ausgedrückt stellt sich das Verhältnis in der deutschen Wohnbevölkerung zwischen Männern und Frauen im Jahre 1978 wie folgt dar:
Bis zu der Altersklasse der unter-50-jährigen beträgt der Anteil der Frauen rd. 48,9 % bzw. 20,6 Mio. der ingesamt 42,1 Mio. Einwohner. Ab der Altersklasse 50 kehrt sich dieses Verhältnis um. Die Gesamtzahl aller 50-jährigen und älteren Frauen beträgt 11,5 Mio. Im Gegensatz zu 7,7 Mio. Männern der gleichen Altersgruppe. Die Frauen stellen in dieser Altersgruppe somit knapp 60 %. Insgesamt gab es 1978 rd. 29,2 Mio. Männer und 32,1 Mio. Frauen. Der Gesamtanteil der Frauen lag demnach bei 52,4 %.

Dieses Ergebnis mag auf den ersten Blick zwar als interessant erscheinen, jedoch kaum relevant für die vorliegende Untersuchung.

---

[1] Zum altersabhängigen Gesundheitszustand vgl. die Punkte 2.3ff. dieses Kapitels.

<u>Schaubild 17:</u> Bevölkerungspyramide der Wohnbevölkerung der
Bundesrepublik Deutschland am 31.12.1978

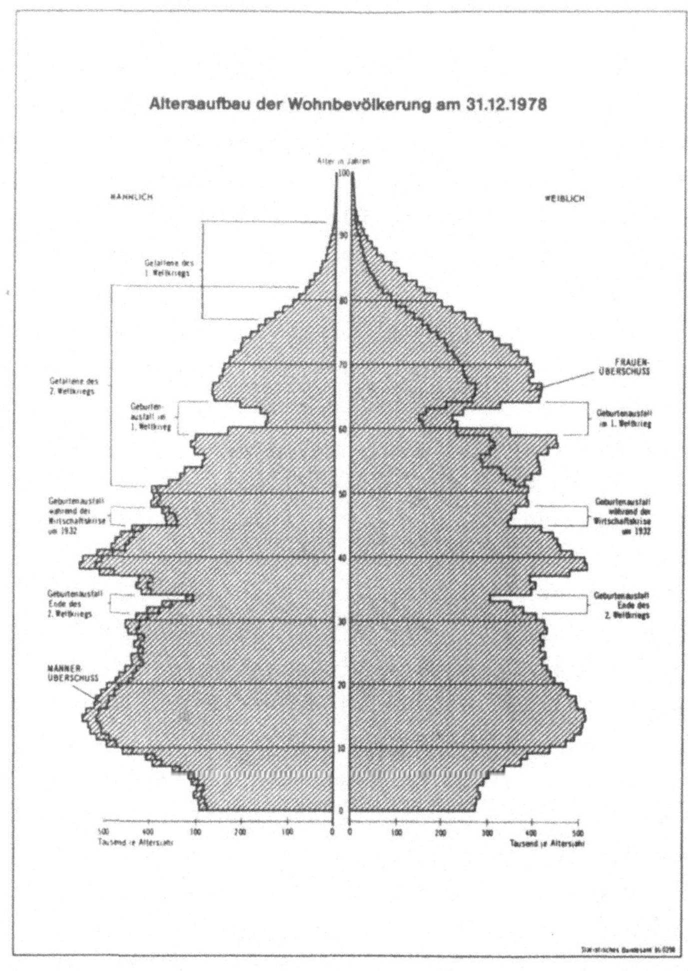

Entnommen aus: Bundesminister für Jugend, Familie und Gesundheit (Hrsg.): Daten
des Gesundheitswesens - Ausgabe 1980 -. Schriftenreihe des BMJFG,
Bd. 151, Bonn 1980, S. 17.

Das Gegenteil zeigen die Daten aus den Mikrozensen und sonstigen
veröffentlichten Statistiken. Im April 1978 gab es 9,1 Mio. Kranke in der Bundesrepublik Deutschland: hiervon waren 5,3 Mio. Frauen
und nur 3,8 Mio. Männer; der Frauenanteil liegt hier also schon
bei 58,2 %.

Insgesamt gab es im April 1978 rd. 5,6 Mio. chronisch Kranke, von
denen 39 % männlichen und 61 % weiblichen Geschlechts waren. Bei
den Akut-Kranken war der Unterschied nicht so stark ausgeprägt:
der Anteil der akut kranken Männer lag bei knapp 46 % gegenüber
dem Anteil der Frauen von 54 %.

Wird nun der Einfluß der Geschlechtsstruktur auf die Nachfrage
nach zahnmedizinischen Leistungen untersucht, so ist ein vergleich-
bares Ergebnis festzustellen. Insgesamt gab es im Oktober 1970
genau 5,715 Mio. zahnärztlich Behandelte[1]. Davon waren rd. 2,4 Mio.
Männer und 3,3 Mio. Frauen. Somit hatten die Frauen einen Anteil an
der Zahl aller im Oktober 1970 zahnärztlich Behandelten von 58 %.
Ihr Anteil an der Gesamtbevölkerung des Jahres 1970 lag jedoch nur
bei 52,4 %. Specht et al. schreiben in diesem Zusammenhang, "daß
Frauen in Anbetracht des vorherrschenden Schönheitsideals mehr Wert
auf ein gepflegtes 'schönes' Gebiß legen als Männer"[2] (vgl. hierzu
Tabelle 9). Die Nachfrage der Frauen nach zahnmedizinischen Leistungen ist also überproportional zu ihrem Anteil an der Gesamtbevölkerung. Dies ist ein Ergebnis, welches sich mit der Nachfrage der
Frauen nach medizinischen Leistungen deckt.

Die von der pharmazeutischen Industrie veröffentlichte Bevölkerungsbefragung ist mit 53 % Frauenanteil repräsentativ zur Gesamtbevölkerung[3]. Leider wird bei den altersspezifischen Daten nicht
nach Geschlecht untergliedert; geschlechtsspezifische Ergebnisse
liegen nur für die Gesamtbefragung vor. Interessant ist bei diesem Datenmaterial, daß von den 296 Personen, die täglich oder
fast täglich Arzneimittel einnehmen, rd. 64 % Frauen sind. In der-
jenigen Personengruppe, die ein- oder mehrmals pro Woche Arzneimittel einnehmen, liegt der Frauenanteil, gemessen an der Gesamtbevölkerung, mit rd. 59 % immer noch über dem Durchschnitt. Das
Gegenteil ist in der Personengruppe der Fall, die selten oder nie
Arzneimittel einnehmen. Der Gesamtanteil der Personengruppe, die
selten oder nie Arzneimittel einnehmen, lag mit 1203 Personen von
insgesamt 2014 Personen (= Grundgesamtheit der Befragten) bei etwa
60 %. Genau 574 Personen waren von diesen 1203 Personen

---

[1] Vgl. Statistisches Bundesamt (Hrsg.) 1973(a), S. 467.

[2] Specht, K.G. et al.: Die voraussichtliche Entwicklung von Angebot und Bedarf an
Zahnmedizinern bis zum Jahr 2000. In: Materialien zur Bildungsplanung. Hochschulabsolventen im Beruf, Heft 5 (Hrsg. Der Bundesminister für Bildung und Wissenschaft) Bonn 1976, S. 48.

[3] Vgl. Bundesverband der Pharmazeutischen Industrie (Hrsg.): Pharma Daten 79,
a.a.O., S. 57.

Frauen, also nur etwa 48 % (vgl. hierzu Tabelle 10).

Dies macht sehr deutlich, daß Frauen einen höheren Einfluß auf
die Nachfrage nach Arzneien (und Verbandsmitteln)[1] als Männer
haben. Somit kann angenommen werden, daß aufgrund der Geschlechtsstruktur der Bevölkerung mit einem Nachfrageeffekt (für ein 5-Jah-
res-Intervall) von +1,0 % zu rechnen ist[2].

2.3. Sonderauswertung des Mikrozensus 1978 zum Tatbestand "Fragen zur Gesundheit" - unter besonderer Berücksichtigung der Alters- und Geschlechtsstruktur der Bevölkerung

Die Morbiditätsstatistiken einer Bevölkerung besitzen allgemeines
Interesse. Solche Informationen mögen durch Erhebungen bei Kran-
kenversicherungsanstalten, in Krankenhäusern oder bei Ärzten er-
mittelbar sein; ein repräsentatives Gesamtbild des Gesundheitszustandes einer Bevölkerung ist hierdurch nicht erhältlich. Eine
solche "Statistische Gesamtschau der Morbidität der Bevölkerung"[3]
wird durch eine Befragung der in Haushalten und Anstalten lebenden
Bevölkerung verfügbar. Aus diesem Grunde gehören Befragungen zum
Thema "Gesundheit" - nach einer Probebefragung im Jahre 1963 -
seit 1966 zum festen Bestandteil der repräsentativen Haushaltsbefragungen im Rahmen des Mikrozensus. Bis zum Jahr 1974 wurden sie
als Zusatzbefragung unter dem Titel "Krankheiten und Unfälle"
durchgeführt. Durch die Novellierung des "Gesetzes über die Durchführung einer Repräsentativstatistik der Bevölkerung und des Er-
werbslebens (Mikrozensus)" vom 15.07.1975 (BGBl I S. 1909ff.) gehört diese Befragung zum Bestandteil des Grundprogramms des Mikrozensus. Die Befragungen wurden mit wechselnden Auswahlsätzen erhoben. Im April 1966 wurde die Mikrozensus-Zusatzerhebung bei
0,5 % aller Haushalte des Bundesgebietes durchgeführt, 1970, 1972
und 1973 betrug der Auswahlsatz nur 0,1 %. Die Zusatzbefragung
im April 1974 besaß einen Auswahlsatz von 1,0 %. Die im Mai 1976
durchgeführte Erhebung zum Tatbestand "Fragen zur Gesundheit" er-
folgte mit einem Auswahlsatz von 0,25 %, die vom April 1978 besaß
einen von 1,0 %.

---

[1] Vgl. Verband der Privaten Krankenversicherung e.V. (Hrsg.): Rechenschaftsbe-
richt 1980, a.a.O., S. 127 und S. 130.

[2] Vgl. zum geschlechtsspezifischen Gesundheitszustand die Punkte 2.3ff.

[3] Statistisches Bundesamt (Hrsg.) 1976: Kranke und unfallverletzte Personen.
In: Wirtschaft und Statistik, Heft 9, 1976, S. 554-560, hier S. 554.

Die recht hohen Auswahlsätze der Befragungen von 1974 und 1978,
sowie die gesetzliche Verankerung dieser Erhebung in das Grund-
programm des Mikrozensus verdeutlichen den Stellenwert dieser Untersuchungen. Das Datenmaterial, welches hier durch die Sonderauswertung des Mikrozensus 1978 dargestellt werden kann, besitzt
einen hohen Informationsgehalt über die Morbidität der deutschen
Wohnbevölkerung. Diese Sonderauswertung war nötig, da nicht alle
verfügbaren Daten des Mikrozensus und deren mögliche Kombinationen
veröffentlicht werden konnten. Die im folgenden beschriebenen Daten basieren auf den drei großen Bereichen:
(1) Wohnbevölkerung im April 1978 nach Altersgruppen und Geschlecht
    sowie Kranke nach Krankheitszustand;
(2) Kranke Personen in stationärer Behandlung im April 1978 -
    bezogen auf die Wohnbevölkerung - nach Altersgruppen, Geschlecht
    und Dauer des Krankenhausaufenthalts sowie nach Krankheitszu-
    stand;
(3) Kranke Personen in ambulanter ärztlicher Behandlung im April
    1978 - bezogen auf die Wohnbevölkerung - nach Dauer der Krank-
    heit, Altersgruppen und Geschlecht.
Während die Daten des Bereiches (1) dem Manuskript zu einem vom
Statistischen Bundesamt in Vorbereitung befindlichen Sonderbeitrag
zum Thema 'Fragen zur Gesundheit, April 1978' entnommen werden
konnten, bedurfte es für die Bereiche (2) und (3) einer Sonderauswertung des Mikrozensus, welche vom Statistischen Bundesamt kosten-
pflichtig durchgeführt wurde.
Der nunmehr zur Verfügung stehenden Datenfülle mußte dahingehend
Rechnung getragen werden, daß aus ihr nur die wichtigsten und interessantesten Ergebnisse hier vorgestellt werden können. Bevor nun
die Daten erläutert werden, bedarf es noch einiger Bemerkungen zu
den bei dem Mikrozensus verwendeten Krankheitsbegriffen sowie einiger methodischer Hinweise.

Der bei dem Mikrozensus verwendete Krankheitsbegriff ist ein -
nach objektiven Kriterien - nicht festumrissener Begriff. Im folgenden sollen nun die Definitionen wiedergegeben werden, welche der
Mikrozensuserhebung vom April 1978 zugrunde lagen. "Im Sinne der
Befragung galt eine Person bereits dann als krank, wenn sie sich
im Zeitpunkt der Befragung oder in einem vierwöchigen Berichtszeitraum davor in ihrem Gesundheitszustand so beeinträchtigt fühlte,

daß sie ihre übliche Beschäftigung (Berufstätigkeit, Hausarbeit,
Schulbesuch usw.) nicht voll ausführen konnte. Auch im April 1978
lag der Befragung damit ein sogenannter "gleitender" Vier-Wochen-
Berichtszeitraum zugrunde. Die Ergebnisse einer so angelegten Befragung sind demzufolge von den subjektiven Vorstellungen der Befragten über den Krankheits- bzw. Gesundheitszustand der einzelnen
Haushaltsmitglieder mehr oder weniger stark beeinflußt. Ob ein
Haushaltsmitglied krank ist oder nicht, hängt bei dieser Befragung
von der Beurteilung der betreffenden Person oder des Auskunft ge-
benden Haushaltsmitgliedes ab. Ungeachtet der unterschiedlichen
Auffassung über objektiv möglicherweise gleichartige Krankheits-
zustände, hatte der Interviewer die Antworten so in den Fragebogen
einzutragen, wie sie von dem Befragten gegeben wurden."[1] Zur Ein-
tragung der verschiedenen Krankheitsarten stand dem Interviewer
eine alphabetisch geordnete Liste von Krankheitsbezeichnungen zur
Verfügung. Für jede kranke Person konnte - aus erhebungs- und auf-
bereitungstechnischen Gründen - nur jeweils eine Krankheit eingetragen werden. Lagen am Befragungstag bzw. im Berichtszeitraum
mehrere Krankheiten vor, so sollte die jeweils schwerwiegendste
Krankheit eingetragen werden. Diese Entscheidung traf der Befragte.[2]

"Folgende Gruppen von kranken Personen wurden in der Befragung erfaßt:
- Kranke Personen, die am Befragungstag oder in den vier Wochen
  davor krank waren. Bei den kranken Personen ist nach chronisch
  kranken und akut kranken Personen unterschieden worden. Chronisch
  kranke Personen hatten ihre (schwerwiegendste) Krankheit selbst
  als langfristiges oder chronisches Leiden einzustufen. Diese
  Krankheit mußte dabei länger als sechs Wochen bestehen und darüber hinaus am Befragungstag noch andauern.
- Als akut Kranke galten Personen, die sich nicht als chronisch
  krank bezeichnet hatten und deren Krankheitsdauer unter sechs Wochen lag. Zu dieser Personengruppe zählten auch diejenigen, deren
  Krankheit bis in den Berichtszeitraum hineinreichte, am Befragungstag aber beendet war."[3]
Der zur Erfassung dieser Tatbestände verwendete Fragebogen wird in
Schaubild 18 wiedergegeben.

---

[1] Statistisches Bundesamt (Hrsg.) 1980(a), S. 862f.
[2] Vgl. ebenda, a.a.O., S. 863.
[3] Ebenda, a.a.O., S. 863.

Schaubild 18: Fragen zur Gesundheit vom Mikrozensus April 1978

M. Für alle Personen: Fragen zur Gesundheit

Nur für heute bzw. In den letzten 4 Wochen kranke / unfallverletzte Personen

a	18	19	20	21	22	23	24	25
War ein Haushaltsmitglied **In den letzten 4 Wochen** (einschließlich heute) **krank** bzw. unfallverletzt? Ist jemand chronisch krank? (Bei mehreren Krankheiten/Unfallverletzungen: schwerwiegendste eintragen)			Dauer der in Frage a) genannten Krankheit/ Unfall-verletzung	Dauert diese Krank-heit/ Unfall-verletzung heute noch an?	Handelt es sich bei der Krankheit um ein langfristiges oder chronisches Leiden? (z. B. Rheuma, Zucker)	In den letzten 4 Wochen wegen der Krankheit/Unfallverletzung — in ambulanter ärztlicher Behandlung (gewesen)?	in stationärer Kranken-hausbe-handlung (gewesen)?	arbeits-unfähig (gewesen)?
Ja, und zwar: Art der Krankheit/Unfallverletzung Klartext eintragen (siehe hierzu auch „Beispiele für Krankheitsbezeichnungen und Unfallbezeichnungen") **Nein** = NEIN eintragen			Bitte keine Eintra-gungen vornehmen	1 – 3 Tage 1 4 Tage – 1 Woche 2 Über 1 Woche – 2 Wochen 3 Über 2 Wochen – 4 Wochen 4 Über 4 Wochen – 6 Wochen 5 Über 6 Wochen – 1 Jahr 6 Über 1 Jahr 7 *	Bei Unfall-verletzung weiter bei Frage 23 Ja 1 Nein 9 *	**Ja, und zwar:** beim Allgemeinarzt oder prakt. Arzt 1 beim Facharzt 2 im Krankenhaus (Ambulanz oder Poliklinik) 3 Nein 9 *	**Ja, und zwar:** 1 – 3 Tage 1 über 3 Tage – 1 Woche 2 über 1 Woche – 2 Wochen 3 über 2 Wochen – 3 Wochen 4 über 3 Wochen 5 Nein 9 *	

Entnommen aus: Erhebungsliste des Mikrozensus April 1978, Drucksache 2a (Einlegeblatt), M: Fragen zur Gesundheit.

Bei der Befragung 1978 wurde ein "gleitender" Berichtszeitraum zugrunde gelegt. Dies bedeutet, daß sowohl der Gesundheitszustand für den Befragungstag selbst (als dem Tag, an dem das Interview durchgeführt worden ist), als auch der Gesundheitszustand für den Vier-Wochen-Zeitraum, der dem Befragungstag vorausging, ermittelt wurde[1]. Der größte Teil der Befragungen fand im Monat Mai 1978 statt, so daß für den "gleitenden" Berichtszeitraum vorwiegend die Zeit von Anfang April bis Ende Mai gilt. Das Schaubild 19 veranschaulicht diesen Berichtszeitraum und zeigt die Zusammensetzung der Gesamtheit "Kranke im Berichtszeitraum".

---

[1] Vgl. hierzu z.B. Statistisches Bundesamt (Hrsg.) 1976, S. 554f.

<u>Schaubild 19*</u>: Kranke Personen nach Gruppen im 'gleitenden' Be-
richtszeitraum. Ergebnis einer Mikrozensus-Erhebung
April 1978[1]

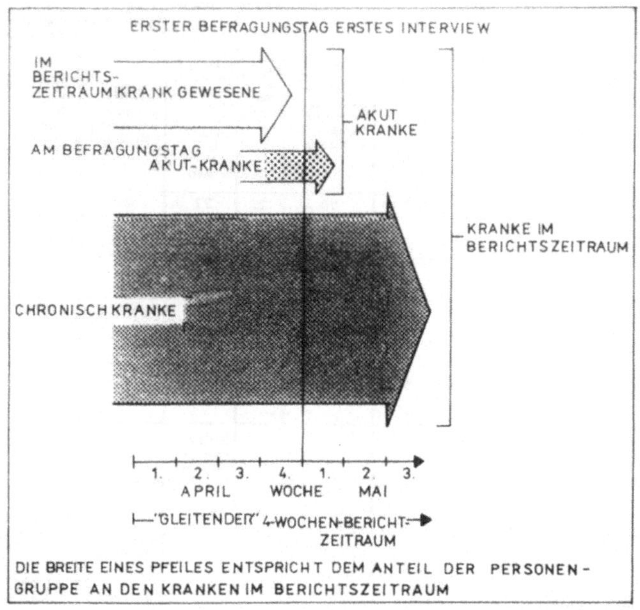

[1] 4 Wochen vom jeweiligen Befragungstag aus zurückgerechnet.

* Die Darstellung erfolgt in Anlehnung an: Statistisches Bundesamt (Hrsg.),S.555.

2.3.1. Wohnbevölkerung und Kranke im April 1978 nach Altersgruppen und Geschlecht sowie nach Krankheitszustand

Wie in Schaubild 19 deutlich wird, teilt sich die Summe der im Berichtszeitraum Kranken in zwei Gruppen auf, in die der chronisch
Kranken und die der akut Kranken, wobei sich letztere nochmals
unterteilen läßt in die am Befragungstag akut Kranken und die im
Berichtszeitraum krank Gewesenen. Tabelle 11 gibt nun neben der altersspezifischen Zusammensetzung der Wohnbevölkerung an, wie sich
der Gesamtbestand der Kranken auf die jeweiligen Altersgruppen verteilt. Weiterhin wird der Gesamtbestand der Kranken nach den oben
angeführten Gruppen 'akut krank', 'chronisch krank' und 'krank
gewesen' untergliedert.
Nun zu den Ergebnissen im einzelnen: die Spalte (2) der Tabelle 11
gibt den altersspezifischen Gesamtbestand der Kranken wieder.

Tabelle 11: Wohnbevölkerung insgesamt im April 1978 nach Altersgruppen sowie Kranke insgesamt nach Krankheitszustand

Alter von ... bis unter ...Jahren	Wohnbevölkerung insgesamt	darunter Kranke			
		zusammen	davon		
			akut krank	chronisch krank	krank gewesen
	(1)	(2)	(3)	(4)	(5)
	in 1000	in 1000 %*	in 1000 %*	in 1000 %*	in 1000 %*
unter 5	2.875,0	309,6 10,8	72,0 2,5	21,1 0,7	216,3 7,5
5 - 10	3.982,3	348,6 8,8	61,6 1,5	44,0 1,1	242,9 6,1
10 - 15	5.200,2	306,1 5,9	49,3 0,9	65,4 1,3	191,4 3,7
15 - 20	4.986,2	297,0 6,0	61,2 1,2	76,7 1,5	159,0 3,2
20 - 25	4.136,9	320,5 7,7	71,0 1,7	88,7 2,1	160,6 3,9
25 - 30	4.047,2	344,6 8,5	79,3 2,0	102,5 2,5	162,5 4,0
30 - 35	3.654,3	340,7 9,3	80,1 2,2	113,3 3,1	146,6 4,0
35 - 40	4.859,2	476,0 9,8	104,1 2,1	206,1 4,2	165,2 3,4
40 - 45	4.449,8	488,7 11,0	97,3 2,2	248,6 5,6	142,2 3,2
45 - 50	3.888,9	521,2 13,4	92,8 2,4	315,0 8,1	112,6 2,9
50 - 55	3.764,5	627,8 16,7	97,6 2,6	424,4 11,3	105,3 2,8
55 - 60	3.435,0	732,4 21,3	93,6 2,7	543,6 15,8	95,1 2,8
60 - 65	2.626,0	703,7 26,8	69,0 2,6	569,8 21,7	64,1 2,4
65 - 70	3.386,6	1.027,8 30,3	93,9 2,8	856,0 25,3	76,8 2,3
70 - 75	2.769,4	963,0 34,8	83,1 3,0	818,8 29,6	59,7 2,2
75u.mehr	3.258,4	1.274,4 39,1	103,7 3,2	1.093,3 33,6	73,7 2,3
zusammen	61.319,9	9.082,1 14,8	1.309,6 2,1	5.587,3 9,1	2.174,0 3,5

*Anteil der Spalten (2) - (5) an Spalte (1).

Auffällig ist hierbei, daß sich von einem Gesamtbestand von rd.
9,1 Mio Kranken (= 14,8 % der Wohnbevölkerung) mehr als ein Drittel (36 %) aller Kranken in den Altersgruppen über 65 Jahre befindet. Diese Altersgruppen stellen jedoch nur etwa 15 % der Gesamtbevölkerung. Beträgt der Anteil der Kranken in den Altersgruppen unter 5 Jahren an der Wohnbevölkerung derselben Altersgruppe noch 10,8 %, so sinkt dieser Anteil über 8,8 % für die Altersgruppe der 5-10-Jährigen auf 5,9 % in der Altersgruppe der 10-15-Jährigen. Ab dieser Altersgruppe ist ein progressiver Anstieg des Anteils der Kranken an der Wohnbevölkerung der jeweiligen Altersgruppe zu konstatieren, von z.B. 11 % in der Altersgruppe der 40-45-Jährigen bis 39,1 % der über 75-Jährigen.

Spalte (3) der Tabelle 11 gibt die altersspezifische Zusammensetzung der akut Kranken wieder. Ihr Gesamtanteil an der Wohnbevölkerung beträgt 2,1 % (= rd. 1,3 Mio. akut Kranke). Das altersspezifische Gefälle, welches bei den Kranken insgesamt zu verzeichnen ist, ist bei den akut Kranken weit gedämpfter zu beobachten. Zwar ist auch hier die Altersgruppe der 10-15-Jährigen
die 'gesundeste' Altersgruppe und die höchste Altersgruppe, die
der 75 und Älteren die 'ungesundeste'. Der Anteil der akut Kranken der Altersgruppe der über 75-Jährigen ist jedoch nur um das
3,6-fache höher als in der Altersklasse der 10-15-Jährigen, wohingegen bei den Kranken insgesamt dieser Faktor bei denselben
Altersklassen bei 6,6 lag. Die Spalte (5) der Tabelle 11 zeigt
die altersmäßige Zusammensetzung der krank Gewesenen. Ihr prozentualer Anteil an der Wohnbevölkerung liegt mit knapp 2,2 Mio.
Kranken bei 3,5 %. Die Besetzung der Altersgruppen ist jedoch
konträr zu der der akut Kranken. Bei den krank Gewesenen ist
die stärkste Altersgruppe die der unter 5-Jährigen. Ihr Anteil
an derselben Altersgruppe der Wohnbevölkerung liegt bei 7,5 %.
Dagegen beträgt der Anteil der über 75-Jährigen krank Gewesenen
in bezug auf die vergleichbare Altersgruppe der Wohnbevölkerung
nur 2,3 %, d.h. der relative Bestand der Altersgruppe der über
75-Jährigen ist um das 3,3-fache kleiner als der der Altersgruppe der unter 5-Jährigen. Das unter dem Aspekt von Altersstruktur-
effekten wohl wichtigste und interessanteste Datenmaterial bietet die Spalte (4) der Tabelle 11. Der hier altersmäßig aufge-
gliederte Bestand der chronisch Kranken beträgt in seiner Summe
knapp 5,6 Mio.; bezogen auf die Wohnbevölkerung von rd. 61,3
Mio. sind dies 9,1 %. Der Anteil der chronisch Kranken in der
Altersgruppe unter 5 Jahren an der Wohnbevölkerung dieser Altersgruppe ist mit 0,7 % sehr gering; es ist die Altersgruppe mit
dem niedrigsten Anteil der chronisch Kranken. Dieser Anteil ist
in den Altersgruppen bis unter 35 Jahren ausgesprochen niedrig.
So entfallen auf die unter 35-Jährigen insgesamt nur 9,1 % der
chronisch Kranken. Diese Altersgruppe stellt jedoch 47 % der
Gesamtbevölkerung. Das Verhältnis kehrt sich ins Gegenteil um,
wenn man die Altersgruppe der über 65-Jährigen untersucht. Diese Altersklasse besitzt nur einen Anteil von 15 % an der Gesamtbevölkerung, jedoch liegt hier ihr Anteil an den chronisch
Kranken bei 50 %! Die altersspezifischen Unterschiede können

weiterhin deutlich gemacht werden durch die Unterschiede zwischen
der untersten Altersklasse, der unter 5-Jährigen und der obersten
Altersklasse, die der über 75-Jährigen. Der relative Bestand der
obersten Altersgruppe ist um das 48-fache höher, nämlich 33,6 %
als der der untersten Altersgruppe (0,7 %).

In Schaubild 20 werden die Ergebnisse der Tabelle 11 dargestellt,
wobei die akut Kranken und krank Gewesenen eine Gruppe bilden.
Aus Gründen der Übersichtlichkeit wurde eine größere Altersklassen-
einteilung gewählt.

Schaubild 20: Altersspezifische Zusammensetzung der Kranken nach
Krankheitszustand - bezogen auf die Wohnbevölkerung -
im April 1978

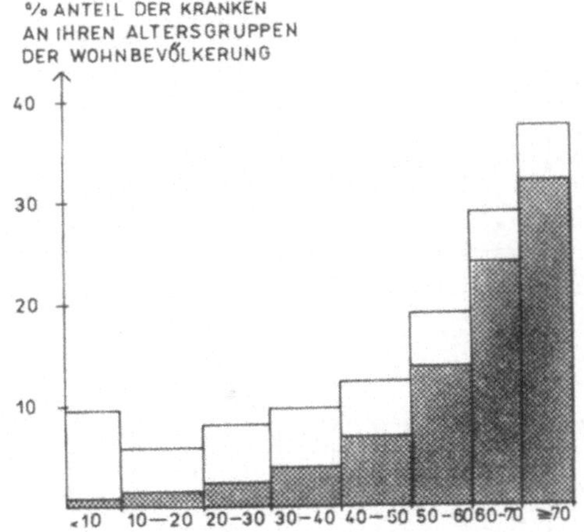

In Tabelle 12 wird der alters- und geschlechtsspezifische Bestand
an Kranken sowie ihr Krankheitszustand aufgezeigt. Tabelle 11
wies einen Gesamtanteil der Kranken an der Wohnbevölkerung von
14,8 % aus. Wird nun die geschlechtsspezifische Situation untersucht, so beträgt der männliche Gesamtanteil der Kranken an der
gleichgeschlechtlichen Wohnbevölkerung 13,0 %, der weibliche Gesamtanteil jedoch 16,5 %. Aufgrund des großen Bestandes an weib-

Tabelle 12: Wohnbevölkerung im April 1978 nach Altersgruppen und Geschlecht sowie Kranke nach Krankheitszustand

Alter von ... bis unter ...Jahren	Wohnbe-völkerung	darunter Kranke						
		zusammen		davon				
				akut krank		chronisch krank		krank gewesen	
	(1)	(2)		(3)		(4)		(5)	
	in 1000	in 1000	%*	in 1000	%*	in 1000	%*	in 1000	%*
			- männlich -						
unter 5	1476,1	157,1	10,6	38,4	2,6	10,4	0,7	108,2	7,3
5 - 10	2026,8	178,5	8,8	33,0	1,6	23,9	1,2	121,6	6,0
10 - 15	2658,9	155,1	5,8	24,6	0.9	35,8	1,3	94,7	3,6
15 - 20	2582,7	143,0	5,5	28,8	1,1	39,0	1,5	75,2	2,9
20 - 25	2112,7	135,8	6,4	28,6	1,4	42,8	2,0	64,3	3,0
25 - 30	2022,7	159,6	7,9	35,5	1,8	46,9	2,3	77,1	3,8
30 - 35	1866,9	163,2	8,7	39,4	2,1	52,4	2,8	71,2	3,8
35 - 40	2485,4	228,3	9,2	48,9	2,0	98,1	3,9	81,1	3,3
40 - 45	2292,5	244,2	10,7	49,5	2,2	121,0	5,3	73,3	3,2
45 - 50	1971,1	254,6	12,9	49,6	2,5	150,2	7,6	54,4	2,8
50 - 55	1698,7	280,0	16,5	44,1	2,6	187,6	11,0	48,0	2,8
55 - 60	1430,0	311,5	21,8	41,1	2,9	231,8	16,2	38,6	2,7
60 - 65	1057,3	276,5	26,2	28,9	2,7	222,0	21,0	25,4	2,4
65 - 70	1357,8	369,6	27,2	34,6	2,5	307,8	22,7	26,9	2,0
70 - 75	1080,3	342,9	31,7	32,0	3,0	290,1	26,9	20,5	1,9
75u.mehr	1087,6	383,9	35,3	34,9	3,2	322,9	29,7	25,1	2,3
zusammen	29207,5	3783,8	13,0	591,9	2,0	2182,7	7,5	1005,6	3,4
			- weiblich -						
unter 5	1398,9	152,5	10,9	33,6	2,4	10,7	0,8	108,1	7,7
5 - 10	1955,5	170,1	8,7	28,6	1,5	20,1	1,0	121,3	6,2
10 - 15	2541,3	151,0	5,9	24,7	1,0	29,6	1,2	96,7	3,8
15 - 20	2403,5	154,0	6,4	32,4	1,3	37,7	1,6	83,8	3,5
20 - 25	2024,2	184,7	9,1	42,4	2,1	45,9	2,3	96,3	4,8
25 - 30	2024,5	185,0	9,1	43,8	2,2	55,6	2,7	85,4	4,2
30 - 35	1787,4	177,5	9,9	40,7	2,3	60,9	3,4	75,4	4,2
35 - 40	2373,8	247,7	10,4	55,2	2,3	108,0	4,5	84,1	3,5
40 - 45	2157,3	244,5	11,3	47,8	2,2	127,6	5,9	68,9	3,2
45 - 50	1917,8	266,6	13,9	43,2	2,3	164,8	8,6	58,2	3,0
50 - 55	2065,8	347,8	16,8	53,5	2,6	236,8	11,5	57,3	2,8
55 - 60	2005,0	420,9	21,0	52,5	2,6	311,8	15,6	56,5	2,8
60 - 65	1568,7	427,2	27,2	40,1	2,6	347,8	22,2	38,7	2,5
65 - 70	2028,8	658,2	32,4	59,3	2,9	548,2	27,0	49,9	2,5
70 - 75	1689,1	620,1	36,7	51,1	3,0	528,7	31,3	39,2	2,3
75u.mehr	2170,8	890,5	41,0	68,8	3,2	770,4	35,5	48,6	2,2
zusammen	32112,4	5298,3	16,5	717,7	2,2	3404,6	10,6	1168,4	3,6

*Anteil der Spalten (2) - (5) an Spalte (1).

lichen Kranken ist auch ihre Zahl bei den Krankheitszuständen naturgemäß höher. So liegt der Gesamtanteil der weiblichen (männlichen) akut Kranken bei 2,2 % (2,0 %), der der chronisch Kranken
bei 10,6 % (7,5 %) und der der krank Gewesenen bei 3,6 % (3,4 %).
Was die altersspezifische Gliederung betrifft, so lassen sich dort
keine nennenswerten Unterschiede zu den relativen Beständen der
Kranken insgesamt feststellen.

Schaubild 21: Alters- und geschlechtsspezifischer Bestand der Kranken - bezogen auf die Wohnbevölkerung - im April 1978

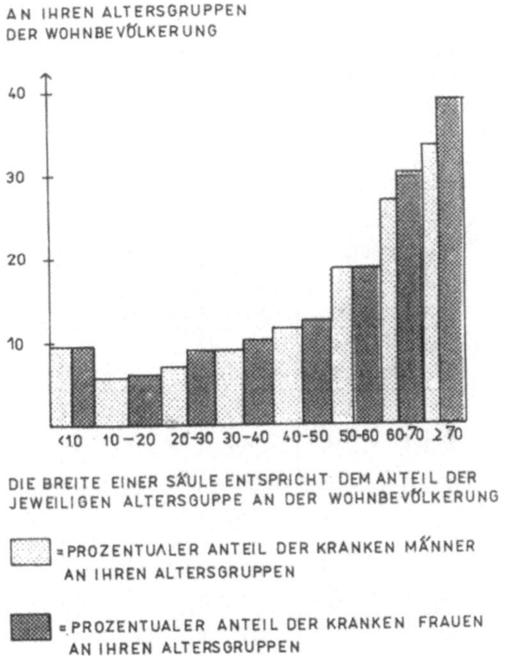

2.3.2. Wohnbevölkerung und Kranke im April 1978 nach Altersgruppen und Geschlecht sowie nach ambulanter ärztlicher Behandlung und stationärer Behandlung

Tabelle 13 beinhaltet den altersspezifischen Bestand der Kranken
in der Unterteilung nach Kranke in ambulanter ärztlicher Behandlung sowie Kranke in stationärer Behandlung. Dabei ist zu beachten, daß die Addition dieser zwei Gruppen nicht der Gesamtzahl der Kranken entspricht (vgl. hierzu die Definition des Krank-
heitsbegriffs). Von den knapp 9,1 Mio. Kranken in der Bundes-

republik Deutschland im April 1978 befanden sich 7,5 Mio. Personen (= 81,6 % aller Kranken) in ambulanter ärztlicher Behandlung und etwa 0,98 Mio. Personen (= 10,8 % aller Kranken) in stationärer Behandlung; m.a.W. etwa 695 TSD Kranke (= 7,6 % aller Kranken) waren weder in ambulanter ärztlicher Behandlung noch in stationärer Behandlung. Bei der altersspezifischen Zusammensetzung der ambulant ärztlich behandelten Kranken fällt auf, daß wiederum die Altersklasse der 10-15-Jährigen die Gruppe ist, in der mit 71,5 % der Anteil der sich in ambulanter ärztlicher Behandlung befindlichen Personen, gemessen an der Gesamtzahl der Kranken derselben Altersgruppe, der geringste ist und die Alters-

Tabelle 13: Wohnbevölkerung insgesamt im April 1978 nach Altersgruppen und Kranke insgesamt in ambulanter ärztlicher Behandlung sowie Kranke insgesamt in stationärer Behandlung

Alter von ... bis unter ...Jahren	Wohnbevölkerung insgesamt	darunter kranke Personen			
		zusammen		davon Kranke in	
				ambulanter ärztlicher Behandlung	stationärer Behandlung
	(1)	(2)		(3)	(4)
	in 1000	in 1000	%*	in 1000	%**	in 1000	%**
unter 5	2.875,0	309,6	10,8	242,9	78,5	26,5	8,6
5 - 10	3.982,3	348,6	8,8	266,4	76,4	29,2	8,4
10 - 15	5.200,2	306,1	5,9	219,0	71,5	23,2	7,6
15 - 20	4.986,2	297,0	6,0	216,5	72,9	32,0	10,8
20 - 25	4.136,9	320,5	7,7	238,9	74,5	40,2	12,5
25 - 30	4.047,2	344,6	8,5	260,6	75,6	43,1	12,5
30 - 35	3.654,3	340,7	9,3	263,9	77,5	45,4	13,3
35 - 40	4.859,2	476,0	9,8	375,0	78,8	70,7	14,9
40 - 45	4.449,8	488,7	11,0	389,8	79,8	71,8	14,7
45 - 50	3.888,9	521,2	13,4	424,9	81,5	67,9	13,0
50 - 55	3.764,5	627,8	16,7	520,7	82,9	80,0	12,7
55 - 60	3.435,0	732,4	21,3	623,0	85,1	85,0	11,6
60 - 65	2.626,0	703,7	26,8	596,4	84,8	65,3	9,3
65 - 70	3.386,6	1.027,8	30,3	887,0	86,3	94,1	9,2
70 - 75	2.769,4	963,0	34,8	836,5	86,9	91,0	9,4
75u.mehr	3.258,4	1.274,4	39,1	1.046,6	82,1	113,3	8,9
zusammen	61.319,9	9.082,1	14,8	7.408,1	81,6	978,7	10,8

* Anteil der Spalte (2) an Spalte (1),
**Anteil der Spalten (3) und (4) an Spalte (2).

gruppe der 70-75-Jährigen mit 86,9 % die größte ist. Die Inter-
vallbreite - 71,5 % zu 86,9 % - ist dennoch nicht sehr groß. Das
Fazit für die altersspezifische Betrachtung der Kranken in ambulanter ärztlicher Behandlung ist demnach, daß hier keine schwer-
wiegenden Altersstruktureffekte zu verzeichnen sind. Bei der
Untersuchung der altersspezifischen Zusammensetzung der Kranken
in stationärer Behandlung ist der Unterschied zwischen den jeweiligen Altersgruppen etwas stärker ausgeprägt. So beträgt der
Anteil der Kranken in stationärer Behandlung an der Gesamtzahl
der Kranken für die Altersgruppe der 10-15-Jährigen nur 7,6 %
und ist somit wieder der niedrigste. Die relativ meisten Kranken, die sich in stationärer Behandlung befinden, sind hier jedoch nicht in einer der oberen Altersgruppen zu finden, sondern
genau in der Mitte der Alterspyramide. Die Altersklasse der 35-
40-Jährigen besitzt den höchsten Anteil (14,9 %) an stationär
behandelten Kranken. Dies ist knapp das 2-fache der Altersgruppe
der 10-15-Jährigen (vgl. zu diesem Datenmaterial auch Schaubild
22).

Schaubild 22: Altersspezifische Zusammensetzung der Kranken nach
Art der Behandlung - bezogen auf die Wohnbevölkerung -
im April 1978

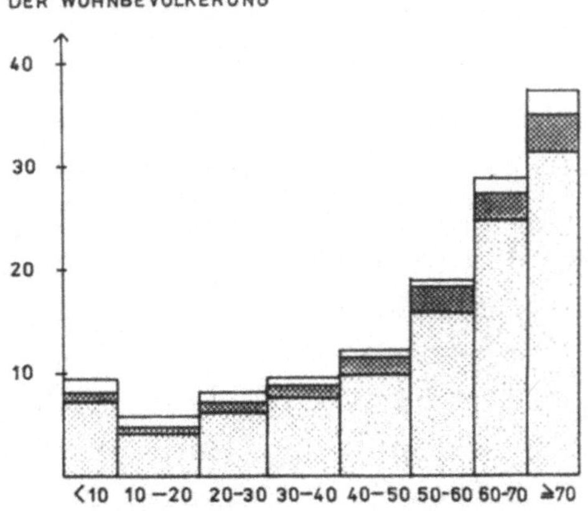

Tabelle 14 gibt neben den in Tabelle 13 enthaltenen Informationen nun auch die geschlechtsspezifische Situation der Kranken wieder. Die altersspezifischen Unterschiede, die in Tabelle 13 besprochen worden sind, finden sich auch bei der geschlechtsspezifischen Betrachtung wieder. Hierauf soll nicht näher eingegangen werden. Interessanter ist das geschlechtsspezifische Verhältnis in der Summe der in ambulanter ärztlicher Behandlung sowie in stationärer Behandlung stehenden Kranken. Bei der ersten Gruppe, der Kranken in ambulanter ärztlicher Behandlung, sind es 82,1 % aller weiblichen Kranken, gemessen an der Gesamtzahl der weiblichen Kranken, die ambulant ärztlich behandelt werden. Der Anteil der männlichen Kranken liegt mit 80,8 % am Gesamtbestand der Kranken männlichen Geschlechts etwas darunter. Dieser Unterschied kehrt sich bei gleichzeitigem Anwachsen ins Gegenteil um. So sind nur 9,8 % der Gesamtkranken weiblichen Geschlechts in stationärer Behandlung, jedoch sind es bei den männlichen Kranken genau 12,2 %. War der Anteil der weiblichen Kranken in ambulanter ärztlicher Behandlung etwa um das 1,016-fache höher als bei den männlichen Kranken, so ist der Anteil der weiblichen Kranken in stationärer Behandlung etwa um das 1,24-fache niedriger als bei den männlichen Kranken.

2.3.2.1. Kranke Personen in stationärer Behandlung im April 1978 nach Altersgruppen und Geschlecht, nach Dauer des Krankenhausaufenthalts sowie nach Krankheitszustand

Nachdem in den Tabellen 13 und 14 die allgemeine Zusammensetzung der Kranken nach ambulanter ärztlicher Behandlung und stationärer Behandlung aufgezeigt worden ist, beschäftigen sich die Tabellen 15 und 16 nunmehr ausschließlich mit den kranken Personen, die sich im April 1978 in stationärer Behandlung befanden. Das Hauptmerkmal hierbei ist neben der altersspezifischen Gliederung die Dauer des Krankenhausaufenthalts. Die Merkmalsausprägungen des Merkmals 'Dauer des Krankenhausaufenthalts' sind hier '1 Tag - 1 Woche', 'über 1 Woche - 3 Wochen' und 'über 3 Wochen'. Zwar liegt aufgrund der Sonderauswertung der Mikrozensusdaten eine weitergehende Differenzierung des o.g. Merkmals vor; wird dieses Merkmal jedoch altersspezifisch dargestellt, so ergeben sich teilweise recht geringe Werte, die aufgrund des in der Erhebung der Mikro-

Tabelle 14 : Wohnbevölkerung im April 1978 nach Altersgruppen und Geschlecht, Kranke in ambulanter ärztlicher Behandlung sowie Kranke in stationärer Behandlung

Alter	Wohnbevölkerung	darunter kranke Personen					
		zusammen		davon Kranke in			
				ambulanter ärztl. Behandlung		stationärer Behandlung	
	(1)	(2)		(3)		(4)	
	in 1000	in 1000	%*	in 1000	%**	in 1000	%**
		- männlich -					
unter 5	1.476,1	157,1	10,6	123,1	78,4	14,0	8,9
5 - 10	2.026,8	178,5	8,8	137,7	77,1	16,2	9,1
10 - 15	2.658,9	155,1	5,8	109,8	70,8	11,4	7,4
15 - 20	2.582,7	143,0	5,5	101,9	71,3	15,0	10,5
20 - 25	2.112,7	135,8	6,4	98,4	72,5	16,8	12,4
25 - 30	2.022,7	159,6	7,9	120,3	75,4	17,9	11,2
30 - 35	1.866,9	163,2	8,7	124,3	70,6	21,3	13,1
35 - 40	2.485,4	228,3	9,2	176,5	77,3	35,3	15,5
40 - 45	2.292,5	244,2	10,7	194,3	79,6	36,6	15,0
45 - 50	1.971,1	254,6	12,9	208,4	81,9	34,6	13,6
50 - 55	1.698,7	280,0	16,3	230,0	82,1	40,8	14,6
55 - 60	1.430,0	311,5	21,8	282,5	84,3	45,4	14,6
60 - 65	1.057,3	276,5	26,2	233,9	84,6	30,7	11,1
65 - 70	1.357,8	369,6	27,2	315,5	85,4	41,3	11,2
70 - 75	1.080,3	342,9	31,7	297.9	86,9	40,7	11,9
75u.mehr	1.087,6	383,9	35,3	322,5	84,0	43,7	11,4
zusammen	29.207,5	3.783,8	13,0	3.057,0	80,8	461,7	12,2
		- weiblich -					
unter 5	1.398,9	152,5	10,9	119,8	78,6	12,5	8,2
5 - 10	1.955,5	170,1	8,7	128,7	75,7	13,0	7,6
10 - 15	2.541,3	151,0	5,9	109,2	72,3	11,8	7,8
15 - 20	2.403,5	154,0	6,4	114,6	74,4	17,0	11,0
20 - 25	2.024,2	185,7	9.1	140,5	76,1	23,4	12,7
25 - 30	2.024,5	185,0	9,1	140,3	75,8	25,2	13,6
30 - 35	1.787,4	177,5	9,9	139,6	78,6	24,1	13,6
35 - 40	2.373,8	247,7	10,4	198,5	80,1	35,4	14,3
40 - 45	2.157,3	244,5	11,3	195,5	80,0	35,2	14,4
45 - 50	1.917,8	266,6	13,9	216,5	81,2	33,3	12,5
50 - 55	2.065,8	347,8	16,8	290,7	83,6	39,2	11,3
55 - 60	2.005,0	420,9	21,0	360,5	85,6	39,6	9,4
60 - 65	1.568,7	427,2	27,2	362,5	84,9	34,6	8,1
65 - 70	2.028,8	658,2	32,4	571,5	86,8	52,8	8,0
70 - 75	1.689,1	620,1	36,7	538,6	86,9	50,3	8,1
75u.mehr	2.170,8	890,5	41,0	724,1	81,3	69,6	7,8
zusammen	32.112,4	5.298,3	16,5	4.351,1	82,1	517,0	9,8

* Anteil der Spalte (2) and Spalte (1),
**Anteil der Spalten (3) und (4) and Spalte (2).

zensusdaten beinhalteten Standardfehlers nur mit Vorsicht zu in-
terpretieren sind. Im April 1978 befanden sich 979 TSD Personen
in stationärer Behandlung. Hiervor waren 18,6 % nicht länger als
1 Woche im Krankenhaus, bei 36,5 % der Kranken dauerte der Krankenhausaufenthalt zwischen mindestens 1 Woche und maximal 3 Wochen.
Den Hauptanteil aller stationär behandelten Kranken stellte mit
44,9 % die Gruppe der über 3 Wochen im Krankenhaus stationär Befindlichen. Es soll nun zuerst die Gruppe der unter 1 Woche im
Krankenhaus stationär behandelten Kranken nach ihren altersspezifischen Besonderheiten untersucht werden. In Spalte (2) der Tabelle 15 sieht man, daß ein deutliches Gefälle zwischen den unteren und den oberen Altersklassen zugunsten der oberen existiert.
So ist die Altersklasse der 5-10-Jährigen diejenige mit dem relativ höchsten Anteil; 44,5 % aller stationär behandelten Kranken
im Alter zwischen 5 und 10 Jahren bleiben unter 1 Woche im Krankenhaus. Die Altersgruppe der 65-70-Jährigen ist die Altersklasse,
in der sich mit einem Anteil von 9,6 % die wenigsten stationär
behandelten Kranken mit einer Dauer des Krankenhausaufenthalts
unter 1 Woche befinden. In Spalte (3) der Tabelle 15, in der der
altersmäßige Bestand der stationär behandelten Kranken mit einer
Krankenhausverweildauer über 1 Woche bis unter 3 Wochen zusammengestellt ist, setzt sich das schon in Spalte (2) beobachtete altersspezifische Gefälle zwischen den unteren und den oberen Altersklassen in abgeschwächter Form fort. So ist der höchste Teil
(47,0 %) der Kranken mit einer Verweildauer zwischen 1 und 3 Wochen
zwischen 10 und 15 Jahre alt, und die Altersgruppe der 70-75-Jäh-
rigen ist die mit dem niedrigsten Anteil (31,1 %). Bei einem Vergleich der Spannweiten der Werte in Spalte (2) mit denen in Spalte
(3) erkennt man, daß die Spannweite der Spalte (3) mit 15,9 % nur
knapp die Hälfte der Spannweite der Spalte (2) mit 34,9 % beträgt.
Bei den stationär behandelten Kranken mit einer Krankhausverweil-
dauer von unter 1 Woche ergeben sich altersspezifische Unterschiede bis zum 4,6-fachen, bei den stationär behandelten Kranken mit
einer Krankenhausverweildauer zwischen 1 und 3 Wochen betragen
diese altersspezifischen Unterschiede nur das 1,5-fache. Die
Spalte (4) weist gegenüber den Spalten (2) und (3) der Tabelle 15
eine Besonderheit in bezug auf die altersmäßigen Bestände auf:
die altersspezifische Zusammensetzung der stationär behandelten
Kranken mit einer Krankenhausverweildauer über 3 Wochen besitzt

Tabelle 15: Kranke Personen insgesamt in stationärer Behandlung
im April 1978 - bezogen auf die Wohnbevölkerung -
nach Dauer des Krankenhausaufenthalts und Altersgruppen

Alter von ... bis unter ...Jahren	Kranke in stationärer Behandlung					
	zusammen (1)	Dauer des Krankenhausaufenthalts				
		1 Tag - 1 Woche (2)		Über1Woche-3Wochen (3)		über 3 Wochen (4)	
	in 1000	in 1000	%*	in 1000	%*	in 1000	%*
unter 5	26,5	9,9	37,4	10,7	40,4	5,9	22,3
5 - 10	29,2	13,0	44,5	11,7	40,1	4,5	15,4
10 - 15	23,2	8,5	36,6	10,9	47,0	3,8	16,4
15 - 20	32,0	9,2	28,7	14,6	45,6	8,2	25,6
20 - 25	40,2	11,5	28,6	17,2	42,8	11,5	28,6
25 - 30	43,1	13,2	30,6	17,6	40,8	12,3	28,5
30 - 35	45,4	10,1	22,2	20,1	44,3	15,2	33,5
35 - 40	70,7	14,2	20,2	29,9	42,3	26,6	37,6
40 - 45	71,8	12,2	17,0	28,0	39,0	31,6	44,0
45 - 50	67,9	12,4	18,2	24,9	36,7	30,6	45,1
50 - 55	80,0	14,3	17,9	25,0	31,3	40,7	50,9
55 - 60	85,0	13,5	15,9	28,0	32,9	43,5	51,2
60 - 65	65,3	7,2	11,0	21,3	32,6	36,5	56,4
65 - 70	94,1	9,1	9,6	32,0	34,0	53,0	56,3
70 - 75	91,0	10,7	11,7	28,3	31,1	52,0	57,1
75u.mehr	113,3	13,1	11,5	37,4	33,0	62,8	55,4
zusammen	978,7	182,1	18,6	357,6	36,5	439,0	44,9

*Anteil der Spalten (2) - (4) an Spalte (1).

zwar ebenso wie Spalte (2) ein ausgeprägtes Gefälle zwischen den
einzelnen Altersgruppen, jedoch verläuft dieses Gefälle in ent-
gegengesetzter Richtung. Die Kranken, welche länger als 3 Wochen
im Krankenhaus bleiben, sind weniger in den unteren Altersgruppen
als in den oberen Altersgruppen zu finden. Im einzelnen heißt das,
daß die Kranken im Alter von 5-10 Jahren nur einen Anteil von 15,4 %
in der Kategorie 'über 3 Wochen Krankenhausaufenthalt' besaßen,
von den Kranken im Alter von 70-75 Jahren jedoch 57,1 % länger als
3 Wochen im Krankenhaus behandelt wurden. Die Spannweite in der
Spalte (4) liegt somit bei 41,7 % bzw. der höchste Wert lag um
das 3,7-fache über dem niedrigsten.

Rund 46 % aller Kranken in stationärer Behandlung im April 1978
waren älter als 55 Jahre. Dieser Wert ändert sich bei der Unterscheidung in der Dauer des Krankenhausaufenthalts. So waren nur
29 % aller Kranken mit einer Krankenhausverweildauer von unter
1 Woche über 55 Jahre alt; bei einer Verweildauer von über 1 Woche
bis unter 3 Wochen waren 41 % über 55 Jahre alt, und bei den
Kranken, die sich länger als 3 Wochen im Krankenhaus befanden,
waren 56 % über 55 Jahre alt.

Tabelle 16 erweitert die Merkmale der Tabelle 15 um die geschlechtsspezifische Situation. Bei einer geschlechtsspezifischen
Betrachtung der altersmäßigen Bestände nach dem Merkmal 'Dauer
des Krankenhausaufenthalts' ergeben sich dieselben Informationen,
wie sie Tabelle 15 bereitgestellt hat. In der Summe der Bestände,
unterteilt nach Dauer des Krankenhausaufenthalts und Geschlecht,
werden schon Unterschiede deutlich. So waren rd. 19,6 % aller
kranken Männer unter 1 Woche stationär im Krankenhaus; bei den
Frauen waren dies knapp 2 % weniger, nämlich 17,8 %. Dagegen gab
es mehr kranke Frauen als Männer, die zwischen 1 und 3 Wochen
stationär im Krankenhaus waren, und zwar 38,5 % zu 34,3 %. Wiederum umgekehrt lag das Verhältnis in der Gruppe der Kranken mit
einer Verweildauer von über 3 Wochen. Hier waren die Männer mit
46,1 % stärker vertreten als die Frauen mit 43,7 %.

In Tabelle 17 werden wiederum die Kranken in stationärer Behandlung dargestellt, hier jedoch unterteilt nach dem Merkmal 'Krankheitszustand'. Um weiterhin eine übersichtliche Gestaltung des
Datenmaterials zu erhalten, werden die akut Kranken, d.h. die am
Befragungstag krank waren und die krank Gewesenen zusammengefaßt
zu den akut Kranken (vgl. hierbei auch die Darstellung im Schaubild 19). Somit enthält Tabelle 17 den altersspezifischen Bestand
der Kranken in stationärer Behandlung, differenziert nach 'akut
krank' und 'chronisch krank'. Von den 979 TSD Kranken in stationärer Behandlung waren 26.500 jünger als 5 Jahre. Hiervon waren
22.500 (= 85,1 %) akut krank und 3.800 (= 14,4 %) chronisch krank.
489 TSD Kranke waren in der Altersklasse 40-45 Jahre. Diese Altersklasse ist die einzige mit einer gleichmäßigen Verteilung von
je rd. 50 % auf die beiden Merkmalsausprägungen 'akut krank' und
'chronisch krank'. Ab dieser Altersklasse sank (stieg) der Anteil

Tabelle 16 : Kranke Personen in stationärer Behandlung im
April 1978 - bezogen auf die Wohnbevölkerung -
nach Dauer des Krankenhausaufenthalts, Altersgruppen und Geschlecht

Alter von ... bis unter ...Jahren	Kranke in stationärer Behandlung					
	zusammen (1)	Dauer des Krankenhausaufenthalts				
		1Tag-1Woche (2)		über1Woche-3Wochen (3)		über3Wochen (4)	
	in 1000	in 1000	%*	in 1000	%*	in 1000	%*
- männlich -							
unter 5	14,0	5,5	39,3	5,8	41,4	2,7	19,3
5 - 10	16,2	7,9	38,8	5,9	36,4	2,4	14,8
10 - 15	11,4	4,2	36,9	5,5	48,2	1,7	14,9
15 - 20	15,0	4,8	32,0	6,2	41,3	4,0	26.7
20 - 25	16,8	4,5	26,7	5,9	35,1	6,4	38,1
25 - 30	17,9	5,5	29,1	6,3	35,2	6,4	35,8
30 - 35	21,3	3,9	18,3	9,1	42,7	8,3	39,0
35 - 40	35,3	6,7	19,0	13,5	38,2	15,1	42,8
40 - 45	36,6	7,4	20,2	11,9	32,5	17,3	47,3
45 - 50	34,6	6,3	18,2	11,0	31,8	17,3	50,0
50 - 55	40,8	7,8	19,1	11,9	29,2	21,1	51,7
55 - 60	45,4	7,0	15,4	15,5	34,1	22,9	50,4
60 - 65	30,7	3,7	12,0	8,4	27,4	18,6	60,6
65 - 70	41,3	4,8	11,6	14,0	33,9	22,5	54,5
70 - 75	40,7	5,2	12,8	12,4	30,5	23,1	56,8
75u.mehr	43,7	5,3	12,1	15,2	34,8	23,2	53,1
zusammen	461,7	90,2	19,6	158,5	34,3	213,0	46,1
- weiblich -							
unter 5	12,5	4,1	35,2	4,9	39,2	3,2	25,6
5 - 10	13,0	5,1	39,2	5,8	44,6	2,1	16,2
10 - 15	11,8	4,3	36,5	5,4	45,8	2,1	17,8
15 - 20	17,0	4,4	25,8	8,4	49,4	4,2	24,7
20 - 25	23,4	7,0	29,9	11,3	48,3	5,1	21,8
25 - 30	25,2	8,0	31,7	11,3	44,8	5,9	23,4
30 - 35	24,1	6,2	25,7	11,0	45,6	6,9	28,6
35 - 40	35,4	7,5	21,2	16,4	46,3	11,5	32,5
40 - 45	35,2	4,8	13,6	16,1	45,7	14,3	40,6
45 - 50	33,3	6,1	18,3	13,9	41,7	13,3	39,9
50 - 55	39,2	6,5	16,6	13,1	33,4	19,6	50,0
55 - 60	39,6	6,5	16,4	12,5	31,6	20,6	52,0
60 - 65	34,6	3,5	10,1	12,9	37,3	18,2	52.6
65 - 70	52.8	4,3	5,3	18,0	34,1	30,5	57,8
70 - 75	50,3	5,5	11,0	15,9	31,6	28,9	57,5
75u.mehr	69,6	7,8	11,2	22,2	31,9	39,6	56,9
zusammen	517,0	91,9	17,8	199,1	38,5	226,0	43,7

*Anteil der Spalten (2) - (4) an Spalte (1).

Tabelle 17: Kranke Personen insgesamt in stationärer Behandlung
im April 1978 - bezogen auf die Wohnbevölkerung -
nach Altersgruppen und Krankheitszustand

Alter von ... bis unter ...Jahren	Kranke insgesamt (1)	Darunter Kranke in stationärer Behandlung					
		zusammen		davon			
				akut krank 1) (3)		chronisch krank (4)	
	in 1000	in 1000	%*	in 1000	%**	in 1000	%**
unter 5	309,6	26,5	8,6	22,5	85,1	3,8	14,4
5 - 10	348,6	29,2	8,4	24,3	83,2	4,8	16,4
10 - 15	306,1	23,2	7,6	18,6	80,2	4,6	19,8
15 - 20	297,0	32,0	10,8	22,9	71,6	9,1	28,4
20 - 25	320,5	40,2	12,5	26,3	65,4	13,8	34,3
25 - 30	344,6	43,1	12,5	28,2	65,4	14,8	34,3
30 - 35	340,7	45,4	13,3	29,0	63,9	16,4	36,1
35 - 40	476,0	70,7	14,9	40,6	57,4	29,7	42,0
40 - 45	488,7	71,8	14,7	35,9	50,0	35,7	49,7
45 - 50	521,2	67,9	13,0	30,4	44,8	37,1	54,6
50 - 55	627,8	80,0	12,7	29,1	36,4	50,8	63,5
55 - 60	732,4	85,0	11,6	31,1	36,6	53,9	63,4
60 - 65	703,7	65,3	9,3	20,2	30,9	44,8	68,6
65 - 70	1.027,8	94,1	9,2	30,0	31,9	63,8	67,8
70 - 75	963,0	91,0	9,4	28,0	30,8	62,5	68,7
75u.mehr	1.274.4	113,3	8,9	37,5	33,1	73,0	64,4
zusammen	9.082,1	978,7	10,8	454,6	46,4	518,6	53,0

1) Die akut Kranken sind die zwei Gruppen 'akut krank' und 'krank gewesen'
* Anteil der Spalte (2) and Spalte (1),
** Anteil der Spalten (3) und (4) an Spalte (2).

der akut Kranken (chronisch Kranken) an den jeweiligen Altersklassen auf 30,8 % (68,7 %) in der Altersklasse der 70-75-Jährigen.

Tabelle 18 beschreibt die Kranken in stationärer Behandlung nach
Krankheitszustand und Dauer des Krankenhausaufenthalts. Das Ergebnis der Tabelle 18 ist, daß die akut Kranken in Fällen mit
einer Verweildauer von unter 3 Wochen dominieren, jedoch sind die
meisten Kranken (75,7 %) mit einer Verweildauer von über 3 Wochen
chronisch krank. Die Verteilung der akut Kranken insgesamt sowie
der chronisch Kranken insgesamt auf die Einteilung nach der Dauer
des Krankenhausaufenthalts wird in Schaubild 23 dargestellt.

Tabelle 18: Kranke Personen insgesamt in stationärer Behandlung im April 1978 - bezogen auf die Wohnbevölkerung - nach Dauer des Krankenhausaufenthalts und Krankheits- zustand

Dauer des Krankenhaus- aufenthalts	Kranke in stationärer Behandlung					
	zusammen (1)	davon				
		akut krank 1) (2)		chronisch krank (3)		
	in 1000	in 1000	%*	in 1000	%*	
1 - 3 Tage	73,4	39,8	54,2	33,3	45,4	
über 3 Tage - 1 Woche	108,7	80,7	74,2	27,9	25,7	
über 1 Woche - 2 Wochen	211,0	145,8	69,1	64,8	30,7	
über 2 Wochen - 3 Wochen	146,6	84,4	57,6	60,2	41,1	
über 3 Wochen	439,0	103,9	23,7	332,4	75,7	
zusammen	978,7	454,6	46,5	518,6	53,0	

1) Die akut Kranken sind die zwei Gruppen 'akut krank' und 'krank gewesen'.
*Anteil der Spalten (2) und (3) an Spalte (1).

Schaubild 23: Kranke insgesamt in stationärer Behandlung nach Dauer des Krankenhausaufenthalts und Krankheits- zustand

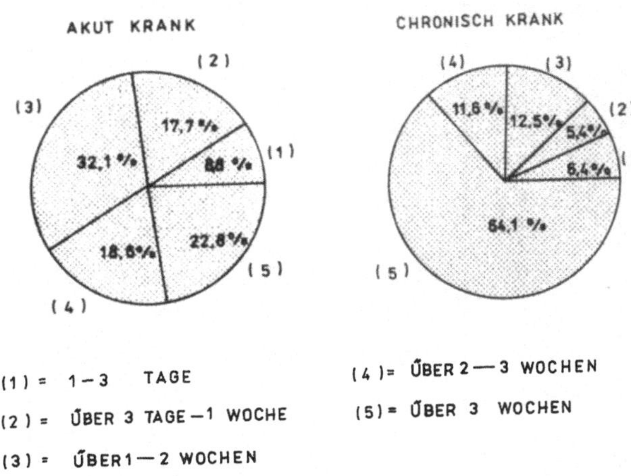

2.3.2.2. Kranke Personen in ambulanter ärztlicher Behandlung im April 1978 nach Altersgruppen und Geschlecht sowie nach Dauer der Krankheit

Während in den Tabellen 15 - 18 die alters- und geschlechtsspezi- fische Situation der Kranken mit stationärem Krankenhausaufent-

halt erörtert worden ist, wird nun in den Tabellen 19 und 20 der
alters- und geschlechtsspezifische Bestand der Kranken, die sich
in ambulanter ärztlicher Behandlung befinden, untersucht. Das
Hauptmerkmal ist hierbei - neben der alters- und geschlechtsspezifischen Zusammensetzung - die Dauer der Krankheit. Hierzu bedurfte es einer sinnvollen Gruppierung des Merkmals 'Dauer der
Krankheit', um bei den altersstrukturierten Werten aussagekräf-
tiges Datenmaterial zu erhalten. Es wurde folgende Einteilung
gewählt: '1 Tag - 2 Wochen', 'über 2 Wochen - 1 Jahr' und 'über
1 Jahr'. Eine weitergehende Differenzierung der Dauer der Krankheit, jedoch ohne Berücksichtigung der Altersstruktur, findet
sich in Tabelle 21 dieses Abschnitts. Von den im April 1978 festgestellten knapp 9,1 Mio. Kranken waren rd. 7,4 Mio. in ambulanter

Tabelle 19: Kranke Personen insgesamt in ambulanter ärztlicher
Behandlung im April 1978 - bezogen auf die Wohnbevölkerung - nach Dauer der Krankheit und Altersgruppen

Alter von... bis unter ...Jahren	Kranke in ambulanter ärztlicher Behandlung						
	zusammen (1)	nach Dauer der Krankheit					
		1 Tag - 2 Wochen (2)		über 2 Wochen - 1 Jahr (3)		über 1 Jahr (4)	
	in 1000	in 1000	%*	in 1000	%*	in 1000	%*
unter 5	242,9	181,1	74,1	51,2	21,1	11,6	4,8
5 - 10	266,4	189,1	71,0	47,6	17,8	29,7	11,1
10 - 15	219,0	142,1	64,9	35,9	16,4	41,0	18,7
15 - 20	216,5	127,2	58,7	48,9	22,6	40,4	18,7
20 - 25	238,9	128,9	53,9	65,8	27,5	44,2	18,5
25 - 30	260,6	119,5	49,7	72,5	27,9	58,6	22,5
30 - 35	263,9	111,7	42,3	84,1	31,8	68,1	25,8
35 - 40	375,0	126,5	33,8	124,0	33,0	124,5	33,2
40 - 45	389,8	106,9	27,4	121,3	31,1	161,6	41,5
45 - 50	424,9	94,4	22,3	110,1	25,9	220,4	51,9
50 - 55	520,7	88,1	16,9	132,2	25,4	300,4	57,7
55 - 60	623,0	80,0	12,9	137,9	22,1	405,1	65,0
60 - 65	596,4	54,8	9,2	97,8	16,4	443,8	74,4
65 - 70	887,0	68,2	7,7	134,5	15,2	684,3	77,1
70 - 75	836,5	58,4	7,0	113,7	13,7	668,4	79,4
75 u. mehr	1.046,6	68,6	6,6	148,3	14,1	829,7	79,3
zusammen	7.408,1	1.754,5	23,7	1.525,8	20,6	4.127,8	55,7

*Anteil der Spalten (2), (3), (4) an Spalte (1).

ärztlicher Behandlung, von denen 1,75 Mio. (rd. 23,7 %) unter
2 Wochen in ambulanter ärztlicher Behandlung waren, 1,5 Mio.
(rd. 20,6 %) eine Krankheitsdauer von über 2 Wochen bis unter
1 Jahr besaßen und 4,1 Mio. (rd. 55,7 %) über 1 Jahr in ambulanter ärztlicher Behandlung standen. Zuerst soll nun der alters-
strukturierte Bestand der Kranken (Spalte 2), die weniger als
2 Wochen ambulant ärztlich behandelt wurden, geschildert werden.
Auffällig ist dabei, daß sich nur 6,6 % aller über 75 Jahre alten Kranken unter 2 Wochen in ambulanter ärztlicher Behandlung
befanden, aber fast drei Viertel aller unter 5 Jahre alten Patienten in diese Gruppe (1 Tag - 2 Wochen) fallen. Dieser Wert
(74,1 %) liegt um mehr als das 11-fache höher als der der Altersgruppe der 75 Jahre und Älteren. Die Werte der anderen Altersgruppen weisen ausgehend von der ersten Altersklasse bis zur letzten
ein recht gleichmäßiges Gefälle auf. In Spalte (3) der Tabelle 19,
in der die altersspezifische Situation der Kranken in ambulanter
ärztlicher Behandlung mit einer Krankheitsdauer von über 2 Wochen
bis unter einem Jahr abgebildet ist, findet sich ebenso ein Gefälle
zwischen den einzelnen Altersgruppen. Dieses Gefälle vollzieht
sich jedoch von der Altersgruppe der 35-40-Jährigen - ab der Altersgruppe mit dem höchsten Anteil von Kranken in ambulanter ärztlicher Behandlung mit einer Krankheitsdauer von über 2 Wochen bis
unter einem Jahr - sowohl in Richtung der unteren Altersklassen
als auch bis zu den oberen. So besitzt die Altersklasse der 70-75-
Jährigen mit 13,6 % den geringsten Anteil in dieser Merkmalsgruppe.
Aber auch die Altersklasse der 10-15-Jährigen hat mit 16,4 % noch
einen Wert aufzuweisen, der nur halb so groß ist, wie der höchste
Wert in dieser Kategorie. Die Spalte (4) der Tabelle 19 umfaßt den
altersmäßigen Bestand der Kranken in ambulanter ärztlicher Behandlung mit einer Dauer der Krankheit von über einem Jahr. In dieser
Spalte steht das Verhältnis der Altersbestände in genauem Gegensatz zu dem der Spalte (2) (= Krankheitsdauer: 1 Tag - 2 Wochen).
Nur 4,6 % aller Kranken in ambulanter ärztlicher Behandlung der
Altersklasse unter 5 Jahre sind länger als 1 Jahr krank. Demgegenüber stehen die beiden letzten Altersgruppen, die 70-75-Jährigen
sowie die über 75-Jährigen; von deren Gesamtbestand der Kranken
stehen jeweils 79,4 % bzw. 79,3 % länger als 1 Jahr in ambulanter
ärztlicher Behandlung.

Tabelle 20: Kranke Personen in ambulanter ärztlicher Behandlung im April 1978 - bezogen auf die Wohnbevölkerung - nach Dauer der Krankheit, Altersgruppen
und Geschlecht

Alter von ... bis unter ...Jahren	Kranke in ambulanter ärztlicher Behandlung						
	zusammen (1)	nach Dauer der Krankheit					
		1Tag-2Wochen (2)		über2Wochen-1Jahr (3)		über1Jahr (4)	
	in 1000	in 1000	%*	in 1000	%*	in 1000	%*
- männlich -							
unter 5	123,1	91,2	74,1	26,2	21,3	5,7	4,6
5 - 10	137,7	97,2	70,5	24,8	18,0	15,7	11,4
10 - 15	109,8	69,3	63,1	17,7	16,1	22,8	20,8
15 - 20	101,9	59,3	58,2	21,9	21,5	20,7	20,3
20 - 25	98,4	51,9	52.7	26,1	26,5	20,4	20,7
25 - 30	120,3	63,9	53,1	31,2	25,9	25,2	20,9
30 - 35	124,3	55,2	44,4	40,1	32,2	29,0	23,3
35 - 40	176,5	59,1	33,5	61,8	35,0	55,6	31,5
40 - 45	194,3	58,0	29,9	60,9	31,4	75,4	38,8
45 - 50	208,4	50,2	24,2	57,2	27,5	100,8	48,4
50 - 55	230,0	40,8	17,7	64,7	28,1	124,5	54,1
55 - 60	262,5	33,3	12,7	64,6	24,7	164,6	62,7
60 - 65	233,9	22,3	9,5	42,2	18,1	169,4	72,4
65 - 70	315,5	23,6	7,5	47,6	15,4	243,3	77,1
70 - 75	297,9	21,5	7,2	45,2	15,2	231,2	77,6
75u.mehr	322,5	23,5	7,3	50,8	15,8	248,2	77,0
zusammen	3.057,0	820,5	26,9	684,0	22,4	1.552,5	50,8
- weiblich -							
unter 5	119,8	88,9	74,2	25,0	20,8	5,9	4,9
5 - 10	128,7	91,9	71,4	23,0	18,7	14,0	10,9
10 - 15	109,2	72,8	66,6	18,2	16,7	18,2	16,7
15 - 20	114,6	67,9	59,3	27,0	23,6	19,7	17.2
20 - 25	140,5	77,0	54,8	39,7	28,3	23,8	16.9
25 - 30	140,3	65,6	46,8	41,3	29,5	33,4	23,8
30 - 35	139,6	56,5	40,5	44,0	31,6	39,1	28,0
35 - 40	198,5	67,4	33,9	62,2	31,3	68,9	34,7
40 - 45	195,5	48,9	25,0	60,4	30,9	86,2	44,1
45 - 50	216,5	44,0	20,3	62,9	24,4	119,6	55,2
50 - 55	290,7	47,3	16,3	69,5	23,2	175,9	60,5
55 - 60	360,5	46,7	13,0	73,3	20,3	240,5	66,7
60 - 65	362,5	32,5	8,8	55,6	15,3	274,4	75,7
65 - 70	571,5	44,6	7,8	85,9	15,1	441,0	77,2
70 - 75	538,6	36,9	6,9	68,5	12,7	433,2	80,4
75u.mehr	724,1	45,1	6,2	97,5	13,4	581,5	80,3
zusammen	4.351,1	934,0	21,5	841,8	19,3	2.575,3	59,2

*Anteil der Spalten (2),(3),(4) an Spalte (1).

Abschließend zur Tabelle 19 soll nochmals die Verteilung der Kranken der drei interessantesten Altersklassen auf die drei Merkmalsausprägungen des Merkmals 'Dauer der Krankheit' beschrieben werden. Dies sind die Altersklassen der unter 5-Jährigen, die der
35-40-Jährigen sowie die der über 75-Jährigen. Der Hauptanteil
der 243 TSD über 5 Jahre alten Kranken (74,1 %) ist nur 1 Tag bis
unter 2 Wochen in ambulanter ärztlicher Behandlung, 21,1 % sind
zwischen 2 Wochen und 1 Jahr krank und nur 4,8 % sind länger als
1 Jahr krank. Bei der Altersklasse der 35-40-Jährigen sind die
375 TSD Kranken gleichmäßig auf alle drei Gruppen verteilt, ihr
Verhältnis ist 33,8 % (1 Tag - 2 Wochen), 33,0 % (über 2 Wochen -
1 Jahr) und 33,2 % (über 1 Jahr). Die Altersgruppe der über 75-Jäh-
rigen dagegen hat nur 6,6 % ihrer 1,05 Mio. Kranken in der ersten
Gruppe, 14,1 % sind es in der zweiten und der größte Teil dieser
Altersklasse ist mit 79,3 % länger als 1 Jahr in ambulanter ärztlicher Behandlung. Die Ergebenisse der Tabelle 19 spiegeln sich
in der alters- und geschlechtsspezifischen Aufteilung der Tabelle
20 wider. Nur in der Summe der Bestände, unterteilt nach der jeweiligen Dauer der Krankheit, ergeben sich je nach Geschlecht
größere Unterschiede. So lautet die Verteilung der kranken Männer
bzgl. der Dauer ihrer ambulanten ärztlichen Behandlung wie folgt:
26,9 % mit einer Krankheitsdauer von 1 Tag bis unter 2 Wochen,
22,4 % mit über 2 Wochen bis unter 1 Jahr und 50,8 % mit einer
Krankheitsdauer von über 1 Jahr. Im Vergleich mit der Verteilung
der kranken Frauen ergibt sich folgendes Bild: 21,5 % der kranken
Frauen waren unter 2 Wochen krank und 18,3 % zwischen 2 Wochen
und 1 Jahr. Somit liegt der Anteil der kranken Männer in beiden
Gruppen jeweils deutlich höher als der der kranken Frauen. Umgekehrt sieht es in der Gruppe der über 1 Jahr lang Kranken aus:
Hier übertrifft der Anteil der kranken Frauen aus dieser Gruppe
in bezug auf die kranken Frauen insgesamt mit 59,2 % klar den der
kranken Männer.

2.3.3. Kranke Personen in ambulanter ärztlicher Behandlung und
       stationärer Behandlung im April 1978, nach Dauer der Krank-
       heit und Geschlecht

Tabelle 21 beinhaltet die Daten für die Kranken in ambulanter ärztlicher Behandlung nach der Dauer der Krankheit sowie nach Ge-

schlecht. Hierbei konnte für die Dauer der Krankheit eine tiefer-
gehende Differenzierung erfolgen als bei der altersspezifischen
Darstellung (vgl. Tabelle 19). Der Hauptanteil der rd. 7,4 Mio.

Tabelle 21: Kranke Personen in ambulanter ärztlicher Behandlung
im April 1978 - bezogen auf die Wohnbevölkerung
nach Dauer der Krankheit und Geschlecht

Dauer der Krankheit	Kranke in ambulanter ärztlicher Behandlung					
	insgesamt		männlich		weiblich	
	in 1000	%	in 1000	%	in 1000	%
1 - 3 Tage	305,2	4,1	139,9	4,6	165,3	3,8
über 3 Tage - 1 Woche	675,6	9,2	321,6	10,6	354,0	8,2
über 1 Woche - 2 Wochen	773,7	10,4	359,0	11,7	414,7	9,5
über 2 Wochen - 4 Wochen	577,0	7,8	259,2	8,5	317,8	7,3
über 4 Wochen - 6 Wochen	291,9	3,9	130,0	4,2	161,9	3,7
über 6 Wochen - 1 Jahr	656,9	8,9	294,8	9,6	362,1	8,3
über 1 Jahr	4.127,8	55,7	1.552,5	50,8	2.575,3	59,2
zusammen	7.408,1	100,0	3.057,0	100,0	4,351,1	100,0

Schaubild 24: Kranke insgesamt in ambulanter ärztlicher Behandlung
nach Dauer der Krankheit sowie nach Geschlecht

(1) = 1 — 3 TAGE

(2) = ÜBER 3 TAGE — 1 WOCHE

(3) = ÜBER 1 WOCHE — 2 WOCHEN

(4) = ÜBER 2 WOCHEN — 4 WOCHEN

(5) = ÜBER 4 WOCHEN — 6 WOCHEN

(6) = ÜBER 6 WOCHEN — 1 JAHR

(7) = ÜBER 1 JAHR

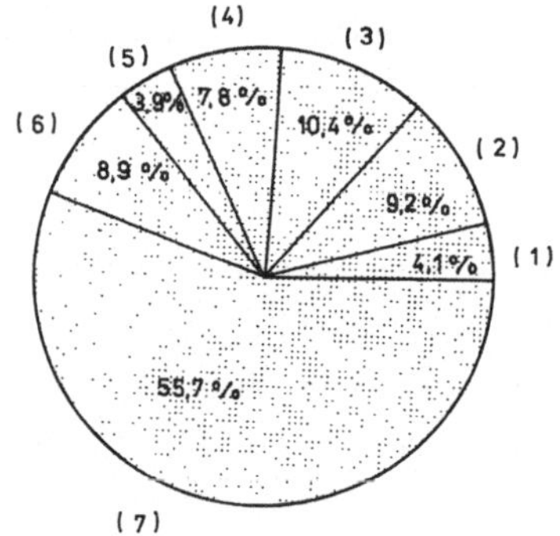

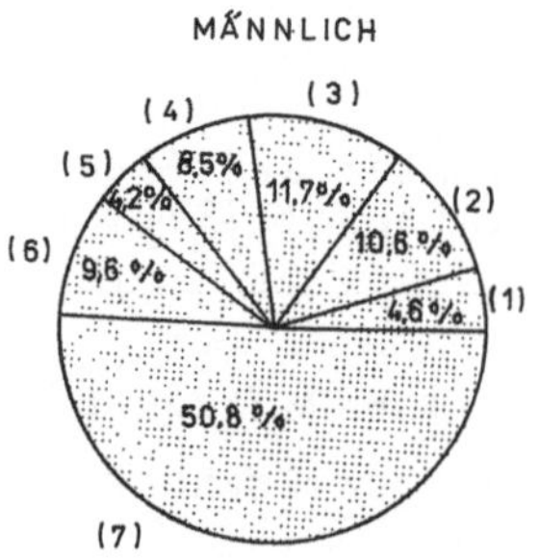

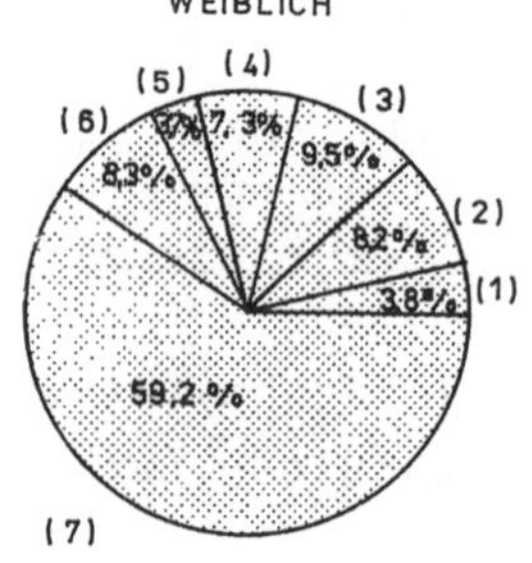

Kranken in ambulanter ärztlicher Behandlung besitzt eine Krankheitsdauer von über einem Jahr (55,7 %). In großem Abstand folgt
die Gruppe der Kranken mit einer Krankheitsdauer von über 1 bis
unter 2 Wochen. Dies veranschaulicht das Schaubild 24. Des weiteren
werden in Schaubild 24 die vorhandenen geschlechtsspezifischen
Unterschiede bzgl. der Dauer der Krankheit deutlich gemacht.

Tabelle 22: Kranke Personen in stationärer Behandlung im April 1978
- bezogen auf die Wohnbevölkerung - nach Dauer des
Krankenhausaufenthalts und Geschlecht

Dauer des Krankenhausaufenthalts	Kranke in stationärer Behandlung					
	insgesamt		männlich		weiblich	
	in 1000	%	in 1000	%	in 1000	%
1 - 3 Tage	73,4	7,5	37,7	8,2	35,7	6,9
über 3 Tage - 1 Woche	108,7	11,1	52,5	11,4	56,2	10,9
über 1 Woche - 2 Wochen	211,0	21,5	95,9	20,7	115,1	22,3
über 2 Wochen - 3 Wochen	146,6	15,0	62,6	13,6	84,0	16,2
über 3 Wochen	439,0	44,9	213,0	46,1	226,0	43,7
zusammen	978,7	100,0	461,7	100,0	517,0	100,0

Schaubild 25: Kranke insgesamt in stationärer Behandlung nach
Dauer des Krankenhausaufenthalts und Geschlecht

(1) = 1–3 TAGE

(2) = ÜBER 3 TAGE — 1 WOCHE

(3) = ÜBER 1 WOCHE — 2 WOCHEN

(4) = ÜBER 2 WOCHEN — 3 WOCHEN

(5) = ÜBER 3 WOCHEN

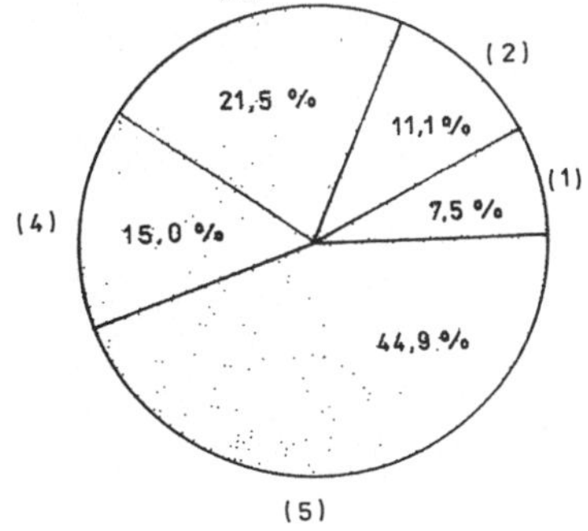

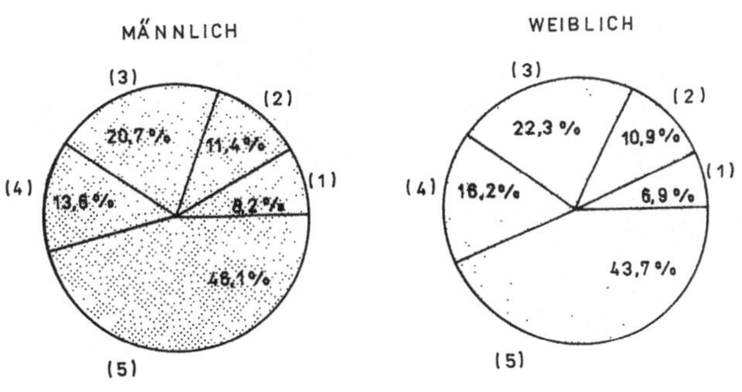

In Tabelle 22 wird bei den Kranken in stationärer Behandlung nach
Dauer des Krankenhausaufenthalts und nach dem Geschlecht unterschieden. Nur 7,5 % aller Kranken in stationärer Behandlung waren
weniger als 4 Tage im Krankenhaus; knapp das 6-fache davon - 44,9 %
- jedoch länger als 3 Wochen. Schaubild 25 stellt die Ergebnisse
der Tabelle 22 graphisch dar.

3. Sozio-ökonomische Faktoren

Als weitere wichtige Einflußfaktoren auf die Nachfrage nach medizinischen Leistungen sind neben den demographischen Faktoren die sozio-ökonomischen Faktoren zu nennen. Hierzu zählen:
- die Haushalts- und Familienstruktur der Bevölkerung,
- die Siedlungsstruktur der Bevölkerung,
- das Einkommensniveau der Bevölkerung,
- das Ausbildungsniveau der Bevölkerung.

3.1. Die Haushalts- und Familienstruktur der Bevölkerung

Vorab soll kurz auf die Begriffe Haushalt und Familie eingegangen werden. In der amtlichen Statistik wird der Begriff des Privathaushalts als eine Gruppe von Personen definiert, die zusammenleben und gemeinsam wirtschaften[1]. Hierbei steht die Wirtschaftsgemeinschaft als Organisationsform im Vordergrund. Der Begriff der Familie ist lt. Statistischem Bundesamt wie folgt zu definieren: "Familie im Sinne der Familienstatistik ist immer die in einem Haushalt zusammenlebende Familie."[2]

Im Gegensatz zu den beiden vorhergehenden demographischen Einflußfaktoren liegen zu diesem Punkt keine Daten vor, aus denen eine direkte Nachfragesteigerung nach medizinischen und zahnmedizinischen Leistungen bzw. nach Arzneien, Heil- und Hilfsmitteln abzuleiten ist[3]. Jedoch gibt es einige Daten über die Haushalts- und Familienstruktur der deutschen Wohnbevölkerung, aus denen indirekt solche Effekte abzuleiten sind. Bei der Analyse der Entwicklung der Privathaushalte seit 1950 ist ein klarer Trend hin zum Einpersonenhaushalt festzustellen. Dies geht einher mit einer Stagnation der Privathaushalte mit 2 Mitgliedern und einer Reduzierung der Anzahl der Privathaushalte mit 5 und mehr Personen. Lag 1950 der Anteil der Einpersonenhaushalte noch bei knapp 20 %, so stieg diese Zahl über 20,6 % im Jahre 1961 auf etwa 25 % im Jahre 1970. Im Jahre 1980 betrug der Anteil der Einpersonenhaushalte schon

---

[1] Vgl. Statistisches Bundesamt (Hrsg.) 1981(a), S. 48.

[2] Statistisches Bundesamt (Hrsg.) 1979(a): Fachserie 1, Bevölkerung und Erwerbstätigkeit, Reihe 3: Haushalte und Familien 1977, S. 12.

[3] Auf die Multikollinearität, die zwischen Alter, Geschlecht und Haushaltsgröße auftreten kann, wird auf S. 92 dieser Arbeit eingegangen.

30,2 %. Parallel hierzu sank der Anteil der Privathaushalte mit
5 und mehr Personen, gemessen an der Gesamtzahl der Privathaushalte von 16,1 % im Jahre 1950 über 14,3 % im Jahre 1961 und 12,9 %
im Jahre 1970 auf 8,8 % im Jahre 1980. Demgegenüber lag der Anteil
der Privathaushalte mit 2 Personen im Jahre 1950 bei 25,3 %. Im
Jahre 1961 lag ihr Anteil 0,8 % höher als im Jahre 1950, 1970 erhöhte sich dieser Anteil auf 27,1 % und lag 1980 bei 28,7 %. Interessant ist auch die Entwicklung der Zahl der Personen je Haushalt
insgesamt. Kamen im Jahre 1950 im Durchschnitt knapp 3 Personen auf
einen Privathaushalt, so waren es 1961 noch 2,88 Personen, 1970
genau 2,74 Personen, und 1980 wies das Statistische Jahrbuch 2,48
Personen je Haushalt insgesamt aus.

<u>Tabelle 23:</u> Privathaushalte nach Zahl der Personen

| Jahr | insgesamt in 1000 | davon mit ... Personen | | | | | Haush.-Mitgl. in 1000 | Anzahl d.Pers.je | |
		1 %	2 %	3 %	4 %	5u.mehr %		Haush. insges.	Mehrpers.-Haushalt
1950	16.650	19,4	25,3	23,0	16,2	16,1	49.850	2,99	3,47
1961	19.460	20,6	26,5	22,6	16,0	14,3	56.012	2,88	3,37
1968	22.021	25,1	27,5	20,0	15,1	12,2	59.576	2,71	3,28
1969	22.287	25,8	27,3	19,6	15,0	12,3	59.991	2,67	3,28
1970	21.991	25,1	27,1	19,6	15,3	12,9	60.176	2,74	3,32
1971	22.852	26,7	27,4	19,0	15,1	11,8	60.873	2,66	3,27
1972	22.994	26,2	27,9	18,9	15,0	12,0	61.406	2,67	3,26
1973	23.233	26,1	28,1	19,0	15,1	11,7	61.874	2,66	3,25
1974	23.651	27,2	28,4	18,7	14,7	11,0	61.799	2,61	3,22
1975	23.722	27,6	28,5	18,3	15,0	10,6	61.563	2,60	3,20
1976	23.943	28,7	28,4	18,0	14,8	10,1	61.200	2,56	3,18
1977	24.165	29,2	28,3	18,1	14,7	9,8	61.245	2,53	3,17
1978	24.221	29,3	28,5	18,0	14,8	9,5	61.101	2,52	3,15
1979	24.486	30,0	28,5	17,7	14,6	9,2	61.109	2,50	3,14
1980	24.811	30,2	28,7	17,7	14,6	8,8	61.481	2,48	3,12

Quelle: Statistisches Bundesamt (Hrsg.): Statistisches Jahrbuch der Bundesrepublik Deutschland, versch. Jg. und dasselbe (Hrsg.) 1979(a).

Das Anwachsen der Privathaushalte insgesamt ist nicht nur das Resultat des Bevölkerungswachstums. So wuchs die Zahl der Haushalte
von 1950 bis 1980 um 49 %, wohingegen in der gleichen Zeitspanne
lediglich ein Bevölkerungswachstum von rd. 21 % zu verzeichnen
war. Dies zeigt, daß in der Bundesrepublik Deutschland die Zahl
der Haushalte relativ stärker wächst als die Bevölkerung.

<u>Schaubild 26:</u> Privathaushalte 1976 nach ihrer Zusammensetzung (in 1000) Ergebnis des Mikrozensus

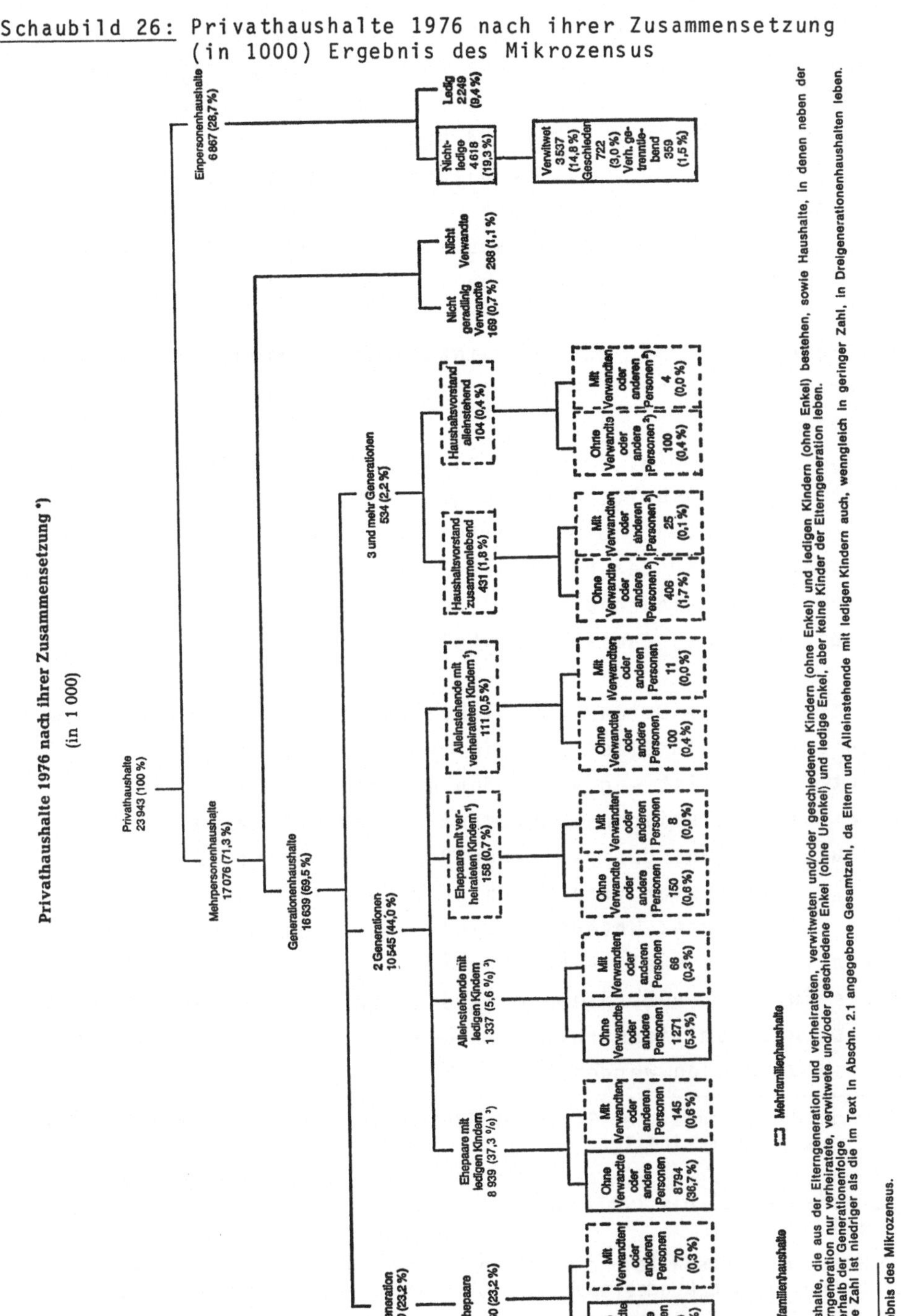

Entnommen aus: Bundesminister für Jugend, Familie und Gesundheit (Hrsg.): Die Lage der Familien in der Bundesrepublik Deutschland - Dritter Familienbericht - Bericht der Sachverständigenkommission der Bundesregierung. (Unterrichtung durch die Bundesregierung) Deutscher Bundestag - 8. Wahlperiode, Drucksache 8/3121 v. 20.8.79, S.199.

Aufgrund der Darstellung der Haushalts- und Familienstruktur der deutschen Wohnbevölkerung im Jahre 1976 wird ersichtlich, daß der Anteil der Mehrpersonenhaushalte an der Gesamtzahl der Privathaushalte bei 71,3 % (rd. 17 zu 24 Mio.) lag. In nur 1,8 % aller Privathaushalte lebten nicht gradlinig Verwandte bzw. nicht Verwandte zusammen. Absolut sind dies 437 TSD Haushalte. Die verbleibenden 16,64 Mio. Mehrpersonenhaushalte (rd. 69,5 % der Grundgesamtheit) waren Generationenhaushalte. Diese teilen sich wie folgt auf:

- 23,2 % oder 5,56 Mio. der Privathaushalte lebten 1976 in einem 1-Generationenhaushalt. Hierbei handelte es sich ausschließlich um Ehepaare[1];
- 44 % oder 10,545 Mio. der Privathaushalte lebten 1976 in einem 2-Generationenhaushalt. Hiervon gab es 8,9 Mio. Ehepaare mit ledigen Kindern und 1,3 Mio. Alleinstehende mit ledigen Kindern;
- 2,2 % oder 534 TSD der Privathaushalte lebten 1976 in einem 3- oder Mehr-Generationenhaushalt. Es handelt sich hierbei ausschließlich um Mehrfamilienhaushalte.

Das dargestellte Datenmaterial hat aufgezeigt, daß eine Entwicklung hin zur 'Kernfamilie' und hin zum Einpersonenhaushalt besteht. Diese Entwicklung ist eng verbunden mit der Bevölkerungsentwicklung. So wurde vom Statistischen Bundesamt eine Modellrechnung für die Entwicklung der Zahl der deutschen Privathaushalte 1961 bis 1990 angestellt[2]. In dieser Vorausschätzung bestätigt sich die oben angeführte Entwicklung. Wesentlich intensiver hat sich Steger[3] mit der zukünftigen Haushalts- und Familienstruktur auseinandergesetzt, indem sie für vier verschiedene Bevölkerungsvorausschätzungen die Haushalts- und Familienstruktur ausweist. Es soll hier nur auf die Ergebnisse verwiesen werden[4].

---

[1] Die Definition der amtlichen Statistik läßt familienähnliche Formen des Zusammenlebens unberücksichtigt.

[2] Vgl. Statistisches Bundesamt (Hrsg.) 1979(b): Entwicklung der Zahl der deutschen Privathaushalte 1961 bis 1990. In: Wirtschaft und Statistik, Heft 9, 1979, S. 649-651.

[3] Vgl. Steger, A.: Haushalte und Familien bis zum Jahre 2000. Eine mikroanalytische Untersuchung für die Bundesrepublik Deutschland, Frankfurt a.M., 1980.

[4] Vgl. Steger, A., a.a.O., S. 276ff. und S. 297ff.

Diese Entwicklung in der Haushalts- und Familienstruktur wirkt
sich positiv auf die Nachfrage nach medizinischen Leistungen sowie nach Arzneien, Heil- und Hilfsmitteln aus. Der Grund hierfür
ist allgemein bekannt und einleuchtend. Die Familie als Sozialein-
heit, in der die Betreuung kranker und pflegebedürftiger Menschen
selbstverständlich ist, ist rückläufig. Der frühere Familienver-
bund, in dem sowohl Kinder beaufsichtigt als auch alte Menschen
versorgt wurden, löst sich immer mehr auf. Aufwendungen, die früher
die Familie trug, werden dem Staat, d.h. dem öffentlichen Gesundheitswesen übertragen[1]. Das Gesundheitswesen muß dieser Entwicklung Rechnung tragen. Ist ein Rückgang der Bevölkerung zu verzeichnen, so kann man nicht davon ausgehen, nun sei auch der Bedarf an
medizinischen Leistungen geringer. Sinkt gleichzeitig auch die Haushaltsgröße, so ist dies ein Indiz für eine Bedarfserhöhung, die
den geringer werdenden Bedarf aufgrund des Bevölkerungsrückgangs
gar kompensieren kann.

Daß die Haushalts- und Familienstruktur ein sozio-ökonomischer Faktor ist, der die Nachfrage nach medizinischen Leistungen und nach
Arzneien, Heil- und Hilfsmitteln mit beeinflußt, ist aus den Ausführungen des obigen Abschnitts ersichtlich geworden. Es wird angenommen, daß dieser Faktor zu einer Nachfrageerhöhung von + 1,0 %
für je ein 5-Jahres-Intervall führt.

Die dargestellten demographischen Faktoren, die Altersstruktur und
die Geschlechtsstruktur sowie der sozio-ökonomische Faktor, die
Haushalts- und Familienstruktur einer Bevölkerung, beeinflussen
sich auch untereinander. In Tabelle 24 wird die Korrelation zwischen
Alter, Geschlecht und Haushaltsgröße deutlich.
Das Alter beeinflußt in starkem Maße den Tatbestand, ob man in
einem Einpersonenhaushalt oder in einem Mehrpersonenhaushalt wohnt[2].
So lebten im April 1974 95,4 % aller unter 25-Jährigen, 92 % aller
25-45-Jährigen sowie 91,3 % aller 45-55-Jährigen in einem Mehrpersonenhaushalt. Bei den über 65-Jährigen lag der Anteil jedoch nur

---

[1] Vgl. Liefmann-Keil, E.: Der Pflegenotstand. In: Handbuch der Sozialmedizin,
Bd. III, hrsg. von Blohmke, M. et al., Stuttgart 1976, S. 342-350, inbes.S.343f.
Vgl. weiterhin König, R.: Strukturwandlungen unserer Gesellschaft und einige
Auswirkungen auf die Krankenversicherung. In: Kölner Zeitschrift für Soziologie
und Sozialpsychologie, 10. Jg. 1958, S. 115-133, hier S. 120f.

[2] Siehe hierzu auch Statistisches Bundesamt (Hrsg.) 1977: Die Lebensverhältnisse
älterer Menschen 1977.

Tabelle 24: Bevölkerung in Ein- und Mehrpersonenhaushalten sowie in Anstalten nach Altersgruppen. Ergebnis des Mikrozensus im April 1974

Alter von ... bis unter ...Jahren	Bevölkerung				
	insgesamt	in Privathaushalten			Anstalten
		zusammen	davon in		
			Ein-	Mehr-	
			personenhaushalten		
	1000		%		
Männlich					
unter 25	11.588	97,4	2,4	95,0	2,6
25-45	8.974	97,5	8,4	89,2	2,5
45-55	3.501	99,0	4,8	94,1	1,0
55-65	2.554	99,0	6,3	92,7	1,0
65u.mehr	3.439	98,0	14,2	83,9	2,0
zusammen	30.056	97,8	6,2	91,7	2,2
darunter					
65-70	1.398	99,1	9,8	89,3	0,9
70-75	1.073	98,6	13,7	84,9	1,4
75u.mehr	969	95,9	21,0	74,9	4,1
Weiblich					
unter 25	11.030	98,4	2,5	95,9	1,6
25-45	8.223	99,0	4,3	94,7	1,0
45-55	4.283	99,1	10,2	89,0	0,9
55-65	3.619	98,8	28,1	70,7	1,2
65u.mehr	5.472	96,0	45,6	50,4	4,0
zusammen	32.627	98,3	14,0	84,3	1,7
darunter					
65-70	1.998	98,6	39,3	59,3	1,4
70-75	1.561	97,7	48,3	49,5	2,3
75u.mehr	1.913	92,0	50,1	41,9	8,0
Insgesamt					
unter 25	22.618	97,9	2,4	95,4	2,1
25-45	17.197	98,3	6,5	91,8	1,7
45-55	7.784	99,1	7,8	91,3	0,9
55-65	6.173	98,9	19,1	79,8	1,1
65u.mehr	8.911	96,8	33,5	63,3	3,2
insgesamt	62.683	98,1	10,3	87,8	1,9
darunter					
65-70	3.395	98,8	27,1	71,7	1,2
70-75	2.634	98,1	34,2	63,9	1,9
75u.mehr	2.882	93,3	40,3	53,0	6,7

Entnommen aus: Statistisches Bundesamt (Hrsg.) 1975: Zur Situation der älteren Menschen. In: Wirtschaft und Statistik, Heft 10, 1975, S. 670-674, hier S. 671.

noch bei 63,3 % und nur noch 52 % bei den über 75-Jährigen lebten in einem Mehrpersonenhaushalt. Bei den geschlechtsspezifischen Daten ist festzustellen, daß insgesamt 6,2 % aller Männer in einem Einpersonenhaushalt lebten. Bei den Frauen liegt dieser Anteil

mehr als dopptel so hoch, nämlich bei 14 %. Differenziert man nun
sowohl nach Alter als auch nach Geschlecht in bezug zum Ein- oder
Mehrpersonenhaushalt, so liegt der Anteil der in Einpersonenhaus-
halten lebenden Männer in allen Altersklassen unter dem der Frauen
in denselben Altersklassen.

Die Daten der Tabelle 24 lassen den Schluß zu, daß zwischen dem
Alter, dem Geschlecht sowie der Haushaltsgröße Multikollinearität
vorliegt. Dieses Ergebnis steht der Annahme, daß aufgrund der o.g.
Größen eine Nachfrageerhöhung stattfinden wird, jedoch nicht entgegen. Vielmehr zeigt es die Richtigkeit einer differenzierten,
quantitativen Betrachtungsweise der Einflußfaktoren.

3.2. Die Siedlungsstruktur der Bevölkerung

Untersuchungsgegenstand dieses Abschnittes ist es, zu klären, ob
ein Zusammenhang zwischen der Größe des Wohnorts und der Nachfrage
nach medizinischen Leistungen besteht. Auf der Grundlage der Volkszählung im Jahre 1961 wurde schon eine Untersuchung der Sterblichkeit in Stadt und Land bzw. nach Gemeindegrößenklassen durchgeführt[1]. Darin wurden Sterblichkeitsunterschiede zwischen den Gemeinden bis zu 3 % festgestellt. Eine weitergehende Untersuchung
über den Zusammenhang zwischen Krankheit und Gemeindegrößenklassen
wurde aufgrund der Ergebnisse des Mikrozensus 1966 durchgeführt[2].
Hierin wurde die alters- und geschlechtsspezifische Krankheithäu-
figkeit auch in Abhängigkeit von der Gemeindegröße untersucht. Bei
einem Vergleich der Krankheitshäufigkeit nach Gemeindegrößenklassen
fällt zunächst auf, daß - ohne auf eine Differenzierung nach Krankheitsgruppen einzugehen - ganz allgemein die Zahl der erkrankten
Personen im Verhältnis zur Bevölkerung mit der Größe der Gemeinde
wächst. So lag die Krankheitshäufigkeit in den Gemeinden mit 2.000
bis unter 10.000 Einwohnern um 8 %, in den Gemeinden mit 10.000
bis unter 50.000 Einwohnern um 11 %, um 23 % in den Gemeinden mit

---

[1] Vgl. Statistisches Bundesamt (Hrsg.) 1963: Fachserie A. Bevölkerung und Kultur,
Reihe 7, Gesundheitswesen, Sonderbeiträge: Sterbefälle nach Todesursachen, Al-
tersgruppen und Familienstand 1961 sowie Sterbefälle nach Todesursachen, Alters-
gruppen und Gemeindegrößenklassen 1961. Vgl. weiterhin Schär, M.; Bickel, J.:
Auswirkungen der Siedlungsform auf den Gesundheitszustand. In: Zeitschrift für
Präventivmedizin, Heft 11 (1966), S. 496-505.

[2] Vgl. Statistisches Bundesamt (Hrsg.) 1968: Kranke Personen im April 1966 nach
Krankheitsgruppen, Erwerbstätigkeit und Gemeindegrößenklassen. Ergebnis des Mikrozensus. In: Wirtschaft und Statistik, Heft 10/1968, S. 491-495 und S.556*-558*.

50.000 bis unter 100.000 Einwohnern über dem Wert der kleinsten
Gemeindegrößenklasse (unter 2.000 Einwohner), die einen Krankenbestand zur Zeit der Mikrozensusbefragung im April 1966 von rd.
8,8 % hatte. Der Krankenbestand für denselben Zeitraum betrug hingegen für die Großstädte mit 100.000 Einwohnern und mehr rd. 13,4 %.
In diesem Zusammenhang muß aber darauf hingewiesen werden, daß der
Altersaufbau der Bevölkerung in den Gemeinden verschiedener Größenklassen verschieden ist. Während der Anteil der unter 20-Jährigen
an der jeweiligen Gesamtbevölkerung in den Großstädten mit über
100.000 rd. 24 % betrug, so lag dieser Anteil in der kleinsten Gemeindegrößenklasse bei etwa 34 %. Somit muß man den Krankenbestand
einzelner Altersklassen miteinander vergleichen.

Tabelle 25: Kranke Personen* im April 1966
            nach Gemeindegrößenklassen und Altersklassen

Alter von ... bis unter ...Jahren	insgesamt	Davon in Gemeinden von ... bis unter ... Einwohner				
		unter 2000	2000 - 10.000	10.000 - 50.000	50.000 - 100.000	100.000 und mehr
		auf jeweils 1.000 Einwohner				
unter 20	56,2	47,7	48,5	56,7	58,5	69,9
20-40	67,3	56,2	63,2	62,6	64,2	79,6
40-65	137,6	116,7	130,0	127,7	139,5	158,0
65u.mehr	233,8	196,9	207,7	205,0	229,7	281,6
insgesamt	107,5	87,9	95,3	97,9	107,9	133,7

*Ohne Soldaten, einschl. Personen in regelmäßiger ärztlicher Behandlung.
Entnommen aus: Statistisches Bundesamt (Hrsg.) 1968, S. 558*.

Die Analyse der Morbidität der einzelnen Altersgruppen zeigt deutlich, daß das Ansteigen der Krankheitshäufigkeit nicht nur durch
Altersstruktureffekte zu erklären ist. Auch bei der altersspezifischen Betrachtung der obigen Daten "gilt durchweg die Proportiona-
lität zwischen Krankheitshäufigkeit und Gemeindegrößenklasse, die
für die Gesamtheit aller Altersgruppen bereits festgestellt wurde."[1]

Unter der 'Annahme', daß Rauchen gesundheitsschädlich ist, soll eine
weitere Untersuchung dargestellt werden, die den Faktor Gemeinde-

[1]Statistisches Bundesamt (Hrsg.) 1968, S. 494.

größenklasse als abhängige Variable beinhaltet.

In dem Mikrozensus vom April 1978 wurde u.a. der Zusammenhang zwischen Rauchgewohnheiten als Risikofaktor und der Gemeindegröße untersucht[1]. Zwar sind keine altersstrukturierten Daten über diesen Tatbestand verfügbar, so ist dennoch das Resultat dieser Untersuchung aufschlußreich[2]. So lag der Anteil der Zigarettenraucher in der Gemeindegrößenklasse unter 5.000 Einwohner bei 23,2 %, im Gegensatz zu dem Raucheranteil von 34 % in Großstädten mit 500.000 und mehr Einwohnern. Analysiert man die Höhe des Zigarettenkonsums in Abhängigkeit von der Gemeindegrößenklasse, so läßt sich folgendes feststellen:

- mit zunehmender Gemeindegrößenklasse sinkt der Anteil der Raucher, die täglich bis zu 20 Zigaretten rauchten;
- mit zunehmender Gemeindegrößenklasse steigt der Anteil der Raucher, die täglich 21 und mehr Zigaretten rauchten.

Tabelle 26: Wohnbevölkerung, 10 Jahre und älter nach Gemeindegrößenklassen und Rauchgewohnheiten. Ergebnis des Mikrozensus April 1978

Gemeindegrößenklassen von ... bis unter ... Einwohnern	Zur Zeit Zigarettenraucher					Übrige[1]
	Ins-gesamt	Zu-sammen	regel-mäßig	davon täglich		
				bis 20	21 u.mehr	
	1.000	%[2]	%[3]	%[4]	%[4]	%[2]
unter 5.000	8.585	23,2	80,5	82,0	17,4	76,8
5.000 - 50.000	21.570	26,3	82,5	79,5	20,0	73,7
50.000 - 200.000	9.767	29,8	83,5	77,3	22,1	70,2
200.000 - 500.000	4.971	31,7	84,8	75,2	24,0	68,3
500.000 und mehr	9.569	34,0	86,0	74,2	25,3	66,0
insgesamt	54.463	28,3	83,4	77,8	21,7	71,7

[1] Personen, die zur Zeit der Befragung keine Zigarettenraucher waren, die früher rauchten, die nie geraucht haben und keine Angaben über Rauchgewohnheiten gemacht haben.

[2] Anteil an Spalte 1, [3] Anteil an Spalte 2, [4] Anteil an Spalte 3.

Entnommen aus: Statistisches Bundesamt (Hrsg.) 1980(a), S. 867.

Hierdurch kann die Hypothese bestätigt werden, daß mit zunehmendem Grad der Verstädterung die Krankheitshäufigkeit bzw. die Risiko-

---

[1] Vgl. Statistisches Bundesamt (Hrsg.) 1980(a), S. 867.

[2] In die Untersuchung ging nur die Wohnbevölkerung mit 10 Jahren und älter ein.

faktoren der Gesundheit zunehmen. Dies bedeutet, daß hierdurch
ein negativer Einfluß auf den Gesundheitszustand der Bevölkerung
ausgelöst wird.

Die Frage lautet nun, wie sich die Siedlungsstruktur in der Zukunft entwickeln wird. Dabei bietet es sich an, zunächst die Entwicklung in der Vergangenheit zu analysieren. Lag der Anteil der
Gemeinden mit einer Größe von unter 5.000 Einwohnern im Jahre 1950
noch bei 42,5 %, so reduzierte sich dieser Anteil über 29,9 % im
Jahre 1970 auf 14,9 % im Jahre 1980. Parallel hierzu stieg der
Anteil der Gemeinden mit einer Einwohnerzahl von 5.000 - 20.000
von 16 % im Jahre 1950 über 18,9 % im Jahre 1970 auf 25,1 % im
Jahre 1980. Ein noch stärkeres Wachstum kann man bei den Gemeinden
mit 20.000 - 100.000 Einwohnern beobachten. Ihr Anteil lag 1950
bei 14,2 % und verdoppelte sich fast auf 26 % im Jahre 1980. Der
Anteil der Gemeinden mit 100.000 - 200.000 Einwohnern stieg von
7 % im Jahre 1960 auf 8 % im Jahre 1980, der der Gemeinden mit
200.000 - 500.000 Einwohnern stieg in dem gleichen Zeitraum um 1,4 %
von 7,5 % auf 8,9 %. Ein geringerer Anstieg um 0,9 % von 16,2 % im
Jahre 1960 auf 17,1 % konnte bei den Gemeinden mit 500.000 Einwohnern und mehr verzeichnet werden[1].

Tabelle 27: Wohnbevölkerung nach Gemeindegrößenklassen

Jahr	Gemeinden mit ... bis unter ... Einwohnern					
	unter 5.000	5.000- 20.000	20.000- 100.000	100.000- 200.000	200.000- 500.000	500.000 und mehr
	in %					
1950*	42,5	16,0	14,2	27,3[1]		
1961*	35,7	16,7	16,8	7,0	7,5	16,2
1970	29,9	18,9	18,8	6,9	8,2	17,3
1975	16,9	23,6	24,1	7,9	8,9	18,7
1980	14,9	25,1	26,0	8,0	8,9	17,1

[1]100.000 Einwohner und mehr, *ohne Berlin (West).

Entnommen aus: Statistisches Bundesamt (Hrsg.): Statistisches Jahrbuch für die
Bundesrepublik Deutschland, verschiedene Jahrgänge.

---

[1]Auf die Problematik, die sich bei Betrachtung dieser Zeitreihen aufgrund der
Anfang der 70er Jahre durchgeführten Gebietsreform ergibt,soll nicht näher eingegangen werden. Zu dieser Thematik vgl. Statistisches Bundesamt (Hrsg.)
1973(b): Gebietsreform und Zahl der Gemeinden nach Größenklassen. In: Wirtschaft
und Statistik, Heft 7, 1973, S. 403-405 und S. 369* .

Die Gruppe '1985-2000' der Kommission der Europäischen Gemein-
schaften hat 1971 einen Bericht über die Vorausschätzung der Entwicklung der Siedlungsstruktur bis zum Jahre 2000 vorgelegt. Der
in dieser Studie verwendete Begriff "Verstädterungsgrad" ist definiert als "der Anteil der Bevölkerung, der in Städten, Agglome-
rationen, Großstadtregionen und Ballungsräumen mit Einwohnerzah-
len über 50.000 lebt"[1]. In den dort vorgestellten Alternativen
ergibt sich für die Bundesrepublik im Jahr 2000 ein Verstädterungsgrad von - je nach Alternative - 75 % bzw. 93 %, gegenüber 54 %
im Jahre 1968. Hierbei ist jedoch eine gewisse Umschichtung zugunsten der Städte mit 50.000 - 100.000 Einwohnern zu berücksichtigen. Allgemein jedoch weist die EG-Studie ein Anwachsen des Anteils der "verstädterten Bevölkerung" um 40 % bis 70 % aus[2]. Diese
Argumentation führt in der Studie von McKinsey & Co. zu einer Nachfragesteigerung von rd. 8 % bis zum Jahre 2000.

<u>Tabelle 28:</u> Ermittlung der Nachfragesteigerung auf der Grundlage
des Verstädterungsgrades

	(1)	(2)	(3)	(1)x(3)	(2)x(3)
	Ist-Wert 1970	Annahme 2000	Krankh.- häufigkeit	Nachfrage 1970	Nachfrage 2000
Anteil der Bevölkerung in Ballungsgebieten (Städte über 100.000 Einwohner)	32,4%	50,0%	133,7	43,3	66,9
Anteil der Bevölkerung außer- halb der Ballungsgebiete	67,6%	50,0%	95,0	62,4	49,0*
Insgesamt	100,0%	100,0%	107,5	107,5	115,9

Resultierende zusätzliche Nachfrage
ca. +8%

*einschl. Verschiebungen in Gemeinden bis 100.000 Einwohner.

Entnommen aus: McKinsey, a.a.O., S. 15.

---

[1] McKinsey & Co., Inc.: Ausbildungsbedarf für Mediziner bis zum Jahr 2000. Zusammenfassung der Untersuchungsergebnisse. In: Materialien zur Bildungsplanung,
Hochschulabsolventen im Beruf, Heft 1.(Hrsg.)Der Bundesminister für Bildung
und Wissenschaft,Bonn 1974, S. 15.

[2] Vgl. McKinsey, a.a.O., S. 17.

In diesem Abschnitt konnte nun dargelegt werden, daß die Nachfrage nach medizinischen Leistungen steigt, wenn die Größe des Wohnorts zunimmt. Unter der realistischen Annahme, daß der Grad der Verstädterung in der Bundesrepublik weiter zunimmt, resultiert dann auch eine weitere Nachfragesteigerung nach Leistungen aus dem Gesundheitswesen für die Zukunft. Diese Nachfragesteigerung soll für ein 5-Jahres-Intervall +0,5 % betragen.

3.3. Das Bildungsniveau der Bevölkerung

Als ein weiterer sozio-ökonomischer Einflußfaktor soll nunmehr das Bildungsniveau einer Bevölkerung untersucht werden. Hierbei wird die Hypothese aufgestellt, daß das Bildungsniveau einer Bevölkerung Einfluß auf die Höhe der Nachfrage nach Leistungen des Gesundheitswesens besitzt.

Das Bildungsniveau von Personen bestimmt neben anderen Faktoren das Krankheitsbild bzw. die Krankheitshäufigkeit der Personen. Dies erklärt sich daraus, daß aufgrund einer bestimmten Bildung bestimmte Berufe ausgeübt werden und damit auch tätigkeitsbedingte Gesundheitsrisiken verbunden sind. So läßt sich z.B. zeigen, daß der überwiegende Teil der Arbeiterschaft einen Volks- bzw. Hauptschulabschluß oder die mittlere Reife besitzt. Bei Berufen, wie den des Stahlarbeiters oder des Bergmanns wird ersichtlich, daß die Gesundheitsrisiken des Stahlarbeiters (z.B. durch die Schichtarbeit) oder die des Bergmanns (z.B. durch die Untertagearbeit) relativ höher sind, als die eines Angestellten, der seine Beschäftigung aufgrund seiner besseren Bildung erhalten hat. Nun ist es schwierig abzuschätzen, wie sich die Berufsstruktur bei einem bestimmten Bildungsniveau entwickelt. Denkbar ist, daß aufgrund des technologischen Wandels in der Berufsstruktur weitaus stärkere gesundheitliche Belastungen auftreten, als die oben beschriebenen Gesundheitsrisiken des Bergmanns der Fall sind. So treten u.U. in der Zukunft die psychischen Belastungen der Erwerbstätigen weitaus stärker in den Vordergrund des allgemeinen Krankheitsbildes als dies heute abzusehen ist, so daß die physischen Belastungen des Arbeiters als geringfügiger bezeichnet werden können. Daraus jedoch Schlußfolgerungen auf die Nachfrage nach medizinischen Leistungen zu ziehen, hieße spekulativ tätig zu werden. Daher soll dieser Gesichtspunkt hier nur kurz aufgezeigt, aber keine Aussage über seine Entwicklung getroffen werden.

Ein anderer Aspekt im Zusammenhang mit dem Bildungsniveau der Bevölkerung ist das daraus resultierende Informationsniveau. Es ist einsichtig, daß zwischen der Bildung, die ein Bürger besitzt und seinen Informationen über Gesundheit, medizinische Versorgung, Vorsorge und Krankheitsbilder - um nur einige Stichworte zu nennen - ein positiver Zusammenhang besteht. So wird derjenige mit einem höheren Bildungsniveau bewußter Krankheitssymptome empfinden und sich wohl eher in ärztliche Behandlung begeben als derjenige mit einem niedrigeren Bildungsniveau. Zum anderen kann dies den Krankheitsverlauf verkürzen, so daß am Ende eine Entlastung des Gesundheitswesens vermutet werden kann. Jedoch ist hieraus auch die Situation denkbar, daß es zu einer stärkeren Frequentierung der Gesundheitsdienste kommt, da auch für solche 'Erkrankungen' eine medizinische Betreuung gefordert wird, die kaum eine Behandlung benötigen.

Specht stellt in diesem Zusammenhang eine Sonderauswertung des Instituts für Freie Berufe vor[1], in der auf der Grundlage einer Befragung der Zahnarztbesuch innerhalb eines halben bzw. ganzen Jahres nach dem Bildungsniveau dargestellt wird[2]. In dieser Befragung hatte das Merkmal Bildung drei Ausprägungen: Volksschule, Mittlere Reife und Abitur/Hochschule. Der Zahnarztbesuch, der zwischen einem halben Jahr und einem Jahr vor der Befragung zurücklag, stieg von 20,3 % bei Volksschulabschluß und 24,4 % bei Mittlerer Reife auf 26,1 % bei Abitur/Hochschule. Ein noch stärkerer Unterschied konnte bei dem Zahnarztbesuch, der innerhalb eines halben Jahres vor der Befragung zurücklag, festgestellt werden. Hier waren es 52,6 % bei Volksschulabschluß, 58,3 % bei Mittlerer Reife und 62,2 % bei Abitur/Hochschule. Somit kommt Specht et al. unter Zugrundelegung des Bildungsgesamtplans der Bund-Länder-Kommission für Bildungsplanung zu einer Veränderungsrate der Nachfrage nach zahnmedizinischen Leistungen bis zum Jahre 2000 auf +4 %.

---

[1] Vgl. Specht et al., a.a.O., S.59.

[2] Specht et al. beziehen sich hierbei auf Lubecki, P.: Eigen- und Fremdbild der Zahnärzte. - Eine empirische Untersuchung über Status, Funktion und Ansehen eines freien Heilberufs. Institut für freie Berufe an der Friedrich-Alexander-Universität Erlangen-Nürnberg, Nürnberg 1972, ohne Seitenangabe.

In der im Jahre 1970 durchgeführten Volkszählung wurde erstmals
für die gesamte Bevölkerung die Art des höchsten Schulabschlusses
ermittelt. So hatten im Jahre 1970 rd. 44,5 Mio. Bundesbürger eine
abgeschlossene Schul- bzw. Hochschulausbildung. Untersucht man
weiterhin nur die Abschlußstufe der allgemeinbildenden Schulen,
also ohne die berufsbildenden Schulen und Hochschulen, so ergibt
sich folgendes Bild:

39,1 Mio. Personen besaßen den Abschluß einer allgemeinbildenden
Schule, d.h. den Volksschulabschluß hatten 88,5 %, den Realschul-
oder einen gleichwertigen Abschluß 9,8 % und das Abitur 1,8 %[1].
Dieses Ergebnis kann nun mit den Daten verglichen werden, die im
Zuge der Mikrozensusbefragung im April 1978 erhoben worden sind.
So gab es im April 1978 46,8 Mio. Personen mit allgemeinbildendem
Schulabschluß. Hiervon besaßen rd. 76,5 % den Volks-(Haupt-)schul-
abschluß, 15,1 % den Realschul- oder einen gleichwertigen Abschluß
und 8,4 % die Fachhoch-/Hochschulreife[2]. Bei einem Vergleich der
Daten aus den Jahren 1970 und 1978 ist natürlich zu beachten, wie
sich die Altersstruktur der Bevölkerung entwickelt hat. Lag der
Anteil der unter 15-Jährigen an der Gesamtbevölkerung im Jahre 1970
bei 23,2 %, so sank dieser Anteil auf 19,2 % im Jahre 1978. Hingegen stieg der Anteil der Personen der Altersklasse der 15-20-
Jährigen von 6,6 % im Jahre 1970 auf 8,2 % im Jahre 1978. Diese
Verschiebungen in der Altersstruktur sind jedoch zu gering, um daraus den Anstieg der Abschlüsse an allgemeinbildenden Schulen zu
erklären. Die in den 70er Jahren einsetzende Bildungsreform hat
den wohl größten Anteil an dem zu beobachtenden Anstieg des Bildungsniveaus in der Bundesrepublik. Um eine Aussage über das zukünftige Bildungsniveau der Bevölkerung zu machen bietet sich der
Bildungsgesamtplan der Bund-Länder-Kommission für Bildungsplanung
an[3]. Die hierin veröffentlichten Pläne sehen für das Jahr 2000 bei
einem Bevölkerungsbestand von 53,6 Mio. bzw. für die Wohnbevölkerung über 15 Jahren von 45,4 Mio. folgendes vor: der Anteil der
Bevölkerung mit Abschluß des Sekundarbereichs I (vergleichbar mit
der Mittleren Reife) an der Gesamtheit der über 15-jährigen Wohnbe-

---

[1] Vgl. Statistisches Bundesamt (Hrsg.) 1973(c): Statistisches Jahrbuch für die
Bundesrepublik Deutschland 1973, S. 83.

[2] Vgl. Statistisches Bundesamt (Hrsg.) 1980(b): Fachserie 1, Reihe 4.1.2: Beruf,
Ausbildung und Arbeitsbedingungen der Erwerbstätigen 1978. Ergebnisse des Mikrozensus, S. 31.

[3] Vgl. Bund-Länder-Kommission für Bildungsplanung (Hrsg.): Bildungsgesamtplan,
Bd. I und II, Stuttgart 1973.

völkerung soll bei 41,1 % liegen, und der Anteil der Bevölkerung mit Abschluß des Sekundarbereichs II (vergleichbar mit dem Abitur) soll bei 13,1 % liegen. Diese Angaben gelten jeweils für das Jahr 2000. Dies bedeutet, daß mit einem weiteren Anstieg des Bildungsniveaus in der Bundesrepublik zu rechnen ist.

Die obige Darstellung hat aufgezeigt, daß die Höhe des Bildungsniveaus die Höhe der Nachfrage nach medizinischen und zahnmedizinischen Leistungen sowie nach Arzneien, Heil- und Hilfsmitteln dahingehend beeinflussen kann, daß bei niedrigem Bildungsniveau eine niedrigere Nachfrage nach den oben genannten Leistungen besteht, als bei höherem Bildungsniveau. Geht man davon aus, daß das Bildungsniveau der Bevölkerung in der Bundesrepublik weiterhin steigt, so ist dies ein weiterer Einflußfaktor auf die Höhe der Nachfrage nach Leistungen des Gesundheitswesens. Es wird für diese Untersuchung angenommen, daß der Nachfrageeffekt aufgrund des Bildungsniveaus der Bevölkerung für jeweils 5 Jahre +1,5 % beträgt.

3.4. Das Einkommensniveau der Bevölkerung

In diesem Punkt soll die Hypothese untersucht werden, ob das Einkommensniveau der Bevölkerung als sozio-ökonomischer Faktor die Nachfrage nach Leistungen des Gesundheitswesens beeinflußt. Hierbei soll nicht geprüft werden, ob die Höhe des Sozialprodukts Wirkungen auf den o.g. Zusammenhang besitzt, sondern vielmehr, ob die Ausgaben ausgewählter privater Haushalte für Waren und Dienstleistungen für die Körper-und Gesundheitspflege sich bei einer Variation des ausgabefähigen Einkommens bzw. Einnahmen ändern. Dies geschieht aus dem Grunde heraus, da in der Bundesrepublik ein umfangreiches Krankenversicherungssystem besteht, in dem der größte Teil der Wohnbevölkerung per Gesetz Mitglied ist. Dieser allgemeine Krankenversicherungsschutz wird unabhängig von der beruflichen Tätigkeit bzw. der Erwerbstätigkeit gewährleistet. Das Bruttoeinkommen des Erwerbstätigen entscheidet nur darüber, ob dem Erwerbstätigen die Möglichkeit eingeräumt wird, nun in der gesetzlichen Krankenversicherung zu verbleiben oder etwa einen privaten Krankenversicherungsschutz in Anspruch zu nehmen, der u.U. einen kostengünstigeren Versicherungsmodus bietet. Das Bruttoeinkommen eines

Erwerbstätigen entscheidet jedoch nicht darüber, ob er oder seine Familienangehörigen eine Leistung des Gesundheitswesens beantragen bzw. empfangen können, da das Netz der Sicherung im Krankheitsfall unabhängig vom Einkommensniveau zur Verfügung steht[1]. So waren im April 1980 nur 0,2 % der Wohnbevölkerung nicht krankenversichert[2]. Daher werden in diesem Punkt die oben erwähnten Ausgaben für Waren und Dienstleistungen für die Körper- und Gesundheitspflege als Indikator herangezogen. Diese Ausgaben sind zusätzlich zu dem Beitrag an die gesetzliche bzw. private Krankenversicherung angefallen und beinhalten auch Ausgaben für z.B. Seife, Haarschampoo und dergleichen mehr. Die im folgenden dargestellten Daten sind den Ergebnissen der laufenden Wirtschaftsrechnung über die Zusammensetzung der Einnahmen und Ausgaben bei ausgewählten Haushalten verschiedenen Typs entnommen.

Der Haushaltstyp 1 ist ein 2-Personen-Haushalt von Rentnern und Sozialhilfeempfängern mit einem monatlichen Haushaltsbruttoeinkommen von unter 1.550 DM im Jahre 1980.

Haushaltstyp 2 ist ein 4-Personen-Haushalt mit einem monatlichen Bruttoeinkommen im Jahre 1980 zwischen 2.200 DM und 3.300 DM.

Haushaltstyp 3 ist ein 4-Personen-Haushalt von Beamten und Angestellten mit einem monatlichen Bruttoeinkommen zwischen 4.200 DM und 5.700 DM für das Jahr 1980[3].

Werden nun die Daten aus Tabelle 29 untersucht, so ist festzustellen, daß die Ausgaben für Waren und Dienstleistungen für die Körper- und Gesundheitspflege bei dem Haushaltstyp 1 von 3,1 % des Einkommens im Jahre 1966 auf 4,9 % im Jahre 1980 stiegen. Demgegenüber sanken die Ausgaben für diese Waren und Dienstleistungen bei dem Haushaltstyp 2 für den obigen Zeitraum von 3,6 % auf 3,0 %. Die Ausgaben des Haushaltstyps 3 blieben dagegen über diesen Zeitraum konstant bei 6,1 % des Einkommens. Auch konnten bei den Ausgaben nur für Dienstleistungen für die Gesundheitspflege die gleichen Verläufe beobachtet werden. Aufgrund dieser Ergebnisse kann die Feststellung getroffen werden, daß die Ausgaben der privaten

---

[1] Auf die ausführliche Beschreibung des bestehenden Krankenversicherungssystems wird hier verzichtet. Es sei auf folgende gute Darstellung verwiesen: Schicke,R.: Soziale Sicherung und Gesundheitswesen, Stuttgart, Berlin, Köln, Mainz 1978.

[2] Vgl. Statistisches Bundesamt (Hrsg.) 1981(a), S. 63.

[3] Vgl. Statistisches Bundesamt (Hrsg.) 1981(a), S. 445.

Tabelle 29: Ausgabefähiges Einkommen bzw. Einnahmen und Ausgaben
für Waren und Dienstleistungen für die Körper- und
Gesundheitspflege ausgewählter privater Haushalte
je Haushalt und Monat

	Haushaltstyp 1	Haushaltstyp 2	Haushaltstyp 3
Einkommen in DM 1966	446,63	1.042,51	2.070,16
1970	564,05	1.256,19	2.374,64
1975	921,46	2.200,24	3.804,71
1978	1.170,12	2.639,87	4.386,30
1979	1.250,90	2.826,80	4.720,02
1980	1.347,80	2.992,69	4.991,30
Ausgaben in % 1966	3,1 (0,2)	3,6 (0,6)	6,1 (2,8)
in () die %-Aus- 1970	3,6 (0,3)	3,6 (0,6)	6,5 (3,0)
gaben nur für 1975	4,0 (0,5)	3,0 (0,4)	6,2 (3,1)
Dienstl.f.d.Ge- 1978	4,6 (1,0)	3,0 (0,4)	6,1 (3,0)
sundheitspflege 1979	4,3 (0,7)	3,1 (0,4)	6,0 (3,0)
1980	4,9 (1,3)	3,0 (0,3)	6,1 (3,0)

Entnommen aus: Statistisches Bundesamt (Hrsg.): Statistisches Jahrbuch für die
Bundesrepublik Deutschland, verschiedene Jahrgänge.

Haushalte für Waren und Dienstleistungen für die Körper- und Gesundheitspflege in keinem direkten Zusammenhang mit der Höhe des
jeweiligen Einkommens der privaten Haushalte stehen. Es wird keine
Nachfragesteigerung von Leistungen aus dem Gesundheitsbereich aufgrund des Einkommensniveaus einer Bevölkerung angenommen.

4. Sonstige Faktoren

Die sonstigen Einflußfaktoren auf die Nachfrage nach Leistungen
des Gesundheitswesens entstehen ganz allgemein aus den Veränderungen
im Gesundheitswesen sowie aus den Veränderungen im Gesundheitsbewußtsein der Bevölkerung[1]. Der Ursachenkomplex für Veränderungen im Gesundheitswesen kann in drei große Gruppen unterteilt
werden:
- Fortschritte in der medizinischen Wissenschaft und Technik,
- Änderung des Krankheitspanoramas der Bevölkerung,
- Änderung der politischen Zielsetzung im Gesundheitswesen.
Die Veränderungen im Gesundheitsbewußtsein der Bevölkerung können
aufgrund folgender Faktoren entstehen:
- Erwartungen und Ansprüche an Lebensstandard und -qualität,
- soziale Verbesserungen,
- Veränderung der Lebensbedingungen.
Da das Gesundheitsbewußtsein der Bevölkerung und die Veränderungen
im Gesundheitswesen voneinander abhängig sind, bietet es sich an,
diese beiden Gruppen gemeinsam zu untersuchen. So tragen z.B. die
sozialen Verbesserungen zu einer Änderung des Krankheitspanoramas
bei, denkt man etwa an arbeitsspezifische Krankheiten und dergleichen. Auch richten sich die Erwartungen und Ansprüche an die Lebensqualität nach den Möglichkeiten, die die Medizin aufgrund des
technischen Fortschritts bietet. Weiterhin können Veränderungen
der Lebensbedingungen zu einer Änderung der politischen Zielsetzung
im Gesundheitswesen und umgekehrt führen. Aufgrund der Wechselwirkungen dieser beiden Gruppen werden sie nicht unabhängig voneinander betrachtet, sondern zusammengefaßt zu den Punkten:
1. technischer und wissenschaftlicher Fortschritt in der Medizin,
2. Wandel des Krankheitspanoramas,
3. Änderung des Zielkatalogs im Gesundheitswesen.

4.1. Technischer und wissenschaftlicher Fortschritt in der Medizin

Die technischen und wissenschaftlichen Fortschritte in der Medizin
waren in den letzten Jahrzehnten enorm. Das führte zu einer wesent-

---

[1] Die Aufgliederung dieser beiden Größen geschieht in Anlehnung an den Aufsatz von
Bauhofer, F.A.: Ursachen für Strukturveränderungen des Bedarfs, der Nachfrage
und des Angebots an medizinischen Leistungen. In: Arzt und Krankenhaus, Heft 5,
1976, S. 10-16, insbes. S. 12 und S. 14.

lichen Erweiterung der Behandlungsmöglichkeiten, aber auch zu
einer steigenden Erwartungshaltung der Bevölkerung. Die Nutzbar-
machung der Technik und die wissenschaftliche Forschung trugen dazu bei, Krankheiten früher und besser zu diagnostizieren, die Überlebenswahrscheinlichkeit der Menschen zu erhöhen und dadurch deren
Lebensqualität zu steigern. Es ist jedoch recht schwierig, die zukünftigen Fortschritte der Medizin und die daraus resultierenden
Auswirkungen zu bestimmen. So reicht die Spannbreite der Möglichkeiten von Fortschritten in der Medizin von solchen Fortschritten,
"die die Gesundheit verbessern oder die Behandlung von Krankheiten
ohne Inanspruchnahme eines Arztes ermöglichen, bis zu den Fortschritten, die eine Verlängerung des Lebens erlauben, aber fort-
laufend ärztliche Leistungen erfordern."[1] Zudem ist ein Auseinan-
derklaffen zwischen den aus den technischen und wissenschaftlichen
Fortschritten in der Medizin entstandenen Möglichkeiten der Diagnose und Behandlung und den aus ökonomischen und logistischen Gründen angewandten Diagnosen und Behandlungen zu verzeichnen. So fehlt
zur Durchführung komplizierter und technisch aufwendiger Reihen-
untersuchungen die vom ökonomischen und organisatorischen Stand-
punkt aus gesehene Arbeitsteilung und Automatisierung der Labora-
toriumstechnik[2]. Gerade diese Argumentation führte zu einer heftig
geführten Kontroverse[3]. So seien keine eindeutigen Indizien dafür
gegeben, daß aufgrund des medizinischen Fortschritts ein Rückgang
der Krankheitshäufigkeit bzw. eine Verbesserung des Gesundheitszustandes stattgefunden hätte. Ohne nach der Wirkung von Apparaten
und Medikamenten zu fragen würden diese sich aufgrund ihres Vor-
handenseins zur Anwendung aufdrängen. Auch würde die Vielfalt und
Kompliziertheit der Technik zu einer Desorientierung des Patienten
führen und weniger Möglichkeiten bieten, auf seine psycho-sozialen
Bedürfnisse einzugehen.

Aufgrund der recht großen Unsicherheit in der medizinisch-technischen Entwicklung sei eine Nachfragesteigerung für ein 5-Jahres-
Intervall von +1,0 % angenommen.

---

[1] McKinsey & Co., Inc., a.a.O., S. 28.

[2] Vgl. Bauhofer, F.A., a.a.O., S. 14.

[3] Vgl. zur Kritik am "medizinischen Fortschritt" Eichner, H.: Gesundheitsvorsorge und Krankheitsfrüherkennung, Teil 1: Bestandsaufnahme. WIdO-Materialien Bd. 4,
hrsg. vom Wissenschaftlichen Institut der Ortskrankenkassen, Bonn 1979, insbes.
S. 21-24.

4.2. Wandel des Krankheitspanoramas

Ein weiterer wichtiger Faktor ist die Schwerpunktverlagerung innerhalb der einzelnen Krankheitsgruppen[1]. So besaßen im Jahre 1927 die Infektionskrankheiten mit rd. 20 % den Hauptanteil an der Gesamtsterblichkeit in der Bundesrepublik Deutschland. Die Herz-, Gefäß- und Kreislaufkrankheiten hatten 1927 einen Anteil an der Gesamtsterblichkeit von rd. 15 %, gefolgt von der Krankheitsgruppe der bösartigen Neubildungen mit rd. 12 %. Die sog. unnatürlichen Todesursachen bildeten 1927 mit rd. 5 % Anteil an der Gesamtsterblichkeit das Schlußlicht. Dieses Bild änderte sich bis zum Jahre 1977 grundlegend. 1977 dominierten die Herz-, Gefäß- und Kreislaufkrankheiten klar mit rd. 46 % Anteil an der Gesamtsterblichkeit. Die bösartigen Neubildungen nahmen 1977 schon mit rd. 20 % den 2. Platz ein, gefolgt von den sog. unnatürlichen Todesursachen mit rd. 14 %. Die Infektionskrankheiten machten 1977 nur noch rd. 4 % aus.

Tabelle 30: Anteil an der Gesamtsterblichkeit nach ausgewählten Todesursachen

Todesursache	1927	1977
Infektionskrankheiten einschl. Tuberkulose u. Pneumonie	20 %	4 %
Herz-, Gefäß- und Kreislaufkrankheiten	15 %	46 %
Bösartige Neubildungen	12 %	20 %
Sog. unnatürliche Todesursachen	5 %	14 %
Summe der Anteile an der Gesamtsterblichkeit	52 %	84 %

Entnommen aus: Presse- und Informationsamt der Bundesregierung (Hrsg.): Gesellschaftliche Daten 1979. Reihe: Berichte und Dokumentation, Bd.20, Bonn 1979, S. 36.

Diese Daten zeigen den Wandel des Krankheitspanoramas vom akuten infektiösen Geschehen zu chronischen, pathologisch-degenerativen Veränderungen auf. Dies "bedingt zwangsläufig eine enorme Zunahme der medizinischen Leistungen, da viele dieser Erkrankungen noch dazu meist in den höheren Altersgruppen auftreten."[2]

---

[1] Berechnungen für den Zeitraum 1952 bis 1979 für den Indikator 'Verlust an mittlerer Lebenserwartung' finden sich bei Geißler, U.: Verlust an Lebensjahren: ein neuer Gesundheitsindikator. In: Medizin Mensch Gesellschaft, 5. Jg. 1980, S. 111-118.

[2] Bauhofer, F.A., a.a.O., S. 15.

Die Erhöhung der Lebenserwartung und die damit einhergehende Verschiebung des Altersaufbaus der deutschen Wohnbevölkerung hat sicherlich mit dazu beigetragen, daß den chronischen Krankheiten immer mehr eine dominierende Rolle im Spektrum der Krankheitsgruppen zufiel. Sieht man jedoch von der Veränderung der genetischen und demographischen Faktoren ab, so ist die Entwicklung "im Grunde nur durch zunehmenden Einfluß gesundheitsschädigender Verhaltensweisen und Lebensbedingungen zu erklären."[1]

Somit kann festgestellt werden, daß der Wandel des Krankheitspanoramas nicht zu einer Entlastung des Gesundheitswesens führt; im Gegenteil: für die Zukunft muß aufgrund der aufgeführten Fakten mit erhöhten Anforderungen an das Gesundheitswesen gerechnet werden. Diese Nachfragesteigerung soll für jeweils 5 Jahre bei +1,0 % liegen.

4.3. Änderung des Zielkatalogs im Gesundheitswesen

Noch zu Beginn des 20. Jahrhunderts konnte die caritative Pflege von Kranken und die Behandlung akuter Erkrankungen als eines der Hauptziele des Gesundheitswesens genannt werden. Aufgrund der technischen und wissenschaftlichen Fortschritte in der Medizin wurde ein weiteres Ziel in den Zielkatalog des Gesundheitswesens hinzugefügt; es handelt sich hierbei um die Möglichkeiten der Prävention, der Früherkennung und der Rehabilitation. So trat im Laufe der Zeit ein Wandel im Zielkatalog des Gesundheitswesens auf: "Der Wandel von der reinen Wächterfunktion des öffentlichen Gesundheitsdienstes zur Erstellung von Dienstleistungen, die Betonung von Verhütung, Früherkennung und Rehabilitation sind das wesentliche Kennzeichen dieser Konzeptänderung, eine Tatsache, die sicher zu Strukturveränderungen in Bedarf, Nachfrage und Angebot an medizinischen Leistungen beitragen wird."[2] So werden Maßnahmen gefordert, die dazu führen, daß Erkrankungen verhindert werden bzw. zu einem möglichst frühen Zeitpunkt erkannt werden und sich nicht zu chronischen Krankheiten ausweiten können, deren Heilung kaum möglich ist[3].

---

[1] Helberger, Ch.: Soziale Indikatoren für das Gesundheitswesen der BRD. In: Allgemeines Statistisches Archiv, Bd. 1/1976, S. 29-63, hier S. 59.

[2] Bauhofer, F.A., a.a.O., S. 16.

[3] Vgl. Eichner, H.: Gesundheitsvorsorge und Krankheitsfrüherkennung, Teil 1: Bestandsaufnahme, a.a.O., S. 24f.

Diese Forderungen ergeben sich auch aus dem offenkundigen 'Fehlverhalten der Bevölkerung'. Hierunter sind falsche Ernährungsgewohnheiten, Mißbrauch von Alkohol und Tabak, Drogenkonsum, Bewegungsmangel sowie die hohe Zahl der Verkehrsunfälle zu verstehen[1]. So seien die Errungenschaften der Medizin der letzten 40 Jahre - nach Meinung amerikanischer Epidemiologen - "allein durch das Verhalten der Bevölkerung beim Umgang mit Tabak aufgewogen worden"[2]. Bauhofer schreibt im Zusammenhang mit der erschreckend hohen Zahl von Verkehrsunfällen von der "Seuche unseres Jahrhunderts"[3].

Dies zeigt wie wichtig die Prävention im Gesundheitssystem geworden ist, wobei der Begriff 'Gesundheitsvorsorge' die Zielsetzung beinhaltet, "Maßnahmen zu entwickeln, einzuleiten und durchzuführen, die die Erhaltung der Gesundheit bewirken und die Wahrscheinlichkeit des Auftretens von Krankheit verringern."[4] Neben der Gesundheitsvorsorge[5], die ja ein mögliches Auftreten von Erkrankungen verhindern soll, steht die Früherkennung von Krankheiten[6]. Hierbei sollen durch regelmäßige Untersuchungen die Kranken und Krankheitsverdächtigen früher erfaßt und somit einer Erkrankung in einem möglichst frühen Stadium begegnet werden[7]. Die Bedeutung solcher regelmäßigen Untersuchungen wurde durch die Aufnahme der Krankheitsfrüherkennungsuntersuchungen in den Leistungskatalog der gesetzlichen Krankenversicherung in der Bundesrepublik zum 1.7.1971 deutlich[8]. So besaßen im Jahre 1972 Frauen von Beginn des 30. und Männer von Beginn des 45. Lebensjahres an jährlich Anspruch auf bestimmte

---

[1] Vgl. Beske, F:Gesundheitswesen, Gesundheitspolitik und Wissenschaft. Antrittslesung an der Medizinischen Hochschule Lübeck am 15. Mai 1974. In: Pharma Dialog Nr. 30, hrsg. vom Bundesverband der Pharmazeutischen Industrie,1974, S. 8.

[2] Beske, F.: Gesundheitswesen, Gesundheitspolitik und Wissenschaft, a.a.O., S.8.

[3] Bauhofer, F.A., a.a.O., S. 15.

[4] Eichner, H.: Gesundheitsvorsorge und Krankheitsfrüherkennung, Teil 1: Bestandsaufnahme, a.a.O., S. 28.

[5] Zu der Auseinandersetzung um die Einführung der Gesundheitsvorsorge vgl. Gerlach, K.: Sozialpolitische Überlegungen zur Gesundheitsvorsorge in der BRD. In: Öffentliches Gesundheitswesen, Heft 35/1973, S. 8-14.

[6] Vorsorge wird auch als primäre Prävention und Krankheitsfrüherkennung als sekundäre Prävention bezeichnet; vgl. hierzu Knoblich, I.: Die Krankheitsfrüherkennung in der ambulanten Versorgung, Berlin (West) 1978, S. 19f.

[7] Vgl. Eichner, H.: Gesundheitsvorsorge und Krankheitsfrüherkennung, Teil 1: Bestandsaufnahme, a.a.O., S. 97.

[8] Zur geschichtlichen Entwicklung der Präventivmedizin siehe Gilderdale, S. und Holland, W.W.: Die Entwicklung der Präventivmedizin in der westlichen Welt.In: Handbuch der Sozialmedizin, Bd. II, hrsg. von M. Blohmke et al., Stuttgart 1977, S. 473-481.

Krebsfrüherkennungsuntersuchungen. Für Kinder in den ersten vier
Lebensjahren gibt es acht kostenlose Früherkennungsuntersuchungen.
Im Laufe der Zeit wurde das Spektrum der möglichen Untersuchungen
ausgeweitet sowie die Altersgrenze, die zur kostenlosen Inanspruchnahme der Untersuchungen erreicht werden mußte, gesenkt. So hatten
im Jahre 1981 Frauen von Beginn des 20. Lebensjahres an einen Anspruch auf eine jährliche Untersuchung zur Krebsfrüherkennung. Die
Inanspruchnahme der Früherkennungsuntersuchungen ist jedoch, mit
Ausnahme bei Kindern, noch recht gering[1].

<u>Tabelle 31:</u> Inanspruchnahme der Früherkennungsuntersuchungen in %
der Berechtigten der gesetzlichen Krankenversicherungen

Jahr	Kinder	Frauen	Männer
1972	53,55	26,49	10,78
1973	61,10	*	12,65
1974	64,34	31,41	14,41
1975	68,14	35,10	16,56
1976	74,29	35,27	16,12

*nicht angegeben.

Entnommen aus: Heidrich, P.: Inanspruchnahme der gesetzlichen Früherkennungsmaßnahmen. In: Die Betriebskrankenkasse, 4/1978, S. 166-167.

Aus dem Zahlenmaterial der Tabelle 31 wird unmittelbar deutlich,
daß bei steigender Aufklärung der Bevölkerung und bei wachsendem
Gesundheitsbewußtsein der Gesellschaft in bezug auf Krankheitsfrüherkennungsuntersuchungen eine größere Inanspruchnahme des Gesundheitswesens zu erwarten ist. Es wird angenommen, daß der Nachfrageeffekt für jeweils 5 Jahre +1,0 % betrage.

---

[1] Zu den ökonomischen Aspekten der Prävention siehe Schicke, R.K.: Präventiv-
Medizin: Kosten und Nutzen. Schriftenreihe des Hartmannbundes, Bonn-Bad Godesberg 1977.

5. Zusammenfassung der Einflußfaktoren

In den vorangegangenen Punkten sind die Faktoren, die möglicherweise einen Einfluß auf den Gesundheitszustand einer Bevölkerung
besitzen, ausführlich behandelt worden. Die Ergebnisse der Untersuchungen, d.h. ob und wie stark gegebenenfalls die Auswirkungen
der Faktoren sind, variieren erheblich. So sind beispielsweise
die Auswirkungen der demographischen Einflußfaktoren diejenigen,
deren Quantifizierung recht zuverlässig ist, wohingegen die Resultate der sonstigen Faktoren, wie etwa die Fortschritte der Medizin, schwer abzuschätzen sind. Die Untersuchung des Faktors
'Einkommensniveau der Bevölkerung' wiederum ergab, daß dort kein
direkter Einfluß zu verzeichnen ist.

Zusammenfassend kann festgestellt werden, daß es möglich war, die
Auswirkungen fast aller Einflußfaktoren empirisch zu belegen. Die
gegenseitige Abhängigkeit der Einflußfaktoren konnte nicht immer
berücksichtigt werden. Es wird jedoch angenommen, daß die Summe
aus Nachfragesteigerung und Nachfrageminderung aufgrund von z.B.
Multiplikatoreffekten oder anderen Interdependenzen gleich Null
ist.
Aufgrund der vorangegangenen Analysen, Überlegungen und Annahmen
wurden die Einflüsse der untersuchten Faktoren quantifiziert. Hierbei muß nochmals betont werden, daß es weniger darum ging, die genaue Höhe eines Einflußfaktors zu bestimmen, sondern es vielmehr
darauf ankam, festzustellen, ob ein Einfluß vorhanden ist und,
falls ja, in welcher Höhe etwa die Auswirkung anzunehmen ist. Dies
bedeutet, daß mit solch einer Quantifizierung lediglich eine Trend-
richtung aufgezeigt werden kann, die aber auch keinen Anspruch besitzt, für den betrachteten Zeitraum hinweg gültig zu sein. Mit
dieser Quantifizierung wird jedoch die Aussagefähigkeit der Arbeit
dahingehend gesteigert, als daß die Nachfrage nach medizinischen
Leistungen nicht als konstant angenommen wird. Diese Vorgehensweise findet sich auch in den in Abschnitt 2 des Kapitels III dargestellten Arbeiten. Im Vorgriff auf diese noch zu besprechenden
Arbeiten (S. 116-129) kann festgestellt werden, daß diese Arbeiten
auch aufgrund qualitativer und quantitativer Argumentation die
Nachfrage nach medizinischen Leistungen (d.h. die Zahl der Ärzte,
Zahnärzte und Apotheker) seitens der Wohnbevölkerung als nicht

konstant annehmen. So werden in der Arbeit vom Wissenschaftsrat[1]
zwar eine Reihe Faktoren genannt, die als nicht konstant bzgl.
der Nachfrage nach medizinischen Leistungen anzusehen sind; die
Varianz dieser Faktoren wird jedoch nicht angegeben. Koller[2] et al.
argumentieren teilweise anhand von Zeitreihen, die belegen, daß
der Bedarf an Ärzten in der Vergangenheit stetig gewachsen ist
und bauen diese Erfahrung in ihren Modellannahmen ein. In den Arbeiten von McKinsey & Co.[3] und Specht[4] finden sich in hohem Maße
statistische Methoden, wie etwa Regressionsrechnungen. Anhand
solcher Regressionsrechnungen werden eine Reihe von Faktoren untersucht und deren Einfluß auf die Nachfrage nach medizinischen
Leistungen quantifiziert.   Ein großer Nachteil dieser Vorgehensweise, insbesondere der von McKinsey & Co.,ist die hohe Inter-
vallbreite des festgestellten Einflusses bestimmter Größen. So besitzt etwa ein Faktor, der u.a. vermehrte psychische Belastungen
beinhaltet, eine Nachfragesteigerung bis zum Jahre 2000 von 15-30 %.
Solche Intervallbreiten von bis zu 100 % besitzen viele der untersuchten Faktoren und führen m.E. nicht zu einer Steigerung der Aussagekraft der Untersuchung.
In der hier vorliegenden Arbeit wurde wegen der oben genannten
Gründe auf umfangreiche regressionsanalytische Berechnungen verzichtet, vielmehr wurden anhand umfangreichen Datenmaterials und
Plausibilitätsüberlegungen Wirkungenzusammenhänge bzgl. einer möglichen erhöhten Inanspruchnahme von Leistungen des Gesundheitswesens dargestellt. Nicht die Höhe der Wachstumsfaktoren steht pri-
mär zur Diskussion, sondern die daraus resultierenden Ergebnisse
auf der Basis **alternativer** Bevölkerungsentwicklungen! Die Quantifizierung der Einflußfaktoren soll noch einmal kurz im Zusammenhang dargestellt werden. Die hierbei angenommenen Veränderungen der
Nachfrage nach Leistungen des Gesundheitswesens gelten für jeweils
ein 5-Jahres-Intervall, d.h. alle 5 Jahre verändert sich die Nachfrage um einen bestimmten Prozentsatz. Der Vorausschätzungshori-
zont ist das Jahr 2030.

---

[1] Vgl. S. 118 f. dieser Arbeit.
[2] Vgl. S. 120 f. dieser Arbeit.
[3] Vgl. S. 122 f. dieser Arbeit.
[4] Vgl. S. 123 ff. dieser Arbeit.

(1) Demographische Faktoren
  - Altersstruktur
    Es wird angenommen, daß die Nachfrage nach Leistungen des
    Gesundheitswesens aufgrund der beschriebenen Altersstruktur-
    effekte +3,0 % beträgt.
  - Geschlechtsstruktur
    Die Veränderungsrate aufgrund der Geschlechtsstruktur der
    Bevölkerung soll +1,0 % betragen.
Die Veränderung der Nachfrage nach Leistungen des Gesundheitswesens soll aufgrund der demographischen Faktoren für die jeweils hier zu betrachtenden 5-Jahres-Intervalle +4,0 % betragen. Bei der Variante 1 der Bevölkerungsvorausschätzung wird
aufgrund der stark schrumpfenden Bevölkerung eine 5-Jahres-
Wachstumsrate von +5,0 % angenommen.

(2) Sozio-ökonomische Faktoren
  - Haushalts- und Familienstruktur
    Dieser Faktor soll einen positiven Nachfrageeffekt von +1,0 %
    besitzen.
  - Siedlungsstruktur
    Die Annahme lautet hier, daß die Siedlungsstruktur der Be-
    völkerung eine Nachfragesteigerung von +0,5 % bewirkt.
  - Bildungsniveau
    Die Entwicklung des Bildungsniveaus der Bevölkerung führe
    zu einer Nachfragesteigerung von +1,5 %.
  - Einkommensniveau
    Ein Nachfrageeffekt aufgrund des Einkommensniveaus der Bevöl-
    kerung sei nicht zu ermitteln.
Die Einflüsse der sozio-ökonomischen Faktoren sollen nunmehr
insgesamt für ein 5-Jahres-Intervall eine Nachfragesteigerung
von +3,0 % besitzen.

(3) Sonstige Faktoren
  - Technischer und wissenschaftlicher Fortschritt in der Medizin
  - Wandel des Krankheitspanoramas
  - Änderung des Zielkatalogs im Gesundheitswesen
Jeder dieser Faktoren, so lautet hier die Annahme, besitzt
einen Nachfrageeffekt von je +1,0 %. Somit bedingen die sonsti-
gen Faktoren eine Nachfragesteigerung von insgesamt +3,0 %.

Zusammengefaßt wird für die Simulationsrechnung angenommen, daß die
Steigerung der Nachfrage nach Leistungen des Gesundheitswesens
für ein 5-Jahres-Intervall +10,0 % für die Alternativen II und III
der Bevölkerungsvorausschätzung und +11,0 % für die Alternative I
beträgt[1].

---

[1] Das Deutsche Krankenhausinstitut geht in seiner Studie über die personellen
und finanziellen Entlastungsmöglichkeiten im Krankenhausbereich von der Er-
wartung ähnlich hoher Wachstumsraten für die Gesamtnachfrage nach medizinischen Leistungen aus. "Für die Zukunft wird damit gerechnet, daß die Gesamtnachfrage nach medizinischen Leistungen weiter ansteigt. Bis zum Jahre 2000
wird ein Anstieg um 50 bis 60 % prognostiziert." Zitiert aus: Deutsches
Krankenhausinstitut: Untersuchungen über die personellen und finanziellen
Entlastungsmöglichkeiten der Krankenhausversorgung durch Differenzierung der
Krankenhausaktivitäten nach vollstationärer und semistationärer Versorgung.
Hrsg. vom Bundesminister für Arbeit und Sozialordnung. Bonn 1978, S. 8.

III. Stand, Struktur und Entwicklung der Berufe im Gesundheits-
     wesen sowie der Krankenhausbetten

1. Einleitung

Ziel dieses Kapitels ist die Analyse des Bestandes und die Vorausschätzung der Entwicklung von Berufen im Gesundheitswesen. Es
werden zwei Gruppen von Berufen gebildet: die erste Gruppe umfaßt
die akademischen Berufe im Gesundheitswesen, d.h. die Ärzte in
freier Praxis, Krankenhausärzte, Zahnärzte und Apotheker; in der
zweiten zu betrachtenden Gruppe befinden sich die im Krankenhaus
Beschäftigten. Dazu gehört das Krankenpflegepersonal, das medizi-
nisch-technische Personal, die Krankengymnasten, Masseure und medizinischen Bademeister, das Verwaltungs- und Wirtschaftspersonal
sowie die Hebammen.
Der Grund für die Aufteilung der Berufe in zwei Blöcke war neben
dem Kriterium des Hochschulstudiums auch der, daß bei einer Bedarfsschätzung nicht nur Annahmen über zukünftige Bevölkerungsentwicklungen zu stellen sind, sondern darüber hinaus im Bereich
des Krankenhauses auch Annahmen über Verweildauer, Bettenausnut-
zungsgrade, Bettenversorgungsgrade möglich sind. Darüber hinaus
ist in der Literatur[1] eine teilweise heftig geführte Diskussion
über Ärzteprognosen zu finden, jedoch kaum eine Veröffentlichung
über die Entwicklung des Krankenpflegepersonals in Sonderkrankenhäusern unter besonderer Berücksichtigung alternativer Bevölkerungsentwicklungen.
Somit besteht der Schwerpunkt dieses Kapitels darin, modellhaft
den zukünftigen Bedarf an im Gesundheitswesen Tätigen und die sich
daraus ableitende Nachfrage zu prognostizieren[2]. Modellhaft des-
wegen, da hier nicht nur eine Bevölkerungsentwicklung dargestellt
wird, sondern verschiedene Bevölkerungsentwicklungen behandelt werden.

Neben den Annahmen über mögliche zukünftige Bevölkerungsentwicklungen (Kap. I) wurden in Kapitel II der Arbeit Faktoren besprochen,

---

[1] Siehe hierzu Bussche, R. van den; Krähe, H.: Der Numerus Clausus in der Medizin.
Daten, Entwicklungszusammenhänge und Analyse. In: Kommunikation - Sonderheft
"Beiträge zur Bildungsplanung", 1970, S. 15-38.

[2] Auf die Begriffe 'Bedarf' und 'Nachfrage' wird in Abschnitt 4.3. dieses Kapitels
noch näher eingegangen werden.

die den Gesundheitszustand einer Bevölkerung beeinflussen können
und somit auch Einfluß nehmen auf die Inanspruchnahme der Leistungen des Gesundheitswesens. Die Ergebnisse der Kapitel I und II
werden in diesem Teil der Arbeit dazu verwendet, den Bestand der
verschiedenen Berufe bis zum Jahre 2030 vorauszuschätzen. In Variante 1 ist die einzige Einflußgröße, die den Bedarf determiniert,
die Bevölkerungsgröße der jeweiligen Bevölkerungsentwicklung (AI,
AII, AIII). In Variante 2 wird darüber hinaus der Wachstumsfaktor,
der in Kapitel II gebildet worden ist, berücksichtigt, wiederum für
jede der drei Bevölkerungsentwicklungen.

Das Kapitel III gliedert sich in sechs Teile. Zuerst wird in Abschnitt 2 ein Überblick der zu dieser Thematik erschienenen Literatur gegeben. Im Anschluß daran werden in Abschnitt 3 die Berufsarten im Gesundheitswesen sowie deren Bestände beispielhaft für
das Jahr 1978 ausführlich dargestellt sowie ein internationaler
Vergleich mit einzelnen Berufen im Gesundheitswesen durchgeführt.
Abschnitt 4 beinhaltet eine Erläuterung der Vorgehensweise bei der
Bedarfs- und Nachfrageschätzung sowie eine Beschreibung des bei
der Nachfrageschätzung verwendeten Datenmaterials. Daran anschlies-
send wird die Vorausschätzung der Entwicklung der akademischen Berufe im Gesundheitswesen bis zum Jahre 2030 durchgeführt. Dabei
wird zuerst die Entwicklung dieser Berufsgruppen während der Jahre
1952-79 beschrieben und analysiert. Danach findet die Vorausschätzung statt; für jeden Beruf getrennt nach Variante 1 und 2, jeweils für die drei Bevölkerungsentwicklungen. Um die Entwicklung
der Versorgung mit in Krankenhäusern Beschäftigten sinnvoll durchführen zu können (Abschnitt 6) bedarf es zuerst der Unterscheidung
nach Akut- und Sonderkrankenhäusern. Getrennt nach Krankenhaustyp
wird dann die Entwicklung dieser Berufsgruppen seit 1952/60 betrachtet. Da die Vorausschätzung auf der Grundlage der Relation
'planmäßige Betten je im Krankenhaus Beschäftigten' durchgeführt
wird, muß zuvor der Bettenbedarf der zwei Krankenhaustypen berech-
net werden. Auf der Basis der Bettenbedarfsrechnung wird dann die
Vorausschätzung der im Krankenhaus Beschäftigten durchgeführt,
getrennt nach Krankenhaustyp für die Varianten 1 und 2, jeweils
für die drei Bevölkerungsentwicklungen.

2. Überblick der zu dieser Thematik erschienenen Literatur

Im folgenden soll nun ein Überblick über die m.E. wichtigsten
Veröffentlichungen zum Thema der Ärzte-, Zahnärzte- und Apotheker-
prognosen gegeben werden, der jedoch keinen Anspruch auf Voll-
ständigkeit besitzt.

Die wohl umfassendsten Veröffentlichungen zu diesen Themen stellen die Arbeiten des Wissenschaftsrates[1] (1968), S. Koller et al.[2]
(1970), McKinsey & Co., Inc.[3] (1974), K.G. Specht et al.[4] (1976),
Höfner & Partner[5] (1976), sowie die Studien des Wissenschaftlichen
Instituts der Ortskrankenkassen[6] (1978) dar.

Darüber hinaus exstieren weitere Veröffentlichungen zu diesem Gebiet, die jedoch teilweise zu alt sind, wie etwa die Arbeiten von

---

[1] Vgl. Wissenschaftsrat: Empfehlungen des Wissenschaftsrats zur Struktur und
zum Ausbau der medizinischen Forschungs- und Ausbildungsstätten, o.O. 1968.

[2] Vgl. Koller, S. et al.: Zahl, Struktur und Nachwuchsbedarf der Ärzte. Ergebnisse der Volks- und Berufszählung 1961, ergänzt auf den Stand 1967;
hrsg. vom Bundesministerium für Jugend, Familie und Gesundheit, Bonn-Bad
Godesberg 1970.

[3] Vgl. McKinsey & Co., Inc.: Ausbildungsbedarf für Mediziner bis zum Jahre 2000.
Zusammenfassung der Untersuchungsergebnisse. In: Materialien zur Bildungs-
planung. Hochschulabsolventen im Beruf, Heft 1; hrsg. vom Bundesminister für
Bildung und Wissenschaft, Bonn 1974.

[4] Vgl. Specht, K.G. et al.: Die voraussichtliche Entwicklung von Angebot und
Bedarf an Zahnmedizinern bis zum Jahr 2000. In: Materialien zur Bildungsplanung, Heft 5; hrsg. vom Bundesminister für Bildung und Wissenschaft, Bonn
1976.

[5] Vgl. Höfner & Partner: Voraussichtliche Entwicklung des Angebots und Bedarfs
an Pharmazeuten unter Einbeziehung der pharmazeutischen Hilfsberufe bis zum
Jahr 2000. In: Materialien zur Bildungsplanung. Hochschulabsolventen im
Beruf, Heft 6; hrsg. vom Bundesminister für Bildung und Wissenschaft, Bonn
1976.

[6] Vgl. Lefelmann, G.; Geißler, U.: Das Ärzteangebot bis zum Jahre 2000, WIdO-
Schriftenreihe Bd. 2; hrsg. vom Wissenschaftlichen Institut der Ortskrankenkassen, Bonn 1978, sowie Lefelmann, G.: Das Zahnärzteangebot bis zum Jahre
2000, WIdO-Materialien Bd. 3; hrsg. vom Wissenschaftlichen Institut der Ortskrankenkassen, Bonn 1978.

A. Heim[1] (1961), K. Freudenberg[2] (1962), R. Nebel[3] (1962),
H. Riese[4] (1967) und J. Stockhausen[5] (1968).

Auf die Arbeiten von Krafft, Sanders, Straumann[6] (1971) sowie von
Alex et al.[7] (1972) soll nicht näher eingegangen werden, da in
beiden Arbeiten lediglich kurzfristige Prognosen durchgeführt werden (bis zum Jahre 1980), ebenso wie die Arbeit von Schwartz et
al.[8] (1977), die lediglich einen Prognosezeitraum von 13 Jahren
behandelt. Auch wird auf eine ausführliche Darstellung der Studie
von Beske, Rüschmann[9] (1978) verzichtet, da sie mit einer Trend-
extrapolation als Prognoseinstrument arbeiten (siehe dazu Abschnitt
4.1. dieses Kapitels).

---

[1] Vgl. Heim, A.: Ärztebedarf und ärztlicher Nachwuchs. Eine Vorausschätzung bis
1975. In: Deutsche medizinische Wochenschrift, 86. Jg., 1961, Nr. 30, S. 1439-
1446.

[2] Vgl. Freudenberg, K.: Gutachten über den voraussichtlichen Bedarf an ärztlichem
Nachwuchs. In: Stiftung zur Förderung der wissenschaftlichen Forschung über Wesen und Bedeutung der freien Berufe (Hrsg.): Der voraussichtliche Bedarf an
ärztlichem Nachwuchs, Köln-Berlin 1962.

[3] Vgl. Nebel, R.: Ärztebedarf. Eine Untersuchung über den erforderlichen Ersatzbedarf an Nachwuchsärzten. In: Stiftung zur Förderung der wissenschaftlichen
Forschung über Wesen und Bedeutung der freien Berufe (Hrsg.): Der voraussichtliche Bedarf an ärztlichem Nachwuchs, Köln-Berlin 1962.

[4] Vgl. Riese, H.: Die Entwicklung des Bedarfs an Hochschulabsolventen in der
Bundesrepublik Deutschland, Wiesbaden 1967.

[5] Vgl. Stockhausen, J.: Der Ärztebedarf bis zum Jahre 2000. In: Deutsches Ärzte-
blatt, Nr. 15, 1968, S. 843-852. Siehe hierzu auch Bundesärztekammer: Die
Aussichten im ärztlichen Beruf. Flugblatt an die Oberprimaner und Eltern.
Abgedruckt in: Ärztliche Mitteilungen, Nr. 5, 1961, S. 231-232.

[6] Vgl. Krafft, A.; Sanders, H.; Straumann, P. unter der Leitung von Widmaier, H.P.:
Der Zusammenhang zwischen sozio-ökonomischen Indikatoren und Beständen an Er-
werbspersonen nach Fachrichtungen unterschiedlichen Bildungsniveaus für die
Bundesrepublik Deutschland für 1961-1980, Regensburg 1971.

[7] Vgl. Alex, L. et al.: Angebot und Bedarf an hochqualifizierten Arbeitskräften
in der Bundesrepublik Deutschland bis 1980 - Arbeitskräftebilanz und Intensivanalyse. Schriftenreihe Hochschule 8; Hrsg.: Bundesministerium für Bildung und
Wissenschaft, München 1972.

[8] Vgl. Schwartz, F.W. et al.: Strukturelle und materielle Aspekte der zukünftigen
Versorgung. Hrsg.: Zentralinstitut für die kassenärztliche Versorgung. Köln
1977. Vgl. ebenso: Brenner, O.; Schwartz, F.W.: Der Bedarf an Ärzten in der
kassenärztlichen Versorgung 1978-1990. Hrsg.: Zentralinstitut für die kassenärztliche Versorgung, Köln 1978.

[9] Vgl. Beske, F.; Rüschmann, H.-H.: Zur Problematik von Personalprognosen im
Gesundheitswesen, Köln-Lövenich 1977.

Die bis zum Jahre 1970 erschienenen Ärzteprognosen werden in dem
Aufsatz von R.v.d. Bussche und H. Krähe: "Zur Prognose des Ärztebedarfs in der BRD seit 1960"[1] sowie in den Materialien aus der
Arbeitsmarkt- und Berufsforschung: "Untersuchungen zum Ärztebedarf"[2]
dargestellt und analysiert[3]. Im weiteren sollen nur die oben erwähnten, teilweise sehr detaillierten Arbeiten dargestellt werden.

Bei der Darstellung der Studien wird der Schwerpunkt auf der Beschreibung der Vorgehensweise der Untersuchungen liegen und nicht
auf einem Vergleich deren Ergebnisse[4], da aufgrund der unterschiedlichen Zielsetzungen, Aufbereitungsformen, Abgrenzungen und Zeitpunkte bzw. -intervalle ein Vergleich der Ergebnisse - gerade auch
im Zusammenhang mit der Zielsetzung der hier vorliegenden Arbeit -
nicht sinnvoll erscheint. So ist z.B. die Zielsetzung der meisten
hier dargestellten Arbeiten "der Bildungsplanung Beurteilungsgrund-
lagen für bildungspolitische Entscheidungen im Bereich des Gesundheitswesens"[5] zu geben. Die Intention dieser Arbeit liegt jedoch
nicht in der Aufstellung bildungspolitischer Zielgrößen, sondern in
der modellhaften Darstellung möglicher Verläufe unter der Setzung
unterschiedlicher Prämissen.

2.1. Die Untersuchungen des Wissenschaftsrats

Die im März 1968 vom Wissenschaftsrat vorgelegte Arbeit lautet:
"Empfehlungen des Wissenschaftsrats zur Struktur und zum Ausbau
der medizinischen Forschungs- und Ausbildungsstätten". Aus diesem
Titel läßt sich ersehen, daß sich diese Studie zu einem großen
Teil mit der Planung und Berechnung von Ausbildungskapazitäten

---

[1] Vgl.Bussche, R. van den ; Krähe, H.: Zur Prognose des Ärztebedarfs in der
BRD seit 1960. In: Volksholz, V. et al. (Hrsg.): Analyse des Gesundheitssystems, Frankfurt a.M. 1974, S. 341-367.

[2] Vgl. Gottsleben, V.: Untersuchungen zum Ärztebedarf. In: Materialien aus der
Arbeitsmarkt- und Berufsforschung, Nr. 32 /1971.

[3] Eine Stellungnahme zur Ärztezahlenentwicklung aus gewerkschaftlicher Sicht
geben: Albrecht, M.; Weinrich, G.: Stellungnahme zur 'Ärzteschwemme'. In:
Jahrbuch für kritische Medizin, Bd. 3, 1978, S. 8-13.

[4] Eine kurze Zusammenfassung hinsichtlich derErgebnisse der neueren Prognosen
für Ärzte, Zahnärzte und Apotheker bietet der Aufsatz von Grupp,R.: Entwicklung der Ärztezahl. In: Bundesarbeitsblatt 12/1978, S. 541-545.

[5] Specht, K.G. et al., a.a.O., S. XXV.

sowie Empfehlungen zur Struktur von Instituten und Kliniken be-
faßt. Weiterhin werden Empfehlungen für den Ausbau von Forschungs-
und Ausbildungsstätten sowie zum personellen Aufbau gegeben. Darüber hinaus stellt der Wissenschaftsrat die voraussichtliche Entwicklung für Ärzte und Zahnärzte bis zum Jahre 1991 dar. Dabei
geht er wie folgt vor: Aufgrund einer bestimmten Dichteziffer (Verhältnis von Einwohner zu Arzt) wird der Bedarf an Ärzten und Zahnärzten zu einem bestimmten zukünftigen Zeitpunkt errechnet. Um diesen Bedarf zu erreichen, muß eine bestimmte Zahl von Ärzten und
Zahnärzten in einem festzulegenden Zeitpunkt ihre Approbation ab-
legen und ins Erwerbsleben eintreten. Die Zahl an Ärzten und Zahnärzten, die hinzu kommen muß, um einen bestimmten Bestand aufgrund
der vorgegebenen Dichteziffer zu erhalten, wird Ersatznachfrage
genannt. Wird diese Dichteziffer variiert (in der Regel so, daß
das Verhältnis Einwohner zu Arzt günstiger, sprich: kleiner wird),
so tritt eine Bedarfszunahme ein, welche durch die Erweiterungsnachfrage gedeckt wird. Ersatznachfrage und Erweiterungsnachfrage
bilden somit die Gesamtnachfrage[1]. Um die Ersatznachfrage zu
schätzen, wird zunächst der Gesamtbestand der Ärzte mit Hilfe der
Sterbequoten fortgeschrieben. Dann wird die Zahl der Erwerbspersonen durch Multiplikation mit den altersspezifischen Erwerbsquoten ermittelt. Der Wissenschaftsrat stellt drei Modelle vor, die
mit jeweils unterschiedlichen Erwerbsquoten für Ärzte und Zahnärzte
arbeiten. Grund dieser verschiedenen Varianten war, daß die Erwerbsquoten von 1961, welche als Datenbasis dienten, sehr hoch waren und nicht ohne weiteres für die Zukunft übernommen werden konnten. Im Anschluß daran wird untersucht, wieviel Studenten ausgebil-
det werden müssen, um den festgestellten Bedarf zu decken. Kri-
tisch läßt sich noch folgendes in der Studie des Wissenschaftsrates
anmerken[2]: die den Bedarf beeinflussenden Komponenten, welche sich
ja auch in der Größe der verwendeten Dichteziffer niederschlagen,
werden nur global angeschnitten[3], jedoch nicht weiter verwendet. Sie
hätten jedoch eine argumentative Stütze für eine Variation des Verhältnisses 'Einwohner je Arzt' sein können.

---

[1] Vgl. Wissenschaftsrat, a.a.O., S. 379.

[2] Vgl. hierzu auch Gottsleben, V.: Untersuchungen um Ärztebedarf, a.a.O.,
S. 8.

[3] Vgl. Wissenschaftsrat, a.a.O., S. 96.

2.2. Die Untersuchung von S. Koller et al.

Eine weitere darzustellende Arbeit ist die im Auftrage des Bundesministeriums für Jugend, Familie und Gesundheit erschienene Studie von S. Koller et al.: "Zahl, Struktur und Nachwuchsbedarf der Ärzte". Die Studie von Koller basiert auf den Ergebnissen der Volks- und Berufszählung des Jahres 1961, wurde jedoch auf das Jahr 1967 ergänzt und umfaßt drei Teile. Im ersten Abschnitt wird der Stand und die Struktur der deutschen Ärzteschaft im Jahre 1961 dargestellt, der zweite beschäftigt sich mit der zeitlichen Entwicklung der Zahl und Struktur der Ärzteschaft. Der dritte Teil beinhaltet Vorausschätzungen des künftigen Nachwuchsbedarfs an Ärzten. Darin werden zwei Modellarten abgehandelt; zum einen das Bedarfsmodell, zum anderen das statistische Projektionsmodell[1]. Das Bedarfsmodell ist eine geschlossene Modellberechnung, welche von einer bestimmten Ausgangssituation, hier ist es die Volkszählung 1961, ausgeht, davon die natürlichen Abgänge durch Invalidität, Tod, Berufsaufgabe etc. ermittelt und den durch diese Abgänge notwendigen Ersatz, der zur Deckung der Ärztezahl notwendig ist, bestimmt. Zu diesem Ersatzbedarf wird der Ergänzungsbedarf hinzugerechnet, der sich durch das Wachstum[2] der Bevölkerung ergibt, will man die Ärztedichte, die in der Ausgangssituation herrschte, konstant halten. Soll in der Zukunft eine höhere Ärztedichte erreicht werden, so kommt ein Erweiterungsbedarf hinzu.

Für den Ersatzbedarf macht Koller drei Modellrechnungen, da er keine eindeutige Aussage über das Erwerbsverhalten der Mediziner machen will. Vorab sei schon hier darauf hingewiesen, daß zum Zeitpunkt der Koller-Studie noch keine detaillierte Altersstruktur der Mediziner, gegliedert nach Ärzten in freier Praxis, nach Krankenhausärzten sowie nach Ärzten, die nicht erwerbstätig sind, existierte. Dieser Mangel an Datenmaterial ist behoben. Im Jahre 1979 veröffentlichte die Bundesärztekammer erstmalig genaue alters- und geschlechtsspezifische Daten über ihre Mitglieder[3], auch in

---

[1] Vgl. Koller, S. et. al., a.a.O., S. 286.

[2] Ein möglicher Bevölkerungsrückgang wurde - ebensowenig wie in der Studie des Wissenschaftsrates - nicht in Betracht gezogen.

[3] Per Gesetz sind alle Ärzte Pflichtmitglieder in der Bundesärztekammer.

der Unterteilung, ob die Mediziner einer ärztlichen Tätigkeit
nachgehen oder nicht[1]. Dies reduziert das Problem der Festlegung
von ärztlichen Erwerbsquoten in erheblichem Maße.
Der Ergänzungsbedarf ergibt sich aus dem Wachstum der Bevölkerung.
Hierbei verwenden die Autoren für die Jahre 1961 bis 1964 die Daten aus den Statistischen Jahrbüchern; für die Daten ab 1965 wird
die Bevölkerungsvorausschätzung des Statistischen Bundesamtes verwendet.
In Bezug auf den Erweiterungsbedarf führen Koller et al. aus, daß
die Entwicklung der Vergangenheit gezeigt hat, "daß der Bedarf
an Medizinern in der Forschung, in den Krankenanstalten, den Al-
terspflegeheimen, der Verwaltung, der Bundeswehr usw. im Steigen
begriffen ist"[2]. Hierdurch untermauert er seine Annahme einer
"verstärkten Medizinerdichte"[3], die sich in einer Dichteziffer
von 625 Einwohner je Mediziner niederschlug[4]. Im Gegensatz zu dem
oben beschriebenen Bedarfsmodell gehen die statistischen Projek-
tionsmodelle nicht von Bedarfszahlen aus. Man kann dieses Modell
auch als Angebotsmodell bezeichnen. Hierbei werden Angebot und
Nachfrage unabhängig voneinander "gemäß ihrer zu vermutenden Entwicklung unter Berücksichtigung demographischer, bildungsstatisti-
scher und anderer Faktoren geschätzt und einander gegenübergestellt"[5]. Hierauf soll nicht näher eingegangen werden.
In der Zusammenfassung und dem Vergleich der Ergebnisse der Vorausberechnungen schreiben Koller et al., daß aufgrund der Vielfalt
der angestellten Berechnungen die Ergebnisse das Resultat der
großen Zahl der möglichen Fragestellungen sind und man als Antwort
modellmäßige Berechnungen erhält vom Charakter der 'wenn - dann'
Fragestellung[6,7].

---

[1] Vgl. Deneke, J.F.; Thust, W.: Die ärztliche Versorgung in der Bundesrepublik
Deutschland. Ergebnisse der Ärztestatistik zum 31. Dezember 1979. In: Deutsches
Ärzteblatt, 22/1980, S. 1467-1482, hier S. 1460.

[2] Koller, S. et al.,a.a.O., S. 297.

[3] Ebenda, S. 297.

[4] Am 6.6.1961 betrug die Medizinerdichte 654 Einwohner je erwerbstätigen Mediziner.

[5] Koller, S. et al., a.a.O., S. 379.

[6] Vgl. ebenda, S. 379.

[7] Siehe zur Koller-Studie auch Gottsleben, V.: Kollers Ärzteprognose aufgrund der
Volks- und Berufszählung von 1961. In: Materialien aus der Arbeitsmarkt- und
Berufsforschung, Nr. 11/1971.

2.3. Die Untersuchung von McKinsey & Co., Inc.

Im Jahre 1974 erschien die Untersuchung von McKinsey & Co., Inc.:
"Ausbildungsbedarf für Mediziner bis zum Jahr 2000". In Auftrag
gegeben wurde diese Studie vom Bundesminister für Bildung und
Wissenschaft. Sie gliedert sich in drei Teile. Während im ersten
Teil die Entwicklung der Nachfrage nach ärztlichen Leistungen
und im zweiten die Entwicklung des Angebots an Ärzten bis zum
Jahre 2000 aufgezeigt wird, stellt der dritte Abschnitt auf die
"Sicherstellung des Gleichgewichts" ab, d.h., es wird untersucht,
inwieweit die in den ersten zwei Teilen der Arbeit ermittelte
jährliche Studienanfängerzahl im Fach Humanmedizin im Zusammenhang mit der absehbaren Entwicklung der Zulassungszahlen im Fach
Humanmedizin erreicht werden kann[1].
Auf die Entwicklung von Angebot und Nachfrage soll nunmehr kurz
eingegangen werden.
Um die Entwicklung der Nachfrage nach ärztlichen Leistungen prognostizieren zu können, werden verschiedene Einflußfaktoren genannt
und diese in drei Gruppen zusammengefaßt. Der Einfluß dieser Grös-
sen wird dann quantifiziert. Im einzelnen sind dies demographische
Faktoren, sozio-ökonomische Faktoren und sonstige Entwicklungen
im Gesundheitswesen. In der Studie wird festgestellt, daß zwar aufgrund der relativen Überalterung der deutschen Wohnbevölkerung eine
Nachfrageerhöhung angenommen werden kann, diese jedoch aufgrund des
voraussichtlichen Bevölkerungsruckgangs[2] aufgefangen wird. Auch
wirkt sich der Rückgang des Frauenanteils nachfragemindernd aus.
Somit wird angenommen, daß aufgrund der demographischen Faktoren
"sich bis zum Jahre 2000 keine nennenswerten Nachfrageänderungen
ergeben"[3] werden. Als Einflüsse sozio-ökonomischer Art werden in
der Studie die Verstädterung (Nachfragesteigerung um 4 - 8 %), das
steigende Ausbildungsniveau (Nachfragesteigerung um 6 - 12 %) sowie andere Faktoren, etwa bestimmte Eßgewohnheiten, vermehrte psychische Belastungen (Nachfragesteigerung um 15 - 30 %) genannt.
Insgesamt wird eine Nachfragesteigerung aufgrund des Einflusses sozio-ökonomischer Faktoren in Höhe von 15 - 30 % angenommen. Die

---

[1] Vgl. McKinsey & Co., Inc., a.a.O., S. 52.

[2] Es wird die Bevölkerungsvorausschätzung des Statistischen Bundesamtes von 1972
verwendet.

[3] McKinsey & Co., Inc., a.a.O., S. 13.

dritte Größe, welche die Nachfrage nach ärztlichen Leistungen beeinflußt, sind die Entwicklungen im Gesundheitswesen, wie etwa
die Intensivierung der Vorsorge- und Früherkennungsmaßnahmen oder
etwa medizinische Fortschritte. Die Nachfragesteigerung dieser
Größe wird auf 20 - 45 % beziffert. Die Gesamtnachfragesteigerung
aller oben genannten Einflußgrößen wird mit 50 - 60 % ausgewiesen.
Hierbei ist anzumerken, daß die isolierte Betrachtungsweise dieser
drei Einflußgrößen nicht die Zusammenhänge zwischen ihnen berücksichtigt, denke man z.B. an den Zusammenhang zwischen Altersstruktur und die Inanspruchnahme von Vorsorge- und Früherkennungsmaßnahmen[1].

Das zukünftige Angebot an Ärzten richtet sich nach der Altersstruktur und dem Geschlecht des heutigen Bestandes, nach den Erwerbsquoten von Ärzten und der Sterblichkeit von Ärzten. Der in der Vergangenheit sehr hohe Anteil von erwerbstätigen Ärzten zum Gesamtbestand aller Erwerbstätigen war bedingt durch die freiberufliche
Tätigkeit und durch die Nachkriegsgeneration. Aufgrund der verbesserten Alterssicherung und durch den Trend zum Angestelltenverhältnis wird "ein schrittweiser Rückgang der Erwerbstätigkeit im Alter angenommen"[2]. Die Sterbequote der Ärzte wird als identisch mit
der der Gesamtbevölkerung angenommen. Die Autoren dieser Studie
sehen in der Zukunft auf der einen Seite eine Angebotssteigerung
von ärztlichen Leistungen aufgrund einer Produktivitätssteigerung,
die allerdings durch eine schrittweise Reduktion der augenblicklich
hohen Arbeitszeit der Ärzte kompensiert werden wird, so daß "die
Erhöhung des Angebots an ärztlichen Leistungen mit der Erhöhung der
Ärztezahl gleichzusetzen ist"[3].

2.4. Die Untersuchung von K.G. Specht et al.

Die nächste Arbeit, die hier kurz beschrieben werden soll, ist die
von K.G. Specht et al.: "Die voraussichtliche Entwicklung von Angebot und Bedarf an Zahnmedizinern bis zum Jahr 2000". Auch diese
Studie wurde im Auftrag des Bundesministers für Bildung und Wissen-

---

[1] Vgl. Tessaring, M.: Die Zukunft der Hochschulabsolventen. In: Materialien aus
der Arbeitsmarkt- und Berufsforschung, Heft 5 / 1977, S. 2.

[2] McKinsey & Co., Inc., a.a.O., S. 33.

[3] Ebenda, S. 47.

schaft zusammengestellt. Nachdem zuerst die empirischen Grund-
lagen der Untersuchung geschildert werden, wird die voraussichtliche Entwicklung der Bevölkerung, die der Zahnärzte und die zukünftigen Zahnärztedichten aufgezeigt. Zielhorizont ist jeweils
das Jahr 2000. Ausgangspunkt hierbei sind zwei Dichteziffern.
Eine Zahnärztedichte von 2000 Einwohnern je behandelnd tätigen
Zahnarzt wird als "Minimalversorgung"[1] angesehen und die Dichteziffer von 1700 Einwohnern je behandelnd tätigen Zahnarzt soll
für ein "gehobenes Versorgungsniveau"[2] stehen. Specht weist in
diesem Zusammenhang ausdrücklich darauf hin, daß die Festlegung
von Dichtziffern "letztlich auf einer normativen Entscheidung,
die nur zu einem Teil mit wissenschaftlichen Methoden abgesichert
werden kann"[3] beruht!
Bei der Prognose der Zahnärztedichte in der Bundesrepublik Deutschland wird zum einen die voraussichtliche Bevölkerungsentwicklung
dargestellt, zum anderen der Bestand an Zahnärzten fortgeschrieben.
Dabei werden die alters- und geschlechtsspezifischen Sterbewahrscheinlichkeiten sowie die alters- und geschlechtsspezifischen
Erwerbsquoten verwendet. Als Sterbetafel wird die des Jahres 1970/72
zugrundegelegt, da sich die Sterblichkeitsverhältnisse der Zahnärzte nicht von denen der deutschen Wohnbevölkerung unterscheiden.
Als Datenbasis für die Zahnärzteprognose wird der Bestand an Angehörigen des Zahnarztberufs im Jahre 1975 (31.12.1974) genommen. Da
in die Prognose nur die praktizierenden Zahnärzte eingehen können,
müssen "die infolge von Aufgabe der Berufstätigkeit nicht mehr
tätigen bzw. die berufsfremd tätigen Zahnärzte ... entsprechend
eliminiert werden"[4]. Dies soll durch die Anwendung alters- und geschlechtsspezifischer "Berufsausübungsquoten"[5] erfolgen. Im weiteren Verlauf der Arbeit werden ausführlich sowohl die Nachfrage-
effekte als auch die Angebotseffekte der normativen Zahnärztedichte
spezifiziert. Da die oben erwähnten Dichteziffern nur dann auf dem
gleichen Niveau verharren können, wenn auch der strukturelle Zusammenhang gleich bleibt, unterliegen diese Dichtziffern Veränderungen, wenn sich Angebot und Nachfrage - als struktureller Zu-

---

[1] Specht, K.G. et al., a.a.O., S.9.

[2] Ebenda, S. 9.

[3] Ebenda, S. 9.

[4] Ebenda, S. 22.

[5] Ebenda, S. 22.

sammenhang - ändern[1]. Dies führt zu Veränderungen der normativen
Zahnärztedichteziffer. Specht et al. führen nun die Größen auf,
die Nachfrage- bzw. Angebotseffekte auslösen können und quantifizieren diese.
Im einzelnen lassen sich folgende Faktoren auf der Nachfrageseite
nennen:
- Änderungen in der Bevölkerungsstruktur (Nachfragesteigerung um
  1 %);
- Wandel der Ausbildungsstruktur der Bevölkerung (Nachfragesteigerung um 4 %);
- Einflüsse gesundheitspolitischer Maßnahmen (Nachfragesteigerung
  zwischen 10 % und 15 %).
Insgesamt läßt sich ein aggregierter Nachfrageeffekt von 15 % bis
zu 20 % feststellen[2].

Zu den Faktoren, die das Angebot an zahnärztlichen Leistungen beeinflussen, zählen:
- Alters- und geschlechtsspezifische Änderungen bei den Zahnärzten
  mit einer Veränderungsrate von -1 %;
- der Wandel in der Arbeitszeit von Zahnärzten wird das Angebot um
  etwa 14 % bis 20 % reduzieren;
- der technische Fortschritt sowie der Wandel der Arbeitsproduk-
  tivität wird das Angebot um etwa 14 % bis 20 % erhöhen;
- aufgrund der Substitution von Labortätigkeiten der Zahnärzte
  kann das Angebot um 1 % gesteigert werden.
Somit kann der Angebotseffekt insgesamt um $\pm$ 6 % variieren[3].
Zum Schluß wird der Gesamteffekt der normativen Zahnärztedichte
und der zahnmedizinischen Versorgung der Bevölkerung in der Bundesrepublik Deutschland bis zum Jahre 2000 sowie deren Konsequenzen
für die Gestaltung der Ausbildungskapazität im Bereich der Zahnmedizin aufgezeigt.

Um nochmals die Problematik der Festlegung von Dichteziffern zu
zeigen, soll die Untersuchung von Gülicher, Gürtler und Lund[4] erwähnt werden. In dieser Arbeit werden für die Humanmediziner 16

---

[1] Vgl. Specht, K.G. et al., a.a.O., S. 9.

[2] Vgl. ebenda, S. 101.

[3] Vgl. ebenda, S. 145.

[4] Vgl. Gülicher, H.; Gürtler, H.; Lund, H.: Alternative Vorausschätzungen der Nachfrage nach Humanmedizinern, Zahnmedizinern und Apothekern in Nordrhein-Westfalen
für den Zeitraum 1971-1981. In: Beiträge zur Hochschulplanung, Strukturförderung
im Bildungswesen des Landes Nordrhein-Westfalen, Bd.8, Düsseldorf 1969, S. 71-80.

alternative Zieldichteziffern angegeben, angefangen von 500 Einwohner je Arzt bis hin zu 800 Einwohner je Arzt. Bei den Zahnmedizinern sind es sogar 22 alternative Zieldichteziffern. Sie variieren in einer Bandbreite von 1200 Einwohner pro Zahnarzt bis hin
zu 3400 Einwohner je Zahnarzt. Die 19 alternativen Zieldichteziffern bei den Pharmazeuten schwanken zwischen 2000 Einwohner pro
Apotheke und 3800 Einwohner pro Apotheke. Dieser Aufsatz ist ein
anschauliches Beispiel dafür, wie schwierig es ist, sachgerechte
und 'objektive' Dichteziffern zu bestimmen.

2.5. Die Untersuchung von Höfner & Partner

Die letzte der zu besprechenden Arbeiten ist die von Höfner & Partner: "Voraussichtliche Entwicklung des Angebots und Bedarfs an
Pharmazeuten unter Einbeziehung der pharmazeutischen Hilfsberufe
bis zum Jahr 2000". Die Studie erschien in der Reihe "Materialien
zur Bildungsplanung", deren Herausgeber der Bundesminister für
Bildung und Wissenschaft ist.
Der erste Teil der Arbeit beschreibt ausführlich die Ausgangssituation der Untersuchung hinsichtlich der verschiedenen Entwicklungen
in der Vergangenheit[1] sowie der verwendeten Datenbasis. Der Haupt-
teil beschäftigt sich mit der eigentlichen Prognose, d.h. der zukünftigen Entwicklung des Angebots und Bedarfs an Pharmazeuten
und an Angehörigen pharmazeutischer Hilfsberufe. Der methodische
Ansatz der Studie unterscheidet sich wesentlich von denen der vor-
herig beschriebenen Arbeiten. In diesen Arbeiten wurde jeweils die
zukünftige Entwicklung im Zusammenhang mit Dichteziffern vorausgeschätzt. Höfner & Partner gehen in der Untersuchung einen anderen
Weg, indem sie zuerst die voraussichtliche Entwicklung des Angebots
an Pharmazeuten sowie deren Hilfsberufe prognostizieren und diesem
Angebot dann 'bilanzmäßig' den voraussichtlichen Bedarf gegenüber-
stellen. Das voraussichtliche Angebot wird durch eine Fortschreibung des Bestandes mit Hilfe alters- und geschlechtsspezifischer
Sterbewahrscheinlichkeiten und zukunftsorientierter Erwerbswahr-
scheinlichkeiten ermittelt[2]. Dies geschieht länderspezifisch auf-

---

[1] Zur Berufsentwicklung des Apothekers siehe: Parmentier, K.: Der Apotheker.
Berufsentwicklung nach der Volks- und Berufszählung 1950 und 1961 und weiteren
statistischen Unterlagen. In: Materialien aus der Arbeitsmarkt- und Berufsforschung, Heft 27/ 1971.
[2] Vgl. Höfner & Partner, a.a.O., S. 4.

grund der regionalen Unterschiede in der gesundheitspolitischen
Infrastruktur. Das Gesamtangebot wird durch eine Summierung dieser
länderspezifischen Berechnungen ermittelt.
Von der Angebotsprognose unabhängig wird der voraussichtliche Bedarf
prognostiziert. Der Bedarf an Pharmazeuten in öffentlichen Apotheken
und in der Industrie "ist eine Funktion des Arzneimittelumsatzes."[1]
Die Bestimmungsfaktoren für den Personalbedarf in den pharmazeuti-
schen Tätigkeitsfeldern sind die nachfragespezifischen Einflußfak-
toren und die tätigkeitsspezifischen Einflußfaktoren. Letztere sind
Faktoren wie etwa gesetzliche Bestimmungen, Änderungen von Berufs-
bildern und Anforderungskriterien etc.[2]. Im weiteren Verlauf der
Studie wird ausführlich auf die verschiedenen nachfragespezifischen
Einflußfaktoren eingegangen und deren Apotheken-umsatzsteigernde
Wirkung quantifiziert. So geht etwa von den sozio-demographischen
Faktoren nur eine Umsatzsteigerung von etwa 5 - 7% aus, von der
Morbidität rund 20 % sowie etwa von den politischen Faktoren 24 -
38 %[3]. Insgesamt wird eine Umsatzsteigerung bis zum Jahre 2000 von
etwa 77 - 112 % errechnet.
Im letzten Abschnitt der Studie stellen die Autoren das Angebot und
den Bedarf an Pharmazeuten und an Angehörigen pharmazeutischer
Hilfsberufe in dem Prognosezeitraum gegenüber. Im Anschluß daran
werden die langfristig erforderlichen Kapazitäten für das Pharma-
ziestudium bestimmt, und zwar für drei alternative Studienkapazitäts-
annahmen, je nach der unterstellten Arbeitszeitstrukturvariante[4].

2.6. Die Untersuchungen des Wissenschaftlichen Instituts der Orts-
     krankenkassen

Im folgenden soll nun zuerst die Arbeit von Lefelmann, Geißler
zum Ärzteangebot bis zum Jahre 2000 beschrieben werden. Teil 1
dieser Studie stellt die Entwicklung des Ärzteangebots bis zum
Jahre 2000 dar. Hierbei wird auch das verwendete Modell beschrieben.
So setzt sich das künftige Ärzteangebot aus den zwei Gruppen 'Restbestand' und 'Neuangebot' zusammen. Beide Komponenten werden ihrer-
seits durch jeweils 6 Faktoren erklärt, die zum einen im Beschäfti-
gungssystem, zum anderen im Ausbildungssystem basieren.

---

[1] Höfner & Partner, a.a.O., S. 79.
[2] Siehe hierzu Höfner & Partner, a.a.O., S. 80, Darstellung Nr. 9.
[3] Vgl. ebenda, a.a.O., S. 105.
[4] Vgl. ebenda, a.a.O., S. 142.

Im einzelnen sind dies[1]:

- Eingabedaten/-variablen des Beschäftigungssystems
  . Anfangsbestand an Ärzten
  . Überlebenswahrscheinlichkeiten
  . Berufsausbildungsquoten
  . Leistungsumfang der Ärzte
  . Anteil an Ärzten in nicht-ärztlichen Berufen
  . Abwanderungsquote ausländischer Ärzte
- Eingabedaten/-variablen des Ausbildungssystems
  . Studentenbestand im Prognosebasisjahr
  . zukünftige Studienanfänger
  . Abbruchswahrscheinlichkeit (Erfolgswahrscheinlichkeit)
  . Studiendauer
  . Alter der Absolventen
  . Anteil der männlichen, weiblichen und ausländischen
    Absolventen an der Zahl der Absolventen insgesamt.

Von den hier genannten 12 Faktoren ist die Zahl der Studienanfänger die einzige, die im Prognosezeitraum <u>nicht</u> konstant gehalten wird. Die Werte der anderen - konstanten - Faktoren sollen "im Durchschnitt des Prognosezeitraums zum Tragen"[2] kommen. Insgesamt werden drei Modellvarianten gerechnet, d.h. ein maximales sowie minimales Ärzteangebot und ein "wahrscheinliches Ärzteangebot".

In Teil 2 der Studie werden Überlegungen zum zukünftigen Bedarf an Ärzten angestellt sowie einige Maßnahmen aus der sozial- und gesundheitspolitischen Bewertung der künftigen Ärzteentwicklung heraus, diskutiert. Die Frage nach dem sachlichen Bedarf an ärztlichen Leistungen basiert auf folgenden Indikatoren:

- demographische Veränderungen (hierdurch sei kein 'Mehrbedarf' an Ärzten begründbar)[3]
- Änderungen der Morbiditäts-und Mortalitätsstruktur der Bevölkerung
- Änderungen der kurativen und präventiven Interventionsmöglichkeiten
- Veränderungen der Leistungsfähigkeit der Ärzte
- spezifische Versorgungsengpässe oder -lücken.

---

[1] Vgl. Lefelmann, G.; Geißler, U.: Das Ärzteangebot bis zum Jahre 2000, a.a.O., S. 22.

[2] Ebenda, S. 22.

[3] Vgl. ebenda, S. 70.

Neben diesem sachlichen Bedarf wurden im weiteren auch bildungs-
und arbeitsmarktpolitische Aspekte sowie wirtschaftliche Gesichtspunkte diskutiert, auf die hier jedoch nicht näher eingegangen
werden soll[1].

Die zweite im Jahre 1978 vom Wissenschaftlichen Institut der Ortskrankenkassen veröffentlichte Studie zum Zahnärzteangebot bis zum
Jahre 2000 beschäftigt sich im Teil 1 mit einer Bestandsaufnahme
der zahnärztlichen Versorgung in der Bundesrepublik Deutschland;
Teil 2 beinhaltet das Prognosemodell und Annahmen sowie die Entwicklung des Zahnärzteangebots bis zum Jahre 2000. Das Prognosemodell ist in seinem Aufbau mit dem der Ärzteprognose verwandt. So
besitzt das Prognosemodell der Zahnärzteprognose 11 Eingabevariablen.
Hierbei wurde jedoch - im Vergleich zur WIdO-Ärzteprognose - stärkeres Gewicht auf die dynamische Betrachtungsweise gelegt. So werden neben den Studienanfängern "weitere Einflußfaktoren dynamisiert,
d.h. selbst als veränderlich im Prognosezeitraum angesehen"[2] Jedoch
kommt auch hier der Zahl der zukünftigen Studienanfänger eine
Schlüsselgröße zu, was zu drei unterschiedlichen Studienanfänger-
Variablen (pessimistische, mittlere und optimistische Variante)
führt[3].

Nachdem nun dargestellt worden ist, in welcher Art und Weise die
jeweiligen Untersuchungen durchgeführt worden sind, wird nun in
Punkt 3 der Arbeit die gegenwärtige Struktur der Berufe im Gesundheitswesen analysiert und beschrieben.

---

[1] Siehe hierzu Lefelmann, G.; Geißler, U., a.a.O., S. 71-79.

[2] Lefelmann, G.: Das Zahnärzteangebot bis zum Jahre 2000, a.a.O., S. 49.

[3] Vgl. ebenda, S. 9.

3. Die Berufe im Gesundheitwesen

Zuerst werden die Quellen beschrieben, aus denen das Datenmaterial
stammt. Daran schließt sich eine ausführliche Darstellung sämtli-
cher Berufe im Gesundheitswesen an. Grund dieser Analyse der Berufsstruktur ist es, einen Überblick über die Berufsarten zu erhalten. Hierbei werden die Beschäftigten besonders hinsichtlich des
Merkmals 'Im Krankenhaus tätig' untersucht. Die gleiche Unterteilung wird bei der Betrachtung des Bestandes an Ausbildungsschülern
im Gesundheitswesen getroffen. Des weiteren wird die geschlechtsspezifische Situation in den dargestellten Berufen beschrieben. Aufgrund dieser ausführlichen Analyse werden dann einzelne Berufe
sinnvoll zu Berufsgruppen zusammengefaßt. Die Zusammenfassung der
Berufe zu Berufsgruppen bildet dann die Grundlage für die in den
Abschnitten 5 und 6 dieser Arbeit durchgeführte Vorausschätzung der
Entwicklung der Berufe im Gesundheitswesen.

3.1. Herkunft des Datenmaterials

Um einen Überblick über die im Gesundheitswesen beschäftigten Personen zu erhalten, bieten sich die Veröffentlichungen des Statistischen Bundesamtes mit ihrem vielfältigen Datenmaterial als Grundlage an[1].

In der Fachserie 12 des Statistischen Bundesamtes wird jährlich
die Reihe 5: 'Berufe des Gesundheitswesens' und die Reihe 6: 'Krankenhäuser' veröffentlicht. Auf der Grundlage dieser beiden Reihen
wurden die Tabellen des folgenden Teils zusammengestellt. Daher
werden nun kurz diese zwei Reihen beschrieben.

Die Reihen 5 und 6 werden jährlich erhoben, der Stichtag ist der
31.12. eines jeden Jahres. Die in Berufen des Gesundheitswesens

---

[1] Die wichtigsten Quellen für Datenmaterial über demographische und sozial-medizi-
nische Gegebenheiten - 'Vital and Health Statistics' - sind nach B. Mikat die
Statistischen Behörden auf kommunaler, Länder- und Bundesebene. Die wichtigsten
dargestellten Statistiken für den Bereich 'Demographie und Medizin' sind demnach: 1. Volks- und Berufszählung, 2. Mikrozensus, 3. Eheschließungen, Geborene
und Sterbefälle, 4. Todesursachen, 5. meldepflichtige Krankheiten ..., 6. Heil-
und Pflegepersonen, 7. Krankenhäuser, 8. sonstige wichtige Gesundheitsstatisti-
ken; vgl. hierzu Mikat, B.: Demographie und Medizin. In: Handbuch der Sozialmedizin, Bd. I, hrsg. von Blohmke, M. et al., Stuttgart 1975, S. 380-399, insbes. S. 380 und S. 396f. Einen guten Überblick über Datenquellen im Gesundheitsbereich bietet: Brennecke, R. u.a.: Datenquellen für Sozialmedizin und Epidemiologie, Berlin, Heidelberg, New York 1981.

beschäftigten Personen werden sowohl nach Geschlecht als auch nach Berufsgruppen unterteilt. Bei Ärzten und Zahnärzten ist der Erhebungstatbestand weiter nach Art der Berufsausübung, nach Facharzttätigkeit und nach ihrer Stellung im Krankenhaus spezifiziert. Die an Ärzte, Zahnärzte und Apotheker erteilten Approbationen werden ermittelt; das an Gesundheitsämtern beschäftigte Personal nach Berufsgruppen, sowie die Zahl und Art der Apotheker sind weitere Erhebungstatbestände dieser Statistiken. In der Erläuterung der Reihe 5 wird darauf hingewiesen, "daß bei einigen Berufsgruppen die gemeldeten Zahlen unvollständig sind"[1]. Dies kann grundsätzlich zu Abweichungen von den Ergebnisse führen, die in der Krankenhausstatistik veröffentlicht werden. Ursache dieser Abweichung ist die unterschiedliche Art der Erhebung. Die Jahresstatistik der Krankenhäuser beruht auf den Meldungen der einzelnen Krankenhäuser. Der Meldeweg für die Statistik der Reihe 5 führt über die Karteien der Gesundheitsämter, in der die Ärzte, Zahnärzte und die anderen Personen, die in Berufen des Gesundheitswesens tätig sind, verzeichnet sind. Da jedoch nur eine begrenzte Meldepflicht für diese Berufsstände bei Aufnahme oder Aufgabe ihrer Tätigkeit besteht, wird eine vollständige Erfassung dieser Personengruppen kaum möglich sein.

Weitere Veröffentlichung der Fachserie 12 ist die Reihe 1: 'Ausgewählte Zahlen für das Gesundheitswesen'. Diese jährlich erscheinende Reihe beinhaltet Eckdaten aus den Reihen 2 bis 6 der Fachserie 12, sowie lange Zeitreihen für ausgewählte Tatbestände. Darüber hinaus werden Daten aus fachübergreifenden Statistiken sowie aus dem Bereich der Bevölkerungsstatistik in dieser Reihe veröffentlicht.

Die Daten über die Schüler in Berufen des Gesundheitswesens können der Fachserie 11: 'Bildung und Kultur', dort in der Reihe 2: 'Berufliches Schulwesen' entnommen werden[2].

Weitere Quellen für das Datenmaterial, welches diesem Punkt zugrundeliegt, sind die laufenden Statistischen Jahrbücher sowie die laufenden Geschäftsberichte der Berufsverbände, wie etwa der Bundesärztekammer.

---

[1] Vgl. Statistisches Bundesamt (Hrsg.) 1980(d): Fachserie 12: Gesundheitswesen, Reihe 5: Berufe des Gesundheitswesens 1978, S. 4.

[2] Vgl. Statistisches Bundesamt (Hrsg.) 1980(c): Fachserie 11: Bildung und Kultur, Reihe 2: Berufliches Schulwesen 1978.

3.2. Darstellung der Berufe im Gesundheitswesen im Jahre 1978

In den nun folgenden Tabellen wird aufgezeigt, in welchen Berufen
die Beschäftigten des Gesundheitswesens im Jahre 1978 tätig waren.
Hierbei wurde die Nomenklatur der Reihe 5: 'Berufe des Gesundheitswesens'[1] zugrundegelegt.

Der Bestand an Berufstätigen im Gesundheitswesen wird zum einen
geschlechtsspezifisch dargestellt, zum anderen wird danach unterschieden, ob die Beschäftigten eine Anstellung in Krankenhäusern
besaßen. Weiterhin werden in der gleichen Aufgliederung die Aus-
zubildenden des Gesundheitswesens zahlenmäßig beschrieben. Im
Jahre 1978 waren 837.894 Personen im Gesundheitswesen beschäftigt.
Im einzelnen läßt sich diese Zahl wie folgt zerlegen: Tabelle 32a
weist für in Berufen des Gesundheitswesens tätige Personen am
31.12.1978 529.155 Berufstätige aus[2]. Von den in diesen Berufen
Tätigen waren 336.323 Personen in Krankenhäusern beschäftigt[3].
In der Tabelle 32b werden die Berufsgruppen aufgeführt, die nicht
in der Reihe 5 'Berufe des Gesundheitswesens' wohl aber in der
Reihe 6: 'Krankenhäuser' genannt werden. Hierbei handelt es sich
um Personen, die einerseits einen ausschließlich im Krankenhausbereich vorkommenden Beruf ausüben, andererseits sind es Berufe, für
die keine bundesrechtlich geregelte staatliche Prüfung notwendig
ist. Tabelle 32c beinhaltet das im Krankenhaus tätige Verwaltungs-
und Wirtschaftspersonal[4]. Weiterhin befanden sich im Jahre 1978
91.353 Personen in der Ausbildung zu Berufen des Gesundheitswesens
(vgl. Tabelle 32d)[5]. Hiervon waren 68.526 Personen Ausbildungsschüler an Krankenhäusern (vgl. Tabelle 32e)[6].

---

[1]Vgl. Statistisches Bundesamt (Hrsg.) 1980(d), S. 26.

[2]Vgl. ebenda, S. 27.

[3]Vgl. Statistisches Bundesamt (Hrsg.) 1980(e): Fachserie 12: Gesundheitswesen,
 Reihe 6: Krankenhäuser 1978, S. 24-33.

[4]Vgl. ebenda, S. 34.

[5]Vgl. Statistisches Bundesamt (Hrsg.) 1980(c), S. 133.

[6]Vgl. Statistisches Bundesamt (Hrsg.) 1980(e), S. 29 und S. 34.

Tabelle 32a: In Berufen des Gesundheitswesens tätige Personen am 31.12.1978 nach Beruf, Geschlecht und Anstellung im Krankenhaus

Beruf	insgesamt	männlich	weiblich	Davon im Krankenhaus tätig		
				insgesamt	männlich	weiblich
Ärzte	130.033	103.131	26.900	59.183	46.707	12.476
Zahnärzte	32.482[1]	26.791	5.691	1.006	783	223
Apotheker	27.480	13.529	13.951	809	408	401
Heilpraktiker	5.520	3.854	1.666	--	--	--
Krankenpflegepersonen[3]	244.945	35.807	209.138	227.417	33.992	193.425
- Krankenschwestern, -pfleger[3]	175.660	27.600	148.060	165.085	26.317	138.768
- Kinderkrankenschwestern, -pfleger[3]	24.679	37	24.642	21.793	22	21.771
- Krankenpflegehelfer[3]	44.606	8.170	36.436	40.539	7.539	32.886
Hebammen	5.541	--	5.541	4.967	--	4.967
Wochenpfleger(innen)[3]	617	13[5]	604[5]	464	--	464
Masseure	5.798	2.538[5]	3.059[5]	1.430	682	748
Masseure und med.Bademeister	12.576	7.376[5]	4.885[5]	6.350	3.521	2.829
Krankengymnasten	9.773	611[5]	8.465[5]	5.667[7]	353	5.314
Beschäftigungs- u.Arbeitstherapeuten[3]	2.336[6]	674	1.662	1.967[7]	555	1.412
MTA[3]	19.720[6]	808	18.912	17.514[10]	745	16.769
MTLA[3]	4.513	188	4.325	2.956[10]	115	2.841
MTRA[3]	2.701	163	2.538	2.119[10]	137	1.982
Diätassistenten[3]	3.157	211	2.946	2.634[11]	58	2.576
Apothekerassistenten	4.450	915	3.535	34[12]	5	29
PTA	9.947	299	9.648	339[13]	26	313
Rettungssanitäter	4.492	4.354	138	39[14]	39	--
Autiometristen	145	38	107	101[14]	7	94
Desinfektoren	2.067	1.920[5]	147[5]	885[16]	802	83
Logopäden	507	114[5]	343[5]	184[16]	24	160
Orthoptisten	207[15]	41	166	143	4	139
Zytologieassistenten	148[15]	21	127	115	4	111
Summe	529.155	203.396	325.394	336.323	88.967	247.356

Tabelle 32b: Weiteres Personal der Krankenhäuser am 31.12.1978
nach Beruf und Geschlecht

B e r u f	ingesamt	männlich	weiblich
Medizinalassistent [4]	1.228	910	318
Sonstige Pflegekräfte[4]	30.593	6.473	24.120
Säuglings- u. Kinderpfleger(innen)[4]	2.331	2	2.329
Med.-techn. Gehilfen[8]	6.839	390 ·	6.449
Ungeprüftes Personal im med.-[9] techn. Dienst	11.047	943	10.104
Diätküchenleiter	831	220	611
Apothekenhelfer, Laboranten	2.861	373	2.488
Sonstiges med. Hilfspersonal	9.713	2.624	7.089
Sozialarbeiter (Fürsorger, Wohl- fahrtspfleger, Gesundheitspfleger	1.575	531	1.044
Erziehungs- und Lehrpersonal	5.794	1.032	4.762
Summe	72.812	13.498	59.314

Tabelle 32c: Verwaltungs- u. Wirtschaftspersonal der Krankenhäuser am 31.12.1978
nach Beruf und Geschlecht

B e r u f	insgesamt	männlich	weiblich
Verwaltungspersonal	52.082	15.179	36.903
Wirtschaftspersonal	183.845	42.004	141.841
Summe	235.927	57.183	178.744

Symbolverzeichnis der Tabellen 32 und 32a

1 in Niedersachsen ohne Oldenburg (Stadt- und Landkreis)
2 ohne Hessen
3 in Bremen nur in Krankenhäusern Tätige
4 ohne staatliche Prüfung
5 ohne Berlin (West), da geschlechtsspezifische Aufteilung nicht möglich
6 einschließlich Zytologieassistenten in Hamburg
7 in der Krankenhausstatistik nur Beschäftigungstherapeuten ausgewiesen
8 ohne Bayern
9 in Bayern einschl. med.-techn. Gehilfen, ohne Rheinland-Pfalz
10 ohne Nordrhein-Westfalen, Bayern und Saarland
11 in Berlin (West) einschl. Diätküchenleiter
12 ohne Nordrhein-Westfalen
13 ohne Nordrhein-Westfalen, Baden-Württemberg und Bayern
14 ohne Bayern und Saarland
15 ohne Hamburg
16 ohne Bayern und Berlin

Tabelle 32d: Schüler nach Berufen des Gesundheitswesens
             (ingesamt)

B e r u f	insgesamt	männlich	weiblich
Masseur (Masseuse) und Med. Bademeister(in)	1.755	907	848
Masseur, Masseuse	1.753	919	834
Krankengymnast(in)	2.773	276	2.497
Arbeits- u. Beschäftigungstherapeut(in)	516	54	462
Logopäde, Logopädin	246	21	225
Orthopist(in)	90	2	88
Krankenschwester, -pfleger	54.141	8.870	45.271
Kinderkrankenschwester, -pfleger	9.575	35	9.540
Hebamme	773	-	773
Krankenpflegehelfer(in)	3.891	686	3.205
Diätassistent(in)	899	7	892
Pharmazeutisch-techn. Assistent(in)	2.737	117	2.620
Arzthelferin	290	-	290
Kaufm.-prakt. Arzthilfe	65	1	64
Mediz.-techn. Assistent(in)	4.743	333	4.410
Zytologieassistent(in)	51	2	49
Mediz.-techn. Laboratoriumsassistent(in)	1.816	142	1.674
Mediz.-techn. Radiologieassistent(in)	505	73	432
Veterinärmediz.-techn. Assistent(in)	45	-	45
Familienpflegerin	94	-	94
Wochenpflegerin	36	-	36
Altenpfleger(in)	1.215	191	1.024
Gesundheitsaufseher(in)	23	15	8
Heilerziehungspfleger(in), -helfer(in)	409	154	255
Mediz. Dokumentationsassistent(in)	66	13	53
Pflegevorschüler(in)	2.649	93	2.556
Sonstige	197	111	86
Summe	91.353	13.022	78.331

Tabelle 32e: Ausbildungsschüler an Krankenhäusern am 31.12.1978
             nach Beruf und Geschlecht

B e r u f	insgesamt	männlich	weiblich
Krankenschwestern, -pfleger	52.036	8.022	44.014
Kinderkrankenschwestern, -pfleger	9.615	10	9.605
Krankenpflegehelfer	3.785	676	3.109
Krankenpflegevorschüler	2.242[2]	126	2.116
Hebammenschülerinnen	604	-	604
Wochenpflegeschülerinnen	56	-	56
In Ausbildung befindlichte Sozialarbeiter,[1] Fürsorger, Wohlfahrtspfleger, Gesundheitspfleger	188	66	122
Summe	68.526	8.900	59.626

[1] ohne Bayern und Berlin

[2] ohne Bayern

Um das vorhandene Datenmaterial übersichtlicher zu gestalten und
um Schwerpunkte besser zu verdeutlichen, werden nun die wichtigsten
Berufe im einzelnen betrachtet, wobei einige Berufe sinnvoll zusammengefaßt werden. Dies wird in Tabelle 33 noch einmal dargestellt. Die in Tabelle 33 aufgeführten Berufe umfassen knapp 98 %
aller im Gesundheitswesen tätigen bzw. in der Ausbildung befindlichen Personen im Jahre 1978.
- Die Geschlechtsstruktur:
Im Durchschnitt sind rd. 32 % im Gesundheitswesen Beschäftigten
Männer. Dieses Verhältnis von rd. einem Drittel zu zwei Dritteln
ist zu differenzieren, wenn man die einzelnen Berufe analysiert.
Die Berufe mit dem größten Anteil an männlichen Erwerbstätigen
sind Ärzte und Zahnärzte. Hier dominieren die Männer stark mit
79 % bei den Ärzten bzw. 82 % bei den Zahnärzten. Beim Apotheken-
personal ist die Situation wie folgt: die Apotheker besitzen eine
Sexualproportion von 49 %, die Apothekerassistenten von 20 %, jedoch nur 3 % aller beschäftigten pharmazeutisch-technischen Assistenten sind Männer. Beim Krankenpflegepersonal beträgt der Frauenanteil 85 %. Noch krasser ist das Verhältnis zwischen beschäftigten
Männern und Frauen beim medizinisch-technischen Personal. Hier sind
es 94,5 % Frauen gegenüber 5,5 % Männer. In der Berufsgruppe der
Krankengymnasten, Masseure und medizinischen Bademeister überwiegt
zwar auch die Zahl der beschäftigten Frauen, liegt jedoch mit 62 %
Frauenanteil noch über dem Durchschnitt aller im Gesundheitswesen
beschäftigten Personen. Etwas unterhalb dieses Durchschnitts bewegt sich das sonstige medizinische Hilfspersonal mit 27 % Männer-
anteil. Etwa jede vierte der in Verwaltung und Wirtschaftsbetrie-
ben der Krankenhäuser arbeitenden Personen ist männlichen Geschlechts. Interessant ist noch die Sexualproportion der in Ausbildung befindlichen Personen. Hier überwiegen die Frauen stark
mit 86 %. Ein Beruf erwies sich als Domäne der Frau: der Hebammen-
beruf. Hierin waren im Jahre 1978 ausschließlich Frauen beschäftigt.

Nachdem nun kurz die geschlechtsspezifische Situation in den Berufen des Gesundheitswesens dargestellt worden ist, soll nunmehr
etwas darüber ausgesagt werden,inwieweit die im Gesundheitswesen
Beschäftigten in Krankenhäusern angestellt sind bzw. in der freien
Wirtschaft arbeiten.

Tabelle 33: In Berufen des Gesundheitswesens tätige Personen
am 31.12.1978 - nach ausgewählten Berufen

B e r u f	insgesamt	männlich	weiblich
Ärzte	130.033	103.131	26.900
Zahnärzte	32.482	26.791	5.691
Apothekenpersonal	41.877	14.743	27.134
- Apotheker	27.480	13.529	13.951
- Apothekerassistenten	4.450	915	3.535
- Pharmazeutisch-techn.Assistenten	9.947	299	9.648
Krankenpflegepersonal	277.869	42.282	235.587
- Krankenschwestern, -pfleger	175.660	27.600	148.060
- Kinderkrankenschwestern, -pfleger	24.679	37	24.642
- Krankenpflegehelfer	44.606	8.170	36.436
- Säuglings-u. Kinderpflegerinnen	2.331	2	2.329
- Sonst. Pflegekräfte ohne staatl.Prüf.[1]	30.593	6.473	24.120
Hebammen	5.541	--	5.541
Medizinisch-technisches Personal	44.968	2.513	42.455
- Med.-techn. Assistenten	19.720	808	18.912
- Laboratoriumsassistenten	4.513	188	4.325
- Radiologieassistenten	2.701	163	2.538
- Zytologieassistenten	148	21	127
- Med.-techn. Gehilfen	6.839	390	6.449
- Ungeprüftes Personal im med.-techn.[1] Dienst	11.047	943	10.104
Krankengymnasten, Masseure und med. Bademeister	28.147	10.525	16.409
- Krankengymnasten	9.773	611	8.465
- Masseure	5.798	2.538	3.059
- Masseure u. med. Bademeister	12.576	7.376	4.885
Sonstiges medizinisches Hilfspersonal[1]	9.713	2.624	7.089
Verwaltungs- u. Wirtschaftspersonal[1]	235.927	57.183	178.744
- Verwaltungspersonal	52.082	15.179	36.903
- Wirtschaftspersonal (Handwerker, Heizer Pförtner, Küchen-, Reinigungs- u. Wäschereipersonal, usw.)	183.845	42.004	141.841
In Ausbildung befindliches Personal	91.353	13.022	78.331

[1] Nur im Krankenhaus tätige Personen.

- Die Beschäftigung im Krankenhaus:
Im Jahre 1978 übten 130.033 Ärzte in der Bundesrepublik Deutschland
ihren Beruf aus. Davon waren 59.183 hauptamtlich im Krankenhaus
beschäftigt; 59.036 waren es in freier Praxis und 11.814 waren in
Verwaltung und Forschung tätig. Von den im Jahre 1978 registrierten
32.482 Zahnärzten in der Bundesrepublik waren 30.652 frei prakti-
zierende Zahnmediziner; 1.006 waren hauptamtlich im Krankenhaus tätig und 824 Zahnärzte arbeiteten in Verwaltung und Forschung. Somit
arbeiteten 94 % der Zahnärzte in freier Praxis. Nur 3 % aller Apotheker waren 1978 in Krankenhäusern beschäftigt. Beim Krankenpflegepersonal war dies genau umgekehrt. Hier hatten 1978 über 94 %
eine Anstellung im Krankenhaus. Ebenso waren rd. 90 % aller Hebammen sowie 90 % des medizinisch-technischen Personals im Krankenhaus tätig. Lediglich die Berufsgruppe der Krankengymnasten, Masseure und medizinischen Bademeister war mit weniger als der Hälfte,
nämlich 47 % an Krankenhäusern vertreten. 75 % des in Ausbildung
befindlichen Personals hatte seine Ausbildungsstätte an einem Krankenhaus.

3.3. Ein internationaler Vergleich mit einzelnen Berufen im Ge-
    sundheitswesen

Der internationale Vergleich soll Auskunft darüber geben, wie es
um die Versorgungssituation mit Berufen im Gesundheitswesen im
Ausland bestellt ist. Betrachtet man internationale Daten aus dem
Bereich des Gesundheitswesens, so muß man bei einem Vergleich dieser Daten berücksichtigen, daß sehr wohl Unterschiede in den jeweiligen nationalen Definitionen bzw. Abgrenzungskriterien eines
Berufes herrschen. Weiterhin kann das Niveau der Ausbildung eines
Berufes von Land zu Land größeren Schwankungen unterliegen. Um
nicht die Daten aus verschiedenen nationalen Quellen zu benutzen,
wurde das Datenmaterial zugrundegelegt, welches vom Statistischen
Bundesamt jährlich zu diesem Bereich veröffentlicht wird. Hierbei
variiert der Betrachtungszeitraum um die Jahre 1975 bis 1976. Trotz
des teilweise unterschiedlichen Beobachtungszeitraumes bietet der
internationale Vergleich dennoch eine gute Möglichkeit der Orientierung, in welchem Rahmen sich die Versorgung mit z.B. Ärzten in
der Bundesrepublik bewegt.

Tabelle 34: Internationale Daten aus dem Gesundheitsbereich

Land/Zeit	Einwohn. je Arzt	Einw.je Zahnarzt	Einw.je Apotheker	Einwohn.je Kr.Pfl.Pers.	Einwohner je Krankenh.bett
Belgien (1976)	500	4.020	1.138		113
Frankreich (1975)	650	2.010	1.678	140	98(1976)
Griechenland (1976)	470	1.490		622	157
Großbritannien u. Nordirland (1976)	743	3.418	3.266	155	112(1976)
Italien (1974)	490		1.449	329	95
Israel (1973)	350	1.280	1.575	246	160(1976)
Jugoslavien (1976)	790	3.860	4.717	353	166
Kanada (1975)	580	2.440	1.646	91	109
Niederlande (1976)	600	2.990	10.955	281	99
Japan (1976)	850	2.600	1.423	287	95
Österreich (1976)	440		2.550	270	89
Polen (1976)	620	2.230	2.391	267	130
Schweden (1975)	580	1.160	11.081	65	66
Schweiz (1976)	520	1.760		160	88
Sowjetunion (1975)	300		3.914(1976)	206	85
Spanien (1976)	560	9.710	1.868	899	183(1975)
Türkei (1976)	1.720	7.470	5.130	1.430	466
Verein.Staaten(1976)	600	1.910	1.480	88	156
Bundesrepublik Deutschland (1976)	488	1.929	2.376	269	85
DDR und Berlin(Ost) (1976)	523	2.070	4.800		93

Entnommen aus: Statistisches Bundesamt (Hrsg.): Statistisches Jahrbuch für die Bundesrepublik Deutschland, versch. Jahrg.

Bei der Analyse der Relation 'Einwohner je Arzt' ergibt sich bei den betrachteten Staaten - unter Außerachtlassung der Türkei - eine Bandbreite von 300 Einwohnern je Arzt in der UDSSR bis 850 Einwohner je Arzt in Japan. Von den insgesamt 20 Ländern, die hier betrachtet werden, gibt es 13 Länder, in denen eine Relation von 400 - 600 Einwohner je Arzt zu verzeichnen ist. Während in den USA 600 Einwohner auf einen Arzt entfallen, sind es 488 in der Bundesrepublik, 500 in Belgien, 580 in Schweden, 520 in der Schweiz und 523 in der DDR.

Bei dem Verhältnis 'Einwohner je Zahnarzt' sind die Versorgungsunterschiede etwas größer. So kommen 4.020 Einwohner in Belgien auf einen Zahnarzt, 9710 in Spanien, 7.470 in der Türkei, während es auf der anderen Seite etwa 8 Staaten gibt, in denen die Relation unter 2000 Einwohner je Zahnarzt liegt. Hierzu zählt Schweden mit 1.160, Israel mit 1.280 bis hin zu den USA mit 1.910, die

Bundesrepublik mit 1.929, Frankreich mit 2.010 und die DDR mit
2.070.

Größere Differenzen sind bei der Relation 'Einwohner je Krankenpflegeperson' zu beobachten. Hier ist als erstes Land Schweden zu
nennen, in dem nur 65 Einwohner auf eine Krankenpflegeperson entfallen. Auch besitzt die USA hierin mit 88 : 1 eine sehr gute
Relation. Die Bundesrepublik liegt bei dieser Relation mit 269
Einwohner je Krankenpflegeperson an 9. Stelle bei den hier aufgeführten Ländern.

Zum Schluß sei ein Blick auf die Relation 'Einwohner je Krankenhausbett' geworfen. Hierbei hat die Bundesrepublik mit 85 Einwohnern
je Krankenhausbett gemeinsam mit der Sowjetunion den zweiten Rang
hinter Schweden mit einem Verhältnis von 66 : 1 inne. Genau die
Hälfte aller aufgeführten Länder besaßen ein Verhältnis von unter
100 Einwohner je Krankenhausbett. Den Schluß bilden die USA mit
156, Griechenland mit 157, Jugoslavien mit 166 und Spanien mit
183.

4. Beschreibung der Vorgehensweise bei der Vorausschätzung

Nachdem nun die Berufe im Gesundheitswesen im Jahre 1978 ausführlich dargestellt worden sind und sinnvoll in Berufsgruppen zusammengefaßt sowie ein internationaler Vergleich mit einzelnen Berufen im Gesundheitswesen durchgeführt worden ist, erhebt sich nun die Frage, wie bei der Vorausschätzung der Beschäftigten im Gesundheitswesen vorgegangen wird. Zur Beantwortung dieser Frage bietet es sich an, zuerst die Vorausschätzungsmethoden, welche in dieser Arbeit verwendet werden, zu beschreiben. Dies sind die Bedarfsschätzung und die Nachfrageschätzung[1]. Da für die Nachfrageschätzung umfangreiches Datenmaterial benötigt wird, wird hierbei auch dieses Datenmaterial ausführlich dargestellt und erläutert.

4.1. Die Bedarfsschätzung

Die Planungsmethode bei der Bedarfsschätzung ist die Verhältniszahlen-Methode, d.h., es werden hierbei Dichteziffern (Versorgungsziffern) verwendet. Die in Abschnitt 2 der Arbeit vorgestellten Veröffentlichungen beruhen - mit Ausnahme der von Höfner & Partner[2] - auf dieser Methode. So beruhen auch die neueren Arbeiten des Wissenschaftlichen Instituts der Ortskrankenkassen auf dem Dichtezifferverfahren[3] bzw. stellen eine Fortentwicklung des McKinsey-Prognose-Modells dar[4]. Hierbei werden auch Indikatoren des Bedarfs berücksichtigt, wie etwa demographische Veränderungen, Änderungen der Morbiditäts- und Mortalitätsstruktur der Bevölkerung oder etwa Änderungen der präventiven und kurativen Interventionsmöglichkeiten[5]. Auf den Einfluß solcher Veränderungen wird jedoch in der erwähnten Studie nicht anhand von Datenmaterial eingegangen[6].

---

[1] Eine ausführliche Darstellung der Begriffe 'Bedarf und Nachfrage' findet sich auf S.155 dieser Arbeit.

[2] Siehe S. 126 der Arbeit.

[3] Vgl. Lefelmann, G.: Das Zahnärzteangebot bis zum Jahr 2000, a.a.O., S. 18 und S. 122ff.

[4] Vgl. Lefelmann, G.; Geißler, U.: Das Ärzteangebot bis zum Jahr 2000, a.a.O., S. 12.

[5] Vgl. ebenda, S. 70.

[6] In der hier vorliegenden Arbeit werden solche Einflußfaktoren (vgl. Kapitel II) ausführlich anhand von Daten dargestellt und deren Wirkungen beschrieben.

Einen anderen Weg bei der Vorausschätzung von Ärzten, Zahnärzten
und Apothekern beschritten Beske und Rüschmann[1]. Diese Autoren
verneinten das Vorhandensein bzw. die Zuverlässigkeit des statistischen Datenmaterials[2] und entschieden sich für den linearen
Trend als Prognoseinstrument. In ihrer Untersuchung zeigen sie,
"daß die Trendgleichung gegenwärtig ein hervorragend geeignetes
Instrument zur Vorausschätzung der künftigen Entwicklung der Arzt-,
Zahnarzt- und Apothekerzahlen in der Bundesrepublik Deutschland
ist"[3]. Ein zielsicheres Prognoseverfahren sei nur durch besseres -
augenblicklich nicht vorhandenes - Datenmaterial erreichbar. Dieser Meinung entgegen steht der Gang dieser Untersuchung, mit Hilfe des Dichtezifferverfahrens Personalprognosen im Gesundheitswesen durchzuführen und sich hierbei dem m.E. reichlich zur Verfügung stehenden Datenmaterials - gerade im Hinblick auf die Verfeinerung des Dichtezifferverfahrens - zu bedienen.

Eine weitere Möglichkeit der Vorgehensweise bei der Prognose von
hochqualifizierten Erwerbspersonen mit der Fachrichtung Medizin,
Zahnmedizin, Pharmazie und sonstigen Berufen im Gesundheitswesen
wird in einem Querschnittsmodell von Krafft, Sanders, Straumann
vorgestellt[4]. Hierbei wird die Hypothese, daß der Bestand an
(hoch-)qualifizierten Arbeitskräften nicht nur durch ökonomische
Faktoren, sondern auch durch demographische und soziale Faktoren
bestimmt wird, regressions-analytisch geprüft. Die sich daran an-
schließende Fachrichtungsflexibilitäts- bzw. Berufsflexibilitäts-
untersuchung sowie die Darstellung der regionalen Versorgungslage
werden dann zu einer Relativierung der aus der Regressionsanalyse
gewonnenen Prognoseergebnisse herangezogen. In diesem Zusammenhang
sollte auch kurz auf das Vorhandensein einer anderen Planungsmethode, der Zugänglichkeits-Methode (accessibility approach) ver-

---

[1]Vgl. Beske, F.; Rüschmann, H.-H.: Zur Problematik von Personalprognosen im
Gesundheitswesen. Köln-Lövenich 1977.

[2]Vgl. ebenda, S. 39 und S. 51.

[3]Ebenda, S. 51.

[4]Vgl. Krafft, A.; Sanders, H.; Straumann, P. unter Leitung von Widmaier, H.P.:
Der Zusammenhang zwischen sozio-ökonomischen Indikatoren und Beständen an
Erwerbspersonen nach Fachrichtungen unterschiedlichen Bildungsniveaus für die
Bundesrepublik Deutschland für 1961-1980. Regensburg 1971. Eine Kurzbespre-
chung dieser Studie findet man bei: Gottsleben, V.: Untersuchungen zum Ärzte-
bedarf, a.a.O., S. 9f.

143

wiesen werden[1]. Diese Methode betrachtet die Versorgung mit z.B.
Ärzten aus der (subjektiven)Sicht des Bürgers, als Stichworte seien
hier lediglich genannt: Erreichbarkeitskriterien, Verfügbarkeits-
kriterien[2].

In den Abschnitten 5 und 6 werden verschiedene Personalprognosen
durchgeführt. Hierbei werden zwei mögliche Verläufe für die Versorgungsziffern angenommen:
(1) konstante Versorgungsziffern,
(2) steigende Versorgungsziffern.

Zu (1): in der ersten Variante wird auf der Grundlage des im Jahre
1980 festgestellten Niveaus die jeweilige Dichteziffer des einzelnen Berufsstandes mit dem Bevölkerungsbestand eines bestimmten
Jahres multipliziert, um den Bedarf in einem Berufsstand zu einem
bestimmten Zeitpunkt zu ermitteln. Gab es im Jahre 1980 knapp
140.000 Humanmediziner bei einer Wohnbevölkerung von etwa 61 Mio.,
so kamen 22,6 Mediziner auf je 10.000 Einwohner. Gibt es nun lt.
Bevölkerungsprognose (Alternative I) im Jahre 2030 noch rd. 42 Mio.
Einwohner in der Bundesrepublik Deutschland, so ist - unter Beibe-
haltung einer Medizinerdichte von 22,6 - ein Bedarf von etwa
90.000 Medizinern im Jahre 2030 gegeben.

Zu (2): In der zweiten Variante werden die Versorgungsziffern der
einzelnen Berufe nicht als konstant angenommen. In Kapitel II dieser Arbeit wurden verschiedene Faktoren beschrieben, die den Bedarf beeinflussen können und dadurch eine Variation der Versorgungsziffern begründbar ist. Wurde in der ersten Alternative lediglich
die Bevölkerungsentwicklung als eine den Bedarf bestimmende Größe
angegeben, so gibt es in der zweiten Variante drei weitere Einflußfaktoren. Dies sind neben der Bevölkerungsentwicklung demographische, sozio-ökonomische, sowie sonstige Faktoren.

---

[1]Vgl. Eberle, G.; Geißler, U.; Hoffmann, H.: Kassenärztliche Bedarfsplanung.
WIdO-Schriftenreihe Bd. 1, hrsg. vom Wissenschaftlichen Institut der Ortskrankenkassen. Bonn-Bad Godesberg 1978, S. 70ff.

[2]Eine kurze Darstellung der allgemein verwendeten Prognosemethoden findet man
bei Gottsleben, V.; Tessaring, M.: Kritischer Überblick über Methoden der
Akademikerprognose in Deutschland. In: Materialien zur Arbeitsmarkt- und Berufsforschung, Nr. 9/1970 (2. Auflage 1974).

4.2. Die Nachfrageschätzung

4.2.1. Die Methode

Die Nachfrageschätzung baut auf den Ergebnissen der Bedarfsschätzung auf. Die Bedarfsschätzung zeigt auf, wie hoch der Bestand der z.B. Zahnmediziner im Jahre 2000 unter Zugrundelegung eines bestimmten Versorgungsgrades sein sollte. Die Nachfrageschätzung geht einen Schritt weiter, indem sie von dem Ausgangsbestand der jeweiligen Berufsgruppe im Jahre 1980 ausgeht, diesen Bestand altersmäßig aufgliedert und mit einer altersspezifischen Erwerbs- bzw. Überlebensquote multipliziert. Dies wird in 5-Jahresschritten durchgeführt, so daß man dann den Restbestand der z.B. Zahnärzte des Jahres 1985 erhält. Nun läßt sich die Ersatznachfrage dieses Berufsstandes genau bestimmen. Ein Beispiel soll dies verdeutlichen: Beträgt der Bestand an Zahnärzten im Jahre 1980 rd. 35.000, so erhält man durch die Multiplikation der Altersgruppen mit ihren jeweiligen Erwerbs- bzw. Überlebensquoten den Restbestand an Zahnärzten im Jahre 1985. Dieser sei dann rd. 30.000. Um nun den Bestand des Jahres 1980 aufrecht zu erhalten, ist somit eine Ersatznachfrage von 5.000 Zahnärzten gegeben. Die Ersatznachfrage beschreibt also zahlenmäßig die Ausscheider aus dem Erwerbsleben - sei es durch Tod oder Erwerbsaufgabe - unter der Annahme, daß der Bestand des jeweiligen Berufsstandes konstant bleibt. Ist jedoch der Bedarf im Jahre 1985 (lt. Bedarfsschätzung) auf 37.000 Zahnärzte gestiegen, so müssen 7.000 Zahnärzte in die unterste Altersgruppe des Zahnärztebestandes eintreten, damit man einen Gesamtbestand von 37.000 erhält. Hierdurch ist eine Nachfrage entstanden, die über der Ersatznachfrage liegt. Stieg der Bedarf aufgrund einer wachsenden Bevölkerungszahl, also unter Konstanthaltung des Versorgungsniveaus, so wird diese Nachfrage Ergänzungsnachfrage genannt. War eine Erhöhung des Versorgungsniveaus der Grund für den Anstieg des Bedarfs, so wird diese Nachfrage Erweiterungsnachfrage genannt.

Diese Beziehungen lassen sich auch graphisch anschaulich darstellen (siehe Schaubild 27).
Demnach stellt die Nachfrage die Zahl der Ausscheider aus einem Berufsstand dar (durch Tod oder durch Erwerbsaufgabe) unter Berücksichtigung der Daten, die sich aufgrund der Bedarfsschätzung er-

<u>Schaubild 27:</u> Die Ersatz-, Ergänzungs- und Erweiterungsnachfrage
eines Berufes bei wachsender Bevölkerung
und steigendem Versorgungsniveau

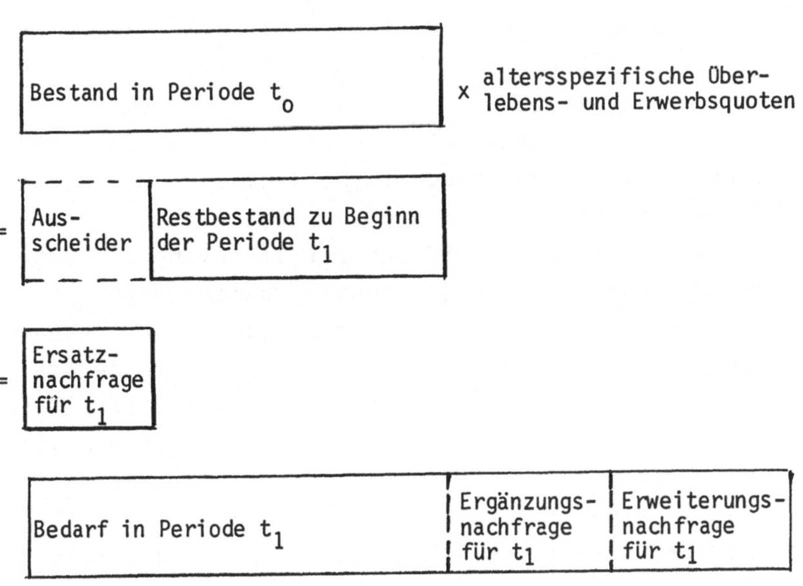

geben haben. Unter der Nachfrage nach z.B. Ärzten ist die Zahl der
Ärzte zu verstehen, "die während eines bestimmten Zeitraumes neu in
das Erwerbsleben eintreten müssen, damit die vom Bedarf erforderliche Zahl an Ärzten erreicht wird."[1]

Bei der Nachfrageschätzung sind eine Reihe von Annahmen zu treffen:
(a) Es bestehen keine erwerbsspezifischen Sterbewahrscheinlichkei-
    ten, d.h. die abgekürzte Sterbetafel 1977/79 ist auf alle Be-
    rufsgruppen anwendbar.
(b) Für jede der zu betrachtenden Berufsgruppen werden altersspe-
    zifische Erwerbsquoten bestimmt. So wird beispielsweise ange-
    nommen, daß die heute noch zu beobachtende erhöhte Erwerbs-
    tätigkeit im Alter stufenweise abgebaut wird. Ebenso wird von
    den neu in das Erwerbsleben Eintretenden angenommen, daß sie
    in die jeweils unterste Altersklasse des Berufsstandes einzu-
    gliedern sind.
(c) Es wird keine geschlechtsspezifische Unterscheidung in den
    Berufsgruppen getroffen. Dies geschieht aufgrund des ungenü-

---

[1] Wissenschaftsrat, a.a.O., S. 220.

genden bzw. mangelnden Datenmaterials. So wird zwar in der Ärztestatistik eine geschlechtsspezifische Aufgliederung für den Gesamtbestand vorgenommen, jedoch wird die Altersstruktur der erwerbstätigen Mediziner, Krankenhausärzte und in freier Praxis tätigen Ärzte ohne geschlechtsspezifische Unterteilung ausgewiesen.

Die Altersstruktur der Zahnärzte für das Jahr 1974 konnte dem Statistikteil des Geschäftsberichts 1974 der Bundeszahnärztekammer entnommen werden. Diese Daten stehen sowohl alters- als auch geschlechtsspezifisch zur Verfügung. Im Gegensatz zur Bundesärzte- und Bundeszahnärztekammer macht die Bundesapotherkammer keinen Angaben über den alters- und geschlechtsspezifschen Bestand ihrer Mitglieder. Für diese Berufsgruppe wird das Datenmaterial verwendet, welches aufgrund einer für das Jahr 1975 durchgeführten Untersuchung bei den verschiedenen Landesapothekerkammern in der Studie von Höfner & Partner zusammengestellt worden ist.

Es wird also davon ausgegangen, daß sich der Bestand an weiblichen Erwerbstätigen dem Verhalten der männlichen Erwerbstätigen anpaßt. Über die zukünftige Höhe der Frauenerwerbstätigkeit wird keine Aussage getroffen, da dies schwer abschätzbar ist. Für den Tatbestand der Phasenerwerbstätigkeit bei Frauen wird angenommen, daß für die z.B. Ärztinnen, die aufgrund eines Ereignisses, etwa Geburt eines Kindes, ihren Beruf aufgeben, genau so viele ihren Beruf nach einiger Zeit, also nach Abschluß des Ereignisses wieder aufnehmen.

(d) Der Anteil der in der Dichteziffer 'erwerbstätige Mediziner je 10.000 Einwohner' mit betrachteten Ärzte, die in Verwaltung und Forschung tätig sind, bleibt über die Zeit konstant.

4.2.2. Das Datenmaterial

Die altersspezifischen Bestände der erwerbstätigen Mediziner, der Krankenhausärzte sowie der in freier Praxis tätigen Ärzte sind dem Ergebnis der laufenden Ärztestatistik zu entnehmen. Hierbei ergibt sich jedoch folgendes Problem: während die Summe der erwerbstätigen Mediziner lt. Zählung des Statistischen Bundesamtes im Jahre 1979 genau 135.711 betrug, wies die Ärztestatistik für den gleichen Zeitpunkt 135.586 erwerbstätige Mediziner aus. Diese ge-

ringfügige Differenz wäre kein Hindernis, wenn nicht die Struktur-
daten der beiden Statistiken größere Unterschiede aufwiesen (vgl.
Tabelle 35).

Da die Altersstruktur der o.g. Berufsgruppe nur von der Bundesärztekammer[1] ausgewiesen wird, ist die Vorgehensweise wie folgt:
Ausgangsbestand der erwerbstätigen Mediziner, Krankenhausärzte und
in freier Praxis tätigen Ärzte sind die Zahlen aus der amtlichen
Statistik für das Jahr 1979. Diese Zahlen werden auf der Grundlage
der relativen Zuwächse, entnommen aus der Ärztestatistik, für das
Jahr 1980 geschätzt. Der Schätzfehler dürfte dabei äußerst minimal
sein. Auf den so gebildeten Bestand der Berufsgruppe wird die Altersstruktur aus der Veröffentlichung der Bundesärztekammer für
das Jahr 1980 angewendet[2].

Tabelle 35: Der Bestand an Krankenhausärzten, in freier Praxis
tätigen Ärzten, in Verwaltung und Forschung tätigen
Ärzten 1979 und 1980 nach Daten des Statistischen
Bundesamtes sowie nach der Ärztestatistik der Bundesärztekammer

	Ärztestatistik			Statist. Bundesamt	
	1979	1980	Zuwachs in %	1979	1980*
Krankenhausärzte	65.714	67.950	+ 3,4	62.827	64.978
in freier Praxis tätige Ärzte	58.908	59.792	+ 1,5	60.512	61.405
in Verw.u.Forsch. tätige Ärzte	10.964	11.710	+ 6,8	12.372	13.215
Summe	135.586	139.452		135.711	139.597

Entnommen aus: Deneke, V.; Thust, W., a.a.O. (1979), S. 1468, (1980), S. 755
sowie Statistisches Bundesamt (Hrsg.) 1981(a), S. 383.

*Eigene Berechnungen.

Verwendet man nun die altersspezifischen Daten von 1980 auf den
so gebildeten Bestand des gleichen Jahres, so erhält man die Ergebnisse der Tabelle 36.

[1] Zum Altersaufbau der Ärzte am 1. Juli 1961 und 1. Januar 1968 siehe: Bundesärztekammer (Hrsg.): Tätigkeitsbericht 1970/71, Köln 1971, S. 74-82.

[2] Vgl. Deneke, V.; Thust W.: Die ärztliche Versorgung in der Bundesrepublik
Deutschland. Ergebnis der Ärztestatistik zum 31. Dezember 1980. In: Deutsches
Ärzteblatt, 16/1981, S. 755-797, insb. S. 790ff.

Tabelle 36: Die Altersstruktur der erwerbstätigen Mediziner, Krankenhausärzte, sowie in freier Praxis tätigen Ärzte im Jahre 1980

Alter von ... bis unter ...Jahren	erwerbstätige Mediziner		Krankenhausärzte		in freier Praxis tätige Ärzte	
	absolut	%	absolut	%	absolut	%
unter 35	36.435	26,1	29.890	46,0	2.825	4,6
35 - 40	25.825	18,5	13.775	21,2	10.316	16,8
40 - 50	30.572	21,9	12.151	18,7	16.149	26,3
50 - 60	22.615	16,2	6.303	9,7	13.264	21,6
60 - 65	14.099	10,1	2.339	3,6	9.886	16,1
65u.älter	10.051	7,2	520	0,8	8.965	14,6
Summe	139.597	100,0	64.978	100,0	61.405	100,0

Im Gegensatz zur Bundesärztekammer werden von der Bundesapotheker-kammer keine altersstrukturierten Daten über den Bestand an Apothekern in der BRD veröffentlicht. In der Studie von Höfner & Partner findet sich jedoch die Altersstruktur der Apotheker für die Bundesrepublik Deutschland im Jahre 1975[1]. Dieses Datenmaterial basiert auf einer Erhebung, die bei den Landesapothekerkammern im Jahre 1975 durchgeführt worden ist. Dieser alterspezifische Bestand an Apothekern wird mit Hilfe der abgekürzten Sterbetafel 1977/79 auf das Jahr 1980 fortgeschrieben (vgl. Tabelle 37). Um den Gesamtbestand an Apothekern im Jahre 1980 zu ermitteln, wird der Bestand, der von der amtlichen Statistik für das Jahr 1979 ausgewiesen wird, aufgrund der relativen Zuwächse dieser Berufs-gruppe in der Vergangenheit auf das Jahr 1980 fortgeschrieben. So lag der Gesamtbestand an Apothekern in Apotheken im Jahre 1979 bei 27.889. Die Zuwachsrate in dieser Berufsgruppe betrug in der Vergangenheit 2 %. Somit wird der Bestand an Apothekern im Jahre 1980 rd. 28.450 betragen (Bedarf im Jahre 1980). Diese Zahl wird benötigt, um die Nachfrage nach Apothekern (in der Altersklasse 25-30) zu bestimmen. Durch die Fortschreibung des altersmäßigen Bestandes von 1975 auf 1980 ergab sich eine Zahl von insgesamt 24.040 (Restbestand im Jahre 1980). Hierbei wurde die Altersgrup-pe der 75 Jahre und älteren Apotheker nicht mehr mit erfaßt, im

---

[1] Vgl. Höfner & Partner, a.a.O., S. 14 (Tabelle 1) und Tabelle 29 des Anhangs.

Gegensatz zu 1975, wo der Bestand in dieser Altersgruppe noch 179
Personen auswies. Dies geschah aus dem Grund, daß die überhöhte
Erwerbstätigkeit im Alter stufenweise abgebaut werden wird (vgl.
hierzu die Bildung von altersspezifischen Erwerbsquoten).

Tabelle 37: Die Ermittlung der Altersstruktur der Apotheker
im Jahre 1980[1]

Alters-klasse	Apotheker im Jahre 1975			Überlebenswahrschein-lichkeit vom Alter x bis zum Alter x + n		Apotheker im Jahre 1980		
	männl.	weibl.	insges.	männl.	weibl.	männl.	weibl.	insges.
25 - 30	897	1.461	2.358	0,99327	0,99689			4.410
30 - 35	2.278	2.401	4.679	0,99206	0,99583	891	1.456	2.347
35 - 40	2.456	2.691	5.147	0,98879	0,99415	2.260	2.391	4.651
40 - 45	1.370	1.544	2.914	0,98259	0,99088	2.431	2.675	5.106
45 - 50	1.292	1.034	2.326	0,97147	0,98506	1.346	1.530	2.876
50 - 55	1.209	1.862	3.071	0,95707	0,97773	1.255	1.018	2.273
55 - 60	751	714	1.465	0,93195	0,96603	1.157	1.820	2.977
60 - 65	1.213	441	1.654	0,89468	0,94894	700	690	1.390
65 - 70	831	249	1.080	0,83090	0,91473	1.085	418	1.503
70 - 75	272	64	336	0,73402	0,84949	690	227	917
75 u. älter	157	22	179					
Summe	12.726	12.483	25.209					28.450

Im ersten Schritt wird die Ersatznachfrage als Differenz zwischen
Bestand 1975 und Restbestand 1980 ermittelt. Sie beträgt 1.169.
Im Anschluß daran wird die Erweiterungsnachfrage errechnet. Der
Bedarf 1980 beträgt 28.450, demgegenüber steht ein um die Ersatznachfrage ergänzter Restbestand 1980 von 25.209. Die Erweiterungsnachfrage beläuft sich somit auf 3.241. Ersatznachfrage und Erweiterungsnachfrage ergeben die (Gesamt-)Nachfrage von 4.410 Apothekern für den Zeitraum 1975 zu 1980. Die Nachfrage von 4.410
stellt den neu in das Erwerbsleben eintretenden Bestand an Apothekern in der Altersklasse 25-30 dar. Eine geschlechtsspezifische

---

[1]Die Bildung solch exakter Überlebenswahrscheinlichkeiten beruht hierbei mehr
auf formalen Kriterien, als daß sich daraus nennenswerte Unterschiede in den
Ergebnissen entwickeln könnten.

Aufteilung wird hierbei nicht vorgenommen, da bei der Nachfrageschätzung wie auch bei der Bedarfsschätzung der Gesamtbestand prognostiziert wird.

Die neuesten Daten für den alters- und geschlechtsspezifischen
Bestand an Zahnärzten in der Bundesrepublik stammen aus dem Jahre
1974. Die in Schaubild 28 abgebildete Alterspyramide der Zahnärzte
beinhaltet sämtliche Zahnmediziner des Jahres 1974, d.h. sowohl
die niedergelassenen Zahnärzte (26.951), die Assistenten und Vertreter (3.395), die Beamten und Angestellten (2.074) als auch die
fremdberuflich und die nicht tätigen Zahnärzte (5.937).

<u>Schaubild 28:</u> Der Altersaufbau der Zahnärzte in der Bundesrepublik
Deutschland zum 31.12.1974

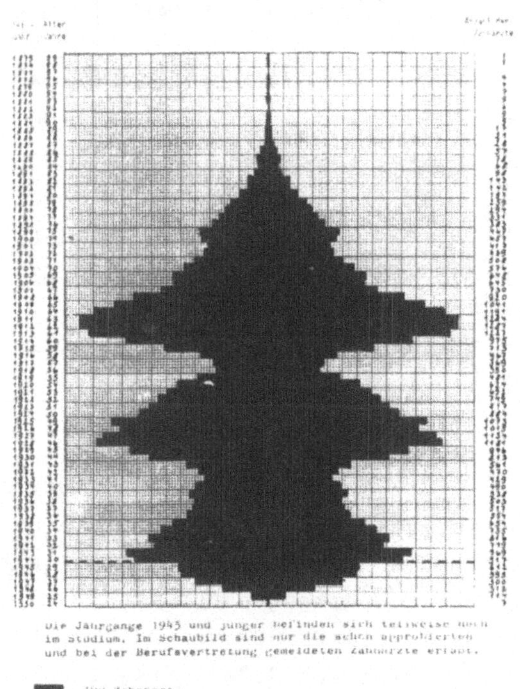

Entnommen aus: Bundesverband der deutschen Zahnärzte e.V. (Hrsg.): Geschäfts-
bericht für das Jahr 1974, Statistikteil, Köln 1975, S. 4.

Von dem Gesamtbestand der Zahnärzte wird die Zahl der fremdberuflich bzw. nicht erwerbstätigen Zahnärzte subtrahiert. Der so gebildete Bestand weicht nur geringfügig (knapp 2 %) von der Zahl
ab, die vom Statistischen Bundesamt für das Jahr 1974 veröffent-

licht worden ist. Nunmehr wird dieser Bestand mit Hilfe der allgemeinen Sterbetafel 1970/72[1] auf das Jahr 1975 fortgeschrieben.
Bei dieser in Einjahresklassen vorgenommenen Fortschreibung wurde
auch die geschlechtsspezifische Situation bei den Zahnärzten berücksichtigt. Der jetzt ermittelte Bestand an Zahnärzten im Jahre
1975 wird zu 5-Jahresaltersklassen zusammengefaßt. Hierbei wurden
- ebenso wie bei der Fortschreibung von 1974 auf 1975 - nur die
Altersklassen zwischen dem 25. Lebensjahr und dem 69. Lebensjahr
betrachtet. Eine Erwerbstätigkeit in den höheren Altersklassen
wird ab dem Jahre 1975 ausgeschlossen. Der in Altersgruppen von
5-Jahresbreiten verfügbare Bestand an Zahnärzten im Jahre 1975
wird dann mit der abgekürzten Sterbetafel 1977/79 auf das Jahr 1980
fortgeschrieben. Dies geschieht analog zu der Ermittlung der Altersstruktur der Apotheker für das Jahr 1980 (vgl. Tabelle 37).
Aufgrund der relativen Zuwächse in den letzten Jahren ergibt sich
für das Jahr 1980 ein Zahnarztbestand von 33.288. Werden hiervon
die Altersklassen der über 70-Jährigen subtrahiert, so erhält man
einen Bestand von 31.791. Die sich hieraus ergebende Altersstruktur bildet die Grundlage bei den Vorausschätzungen der Zahnärzte.
Diese auf den ersten Blick umständlich erscheinenden Schritte geschehen aus dem Grunde heraus, um für alle hier zu betrachtenden
akademischen Berufe im Gesundheitswesen das gleiche Ausgangsjahr
für die Vorausschätzungen - nämlich das Jahr 1980 - zugrunde legen
zu können (vgl. hierzu Tabelle 38).

Es wurde die Annahme getroffen, daß es keine erwerbsspezifischen
Überlebenswahrscheinlichkeiten bei den hier zu betrachtenden Berufsgruppen gibt. Demnach kann die abgekürzte Sterbetafel 1977/79
benutzt werden. Da jedoch die altersstrukturierten Bestände nicht
für jeden Beruf geschlechtsspezifisch untergliedert verfügbar sind,
müssen die Überlebenswahrscheinlichkeiten der Sterbetafel über-
arbeitet werden. Hierbei wurde folgende Vorgehensweise gewählt:
da der Frauenanteil am Gesamtbestand der jeweiligen Berufe bekannt
ist, werden die weiblichen Überlebenswahrscheinlichkeiten dementsprechend berücksichtigt. Es wird unterstellt, daß sich der
Frauenanteil gleichmäßig auf alle Altersgruppen verteilt. Beträgt
der Frauenanteil am Gesamtbestand der erwerbstätigen Mediziner,
Krankenhausärzte und der in freier Praxis tätigen Ärzte im Durch-

---

[1]Vgl. Statistisches Bundesamt (Hrsg.) 1974(a), S. 392*-395*.

Tabelle 38: Die Ermittlung der Altersstruktur der Zahnärzte
im Jahre 1980

Altersklassen	Zahnärzte[1] im Jahre 1975*	Überlebenswahr-[2] scheinlichkeit vom Alter x bis zum Alter x + n	Zahnärzte[3] im Jahre 1980*	
			absolut	%
25 - 30	2.179	0,99408	6.000	18,9
30 - 35	3.776	0,99291	2.166	6,8
35 - 40	2.767	0,99000	3.749	11,8
40 - 45	2.314	0,98445	2.739	8,6
45 - 50	4.797	0,97453	2.278	7,2
50 - 55	3.906	0,96172	4.675	14,7
55 - 60	2.127	0,93962	3.756	11,8
60 - 65	4.884	0,90689	1.999	6,3
65 - 70	3.513		4.429	13,9
70u.älter	1.400			
Summe	31.663		31.791	100,0

[1] Bestand der praktizierenden Zahnärzte = Gesamtzahl der Zahnärzte - fremdberuflich und nicht tätige Zahnärzte.

[2] Den altersspezifischen Überlebenswahrscheinlichkeiten liegt ein Geschlechtsproporz von 77,5 % Männern und 22,5 % Frauen zugrunde. Vgl. hierzu Tabelle 39.

[3] Der Bestand der Zahnärzte 1980 umfaßt nur die Altersklassen zwischen 25 und 70 Jahren, d.h. die über 70-Jährigen werden hierbei nicht mehr erfaßt. Daher ergibt sich in der Summe eine Differenz zu dem prognostizierten Bestand an Zahnärzten für das Jahr 1980 von rd. 5 %.

*Eigene Berechnungen.

schnitt 22,5 %, so setzen sich die altersspezifischen Überlebenswahrscheinlichkeiten für den Gesambestand aus 77,5 % der männlichen altersspezifischen Überlebenswahrscheinlichkeiten und aus 22,5 % der weiblichen altersspezifischen Überlebenswahrscheinlichkeiten zusammen. Der Frauenanteil am Gesamtbestand der Zahnärzte weicht nur geringfügig von dem Frauenanteil bei den Humanmedizinern ab. Er beträgt 20,0 %. Daher werden für die Zahnärzte die gleichen altersspezifischen Überlebenswahrscheinlichkeiten verwendet, wie bei den Medizinern.

Anders hingegen verhält es sich bei dem Berufsstand der Apotheker. Hier ist ein alters- und geschlechtsspezifisch gegliederter Bestand

vorhanden, da jedoch von dem im Jahre 1975 ausgewiesenen Bestand
von 25.209 genau 12.483 Frauen waren, also ein Frauenanteil von
knapp 50 %, bietet es sich auch hier an, altersspezifische Überlebenswahrscheinlichkeiten für den Gesamtbestand zu bilden. Dabei
werden die geschlechtsspezifischen Überlebenswahrscheinlichkeiten
zu jeweils 50 % berücksichtigt.

Tabelle 39: Überlebenswahrscheinlichkeit vom Alter x bis[1]
zum Alter x + n der nachstehenden Berufe

Alter von ... bis unter ...Jahren	männlich	weiblich	Berufsstand der Human- und Zahnmediziner (77,5 : 22,5)*	Berufsstand der Apotheker (50 : 50)*
25 - 30	0,99327	0,99689	0,99408	0,99508
30 - 35	0,99206	0,99583	0,99291	0,99395
35 - 40	0,98879	0,99415	0,99000	0,99147
40 - 45	0,98259	0,99088	0,98445	0,98674
45 - 50	0,97147	0,98506	0,97453	0,97827
50 - 55	0,95707	0,97773	0,96172	0,96740
55 - 60	0,93195	0,96603	0,93962	0,94899
60 - 65	0,89468	0,94894	0,90689	0,92181

[1]n = Zahl der Jahre bis zum nächstgenannten Alter x.
*Eigene Berechnungen.
Entnommen aus: Statistisches Bundesamt (Hrsg.) 1980(f): Fachserie 1: Bevölkerung
und Erwerbstätigkeit, Reihe 2: Bevölkerungsbewegung 1979, S. 70.

Um die so gebildeten altersspezifischen Überlebenswahrscheinlichkeiten auf den Bestand der erwerbstätigen Mediziner, Krankenhausärzte und frei praktizierenden Ärzte anwenden zu können, bedarf es
noch einer weiteren Umrechnung, da die Altersgruppen dieser Berufe
teilweise in einer groberen Unterteilung vorliegen. Für die Altersklassen 40-50 Jahre und 50-60 Jahre wird eine Gleichverteilung auf
die einzelnen Jahre angenommen, so daß sich diese 10-Jahresalters-
klassen in zwei 5-Jahresaltersklassen teilen lassen. Der alters-
strukturierte Bestand der erwerbstätigen Mediziner, Krankenhausärzte und Ärzte in freier Praxis besitzt nun 5-Jahresaltersgruppen
(vgl. Tabelle 40).

Tabelle 40: Die Altersstruktur der erwerbstätigen Mediziner, Krankenhausärzte und in freier Praxis tätigen Ärzte im Jahre 1980 (in 5-Jahresaltersklassen)

Alter von ...bis unter ... Jahren	erwerbstätige Mediziner		Krankenhausärzte		in freier Praxis tätige Ärzte	
	absolut	%	absolut	%	absolut	%
unter 35	36.435	26,1	29.890	46,0	2.825	4,6
35 - 40	25.825	18,5	13.775	21,2	10.316	16,8
40 - 45	15.356	11,0	6.108	9,4	8.105	13,2
45 - 50	15.216	10,9	6.043	9,3	8.044	13,1
50 - 55	11.422	8,2	3.184	4,9	6.632	10,8
55 - 60	11.422	8,2	3.119	4,8	6.632	10,8
60 - 65	14.099	10,1	2.339	3,6	9.886	16,1
65 u.älter	10.051	7,2	520	0,8	8.965	14,6
Summe	139.597	100,0	64.978	100,0	61.405	100,0

Nach der Ermittlung der Überlebenswahrscheinlichkeiten sowie der Altersstruktur werden nun altersspezifische Erwerbsquoten bestimmt.

Wird zunächst die Altersstruktur der Mediziner untersucht, so stellt man fest, daß im Jahre 1980 rd. 7,2 % der erwerbstätigen Mediziner über 65 Jahre alt waren. Bei den Medizinern, die im Krankenhaus tätig waren, gab es nur 0,8 % in der Altersgruppe der über 65-Jährigen. Dies erklärt sich daraus, daß der überwiegende Teil der Krankenhausärzte im Angestelltenverhältnis steht. Das gleiche läßt sich von den Medizinern, die in Verwaltung und Forschung tätig sind, sagen. Demgegenüber lag der Anteil dieser Altersgruppe bei den frei praktizierenden Ärzten bei 14,6 %.
Bei den Zahnärzten und Apothekern liegt eine differenziertere Altersgliederung vor. So gab es beispielsweise im Jahre 1980 rd. 1500 Apotheker in der Altersklasse 65-70 Jahre und etwa 920 in der Altersklasse 70-75 Jahre. Die hierbei m.E. überhöhte Erwerbstätigkeit im Alter soll mit Hilfe der altersspezifischen Erwerbsquoten abgebaut werden. Aufgrund der stark verbesserten wirtschaftlichen Situation bei Ärzten, Zahnärzten und Apothekern besteht für sie kein Zwang mehr, bis ins hohe Alter hinaus aktiv am Erwerbsleben teilzunehmen, so wie es bei der Generation nötig war, die durch Kriege und Wirtschaftskrisen ihre wirtschaftliche Existenz neu aufbauen mußte. Es werden die 55-60-Jährigen dieser Berufsgruppe nicht mehr zu 100 % aktiv sein, sondern nur noch zu 95 %. Die Erwerbsbeteiligung in der Altersgruppe der 60-65-Jährigen wird stärker zurückgehen. Für die angestellten Ärzte im Krankenhaus und in der Verwal-

tung und Forschung kann angenommen werden, daß die Altersruhegrenze kontinuierlich von derzeit 65 Jahre auf 62 Jahre abgebaut werden wird. Daher erscheint es gerechtfertigt, für diese Altersgruppe eine Erwerbsquote von 75 % anzusetzen. Auch bei den Selbständigen ist eine Reduzierung der Erwerbsbeteiligung in dieser Altersgruppe sehr wahrscheinlich. Für die Altersgruppe der 65-70-Jährigen wird wie folgt vorgegangen (diese Altersgruppe betrifft nur die Selbständigen): bis zum Jahre 1985 nehmen noch 30 % dieser Altersgruppe am Erwerbsleben teil. Ab diesem Jahr scheiden alle 65-70-Jährigen aus dem Erwerbsleben aus.

Es wird angenommen, daß durch die Bildung von altersspezifischen Erwerbsquoten auch diejenigen Berufstätigen erfaßt werden, die entweder einen Beruf in einer anderen Branche (Wirtschaftszweig) ergreifen oder aus anderen Gründen ihren Beruf frühzeitig ganz aufgeben.

<u>Tabelle 41:</u> Altersspezifische Erwerbsquoten für Mediziner, Zahnmediziner und Apotheker

Altersklassen	Erwerbsquoten der Mediziner, Zahnmediziner und Apotheker
25 - 30	0,999
30 - 35	0,995
35 - 40	0,995
40 - 45	0,995
45 - 50	0,995
50 - 55	0,980
55 - 60	0,970
60 - 65	0,750

4.3. Die Begriffe 'Bedarf' und 'Nachfrage'

Im Jahre 1978 wurde eine internationale Aufsatzsammlung von Brüggemann, Schwefel, Zöllner zu dem Thema: "Bedarf und Planung im Gesundheitswesen" herausgegeben[1]. Ausgangspunkt ist das am 1.1.1977 in Kraft getretene Krankenversicherungs-Weiterentwicklungsgesetz (KVWG). Dieses Gesetz sieht zum Zweck der mittel- und langfristigen Sicherstellung der kassenärztlichen Versorgung eine Bedarfsplanung

---

[1] Vgl. Brüggemann, I.; Schwefel, D.; Zöllner, H. (Hrsg.): Bedarf und Planung im Gesundheitswesen. Eine internationale Aufsatzsammlung. Köln-Lövenich 1978.

vor. In § 368 Abs. 4 RVO wird von 'Richtlinien' gesprochen, die
Maßgabe für die Bedarfsplanung der Kassenärztlichen Vereinigungen
sind[1]. Diese Richtlinien "sehen im wesentlichen eine Orientierung
der Bedarfsplanung an Arzt-Bevölkerungs-Relationen vor, die durch
zusätzliche Informationen über Angebot, Nachfrage und sozio-ökonomische Struktur in den Planungsgebieten korrigiert werden soll."[2]
Diese Aufsatzsammlung erläutert die Begriffe von Bedarf und Nachfrage und zeigt die Probleme auf. Es wird hier nur kurz auf den
Aufsatz von Schwefel et al.[3] eingegangen.
In diesem Aufsatz werden verschiedene Definitionen von Bedarf und
Nachfrage dargestellt und analysiert, sowie verschiedene Varianten
der Bedarfsplanung erläutert. Die Richtzahlmethode wird hierbei als
die zur Zeit gebräuchlichste und - aus pragmatischen Gründen heraus - als die prominenteste Bedarfsplanungsmethode vorgestellt.
Die Richtzahlmethode beruht auf Relationen zwischen Ärzten bzw.
sonstigen Fachkräften im Gesundheitswesen und der Bevölkerung. Als
Probleme hierbei werden u.a. genannt, daß eine solche Richtzahl fast
immer willkürlich festgelegt wird und "daß ein gleicher Bedarf angenommen wird, sei er nun alt oder jung"[4]. Werden solche Probleme
bei der Festlegung von Richtzahlen mit berücksichtigt, so stellt dies
eine Verfeinerung der Bedarfsplanungsmethode dar. Als Faktoren, die
die Nachfrage nach Gesundheitsversorgung beeinflussen, werden u.a.
Alter, Geschlecht, Familienstand, wirtschaftliches Niveau, Berufstätigkeit, sozialer Status genannt. Die in diesem Zusammenhang angeführten nord-amerikanischen Untersuchungen, die mit Modellen, die
über hundert Variablen beinhalten, arbeiten, dürften wohl ein Extrem
darstellen.

---

[1] Eine systematische Darstellung der Bedarfsplanung in der kassenärztlichen Versorgung und deren Richtlinien sowie Auszüge aus den kassenärztlichen Vorschriften der RVO (Reichsversicherungsordnung) und Auszüge aus der Zulassungsordnung
für Ärzte sind zu finden in Töns, H.: Die Bedarfsplanung in der kassenärztlichen Versorgung, Bonn 1977. Vgl. weiterhin Beske, F.: Kassenärztliche Bedarfsplanung. Heftreihe des Zentralinstituts für die kassenärztliche Versorung in der
Bundesrepublik Deutschland, Heft 9, Köln-Lövenich 1977. Stückemann, G.: Richtlinien über die Bedarfsplanung in der kassenärztlichen Versorgung. In: Krankenversicherung, Vol. 30(1), Berlin 1978, S. 19-25. Eine kurze aber informative Zusammenstellung wichtiger Kriterien für eine kassenärztliche Bedarfsplanung findet
man bei Tamberg, K.: Kriterien für eine kassenärztliche Bedarfsplanung. In:
Betriebskrankenkasse, Vol. 63 (2/3), Essen 1975, S. 29-31.

[2] Brüggemann, I.; Schwefel, D.; Zöllner, H., a.a.O., S. 7.

[3] Vgl. Schwefel, D.; Brüggemann, I.; Zöllner, H.: Bedarfsplanung im Gesundheitswesen. Ein Überblick über Probleme und internationale Ansätze. In: Bedarf und
Planung im Gesundheitswesen, hrsg. von Brüggemann, I.; Schwefel, D.; Zöllner, H.,
a.a.O., S. 11-22.

[4] Schwefel, D.; Brüggemann, I.; Zöllner, H., a.a.O., S. 15.

5. Vorausschätzung der Entwicklung der akademischen Berufe im Gesundheitswesen bis zum Jahre 2030

Wie in Abschnitt 3 'Die Berufe im Gesundheitswesen' erläutert worden ist, sind die Berufe zu Berufsgruppen zusammengefaßt worden (vgl. Tabelle 32a und 33). Die Berufsgruppen des nicht akademischen Personals werden in Abschnitt 6 behandelt. In diesem Abschnitt wird die Vorausschätzung der Zahl der akademischen Berufe im Gesundheitswesen durchgeführt.

Dies geschieht anhand folgender Dichteziffern:
- der Medizinerdichteziffer,
- der Dichteziffer der Ärzte in freier Praxis,
- der Dichteziffer der Krankenhausärzte,
- der Zahnarztdichteziffer,
- der Apotheken- bzw. der Apothekerdichteziffer.

Für diese Berufe werden sowohl Bedarfsschätzungen als auch Nachfrageschätzungen für drei verschiedene Bevölkerungsvorausschätzungen durchgeführt. Bei der Nachfrageschätzung wird dabei weiterhin zwischen der Ersatz- und Erweiterungsnachfrage unterschieden. Zuvor jedoch werden die zu prognostizierenden Berufe zahlenmäßig dargestellt.Dies geschieht aus zwei Gründen: Erstens soll anhand der Entwicklung der Berufe in den letzten 27 Jahren aufgezeigt werden, ob und welche Besonderheiten hierbei bestehen bzw. bestanden haben. Zweitens soll die zeitreihenmäßige Darstellung Anhaltspunkte dafür geben, ob die aufgrund der Einflußfaktoren bestimmte Variation einer Dichteziffer 'im Rahmen' der Entwicklung bleibt.

5.1. Die Entwicklung und Versorgung mit Humanmedizinern, Zahnärzten und Apothekern in den Jahren 1952 bis 1979

Im folgenden soll die Entwicklung der Versorgung mit den o.g. Berufen mit Hilfe von Versorgungsziffern (Dichteziffern) dargestellt werden[1]. Diese Versorgungsziffern können einmal beispielsweise die Relation 'Einwohner je Arzt' ausdrücken oder auch die Relation 'Arzt je 10.000 Einwohner'.

---

[1] Zur Personalentwicklung im Gesundheitswesen siehe auch: Eberle, G.; Geißler, U.: Personalentwicklung im Gesundheitswesen in Vergangenheit und Zukunft, WIdO-Materialien Bd. 2, hrsg. vom Wissenschaftlichen Institut der Ortskrankenkassen, Bonn-Bad Godesberg 1978, sowie die überarbeitete Kurzfassung von Eberle, G.; Geißler, U.: Gesundheitswesen und Arbeitsmarkt. In: Die Ortskrankenkasse, 15/1978, Sonderdruck.

Zuerst wird die Entwicklung der Versorgung mit Ärzten beschrieben.
Hierbei muß unterschieden werden zwischen der Medizinerdichte und
der Arztdichte[1]. Denn nur derjenige Mediziner trägt zur ärztlichen
Versorgung der Bevölkerung bei, der auch den Beruf des Arztes aus-
übt[2]. Unter der Medizinerdichte wird somit das Verhältnis aller
berufstätigen Mediziner zu der Wohnbevölkerung der Bundesrepublik
Deutschland verstanden. Diese lag im Jahre 1979 bei einer Relation
von rd. 135 TSD Medizinern zu etwa 61,3 Mio. Einwohnern. Somit betrug die Medizinerdichte 22,1 d.h., es kamen im Durchschnitt 22,1
Mediziner auf je 10.000 Einwohner bzw. ein berufstätiger Mediziner
hatte im Jahre 1979 im Mittel 452 Einwohner zu betreuen[3].

Die Berufsgruppe der berufstätigen Mediziner setzt sich aus den
Ärzten in freien Praxen, den Krankenhausärzten und den Ärzten,
die in Verwaltung und Forschung tätig sind, zusammen[4]. Wird in dieser Arbeit von einer Arztdichte gesprochen, so handelt es sich hierbei um die Mediziner, die als Ärzte im Krankenhaus arbeiten oder
frei praktizierend tätig sind. Es wird bei der Relation 'Einwohner
je Arzt' also eine höhere Zahl ausgewiesen werden, als bei der Medizinerdichte. 1979 kamen dementsprechend 497 Einwohner auf einen
berufstätigen Arzt. Insgesamt werden drei verschiedene Dichteziffern für Ärzte betrachtet. Dies ist die soeben beschriebene Medizinerdichte, die Versorgungsziffer mit Ärzten in freier Praxis
und die mit Krankenhausärzten.

In Schaubild 29a werden diese Versorgungsziffern graphisch dargestellt. Das ausführliche Zahlenmaterial befindet sich im Anhang
dieser Arbeit. Aus dem Verlauf der Medizinerdichte erkennt man, daß
in den letzten 27 Jahren die Versorgung mt Medizinern immer besser
wurde. Parallel dazu entwickelte sich die Arztdichte. Kamen im
Jahre 1952 noch 922 auf einen berufstätigen Arzt, so waren es 1968

---

[1] Vgl. Gottsleben, V.: Kollers Ärzteprognose aufgrund der Volks- und Berufszählung 1961, a.a.O., S. 7.

[2] Vgl. Riese, H., a.a.O., S. 43.

[3] Vgl. Statistisches Bundesamt (Hrsg.) 1980(d), S. 5.

[4] Bei Ärzten in Verwaltung und Forschung handelt es sich um Ärzte, die hauptamtlich bei Behörden, Körperschaften des öffentlichen Rechts, in der Bundeswehr,
im Bundesgrenzschutz und Polizeidienst, in wissenschaftlich-theoretischen Instituten tätig sind, sowie Werksärzte und sonstige angestellte Ärzte in Industrie und Privatwirtschaft.

noch 761 Einwohner, die ein Arzt im Durchschnitt zu betreuen hatte.
Während in den Jahren von 1952 bis 1966 die Bevölkerung um rd. 17 %
zunahm, verbesserte sich im gleichen Zeitraum der Bestand an Ärzten
um 40 %. In den Jahren von 1966 bis 1979 konnte ein noch rascherer
Anstieg registriert werden, und zwar auf 497 Einwohner je Arzt.
Dies entspricht einer Steigerung von 1966 auf 1979 um rd. 59 %, während die Bevölkerung nur um rd. 4 % wuchs.

<u>Schaubild 29a:</u> Die Entwicklung der Versorgung mit Ärzten und
Zahnärzten.

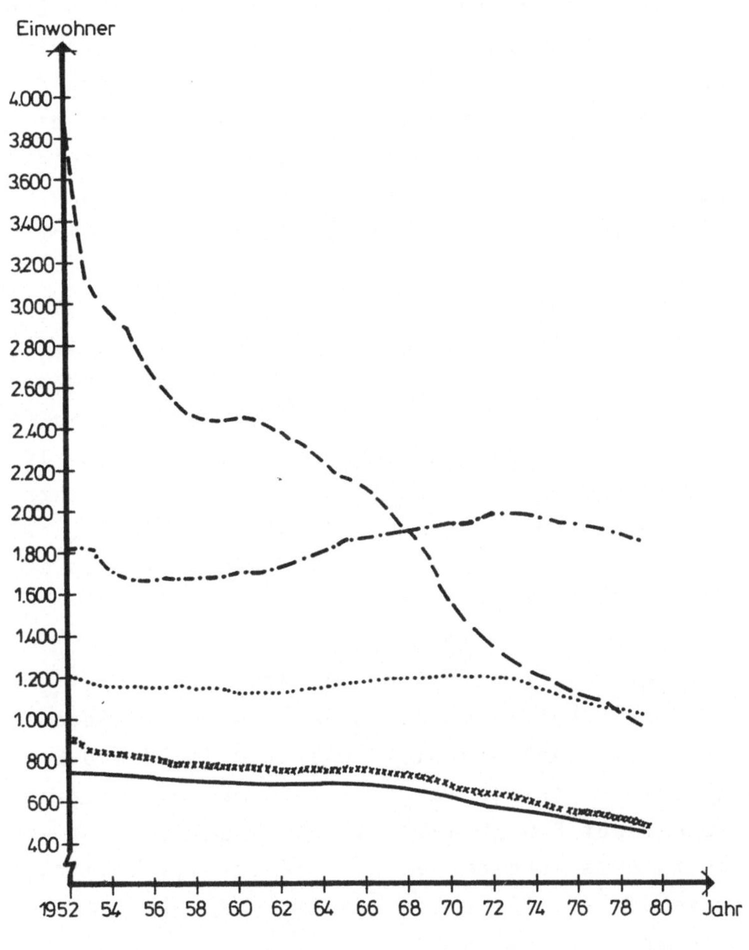

Untersucht man den Verlauf der in freier Praxis tätigen Ärzte,
so ist dort festzustellen, daß zwar über die Zeit ein Anstieg der
Versorgungsziffer vorhanden ist, und zwar von 8,7 Ärzte je 10.000
Einwohner im Jahre 1952 auf 9,9 im Jahre 1979. Für die Jahre 1960
bis 1974 ist jedoch ein Einbruch zu verzeichnen. In dieser Zeitspanne sank die Arztdichte unter den Stand von 1962, nämlich auf
8,3 in den Jahren 1967 bis 1971. Ab diesem Jahr erst trat wieder
eine schrittweise Verbesserung auf 8,7 im Jahre 1974 ein. Stellt
man wiederum das Verhältnis der Einwohner je Arzt in freier Praxis
dar, so kamen im Jahre 1952 im Durchschnitt 1.210 Einwohner auf
einen frei praktizierenden Arzt. 1960 waren es 1.126 Einwohner,
wobei diese Zahl über rd. 1.200 Einwohner im Jahre 1970 auf etwa
1.000 Einwohner im Jahre 1979 sank. Noch klarer wird die Konstanz
in der Versorgung mit Ärzten in freier Praxis durch die Relation
'Ärzte in freier Praxis je 10.000 Einwohner' aufgezeigt. Im Jahre
1952 betrug sie 8,7, ebenso wie im Jahre 1974. Im Jahre 1979 stieg
sie dann auf 9,9 Ärzte in freier Praxis je 10.000 Einwohner.

Ganz anders stellt sich die Entwicklung der Versorgung mit Krankenhausärzten dar. 1952 kamen 2,6 Krankenhausärzte auf je 10.000
Einwohner, bzw. ein Krankenhausarzt hatte 3.882 Einwohner zu betreuen. Dieses Verhältnis wurde stetig verbessert. So kamen 1960
noch etwa 2.450 Einwohner auf einen Krankenhausarzt. 1970 waren
es 1.000 Einwohner weniger, nämlich rd. 1.450. Im Jahre 1979 waren
es nur noch knapp 980 Einwohner, die durchschnittlich auf einen
Krankenhausarzt kamen - oder, anders ausgedrückt 9,9 Krankenhausärzte je 10.000 Einwohner.

Verfolgt man nun die Entwicklung der Zahnarztdichte[1], so ist in den
letzten 27 Jahren kein Anstieg zu beobachten. Im Gegenteil, diese
Versorgungsziffer sank von 5,6 Zahnärzten je 10.000 Einwohner über
einen Höchststand von 6,0 im Jahre 1955 auf den niedrigsten Wert
der Zeitreihe, auf 5,0 im Jahre 1973. Ab diesem Zeitpunkt stieg
die Zahnarztdichte langsam aber stetig auf 5,4 Zahnärzte je 10.000
Einwohner im Jahre 1979. Dies bedeutet, daß die Zahl der Einwohner,
die ein Zahnarzt zu betreuen hatte, von 1.818 Einwohner im Jahre
1952 auf 1.988 im Jahre 1973 stieg und sich ab dann geringfügig reduzierte auf 1.862 im Jahre 1979[2].

---

[1] Die Zeitreihe der berufstätigen Zahnärzte beinhaltet sowohl die in Verwaltung
und Forschung als auch im Krankenhaus hauptamtlich tätigen, da der Anteil dieser
zwei Gruppen nur knapp 6 % aller Zahnärzte ausmacht.

[2] Vgl. hierzu auch Statistisches Bundesamt (Hrsg.) 1980(d), S. 6.

Die letzte der zu beschreibenden Zeitreihen ist die von Schaubild 29b: die Entwicklung der Versorgung mit Apothekern und Apotheken. Die rd. 6.400 Apotheken des Jahres 1952 hatten im Mittel
etwa 7.900 Einwohner zu versorgen. Hierbei wird bewußt das Verhältnis von Apotheken zu Einwohnern und nicht das Verhältnis
von Apothekern zu Einwohnern dargestellt, da das Verhältnis von
Apothekern je Apotheke seit 1952 fast immer auf dem Niveau von
1,8 Apothekern je Apotheke verblieben ist. 1961 betrug die Zahl
der Einwohner je Apotheke rd. 5.900 und im Jahre 1979 waren es
noch knapp 3.900 Einwohner, die im Durchschnitt auf eine Apotheke
kamen[1].

<u>Schaubild 29b:</u> Die Entwicklung der Versorgung mit Apotheken und
Apothekern

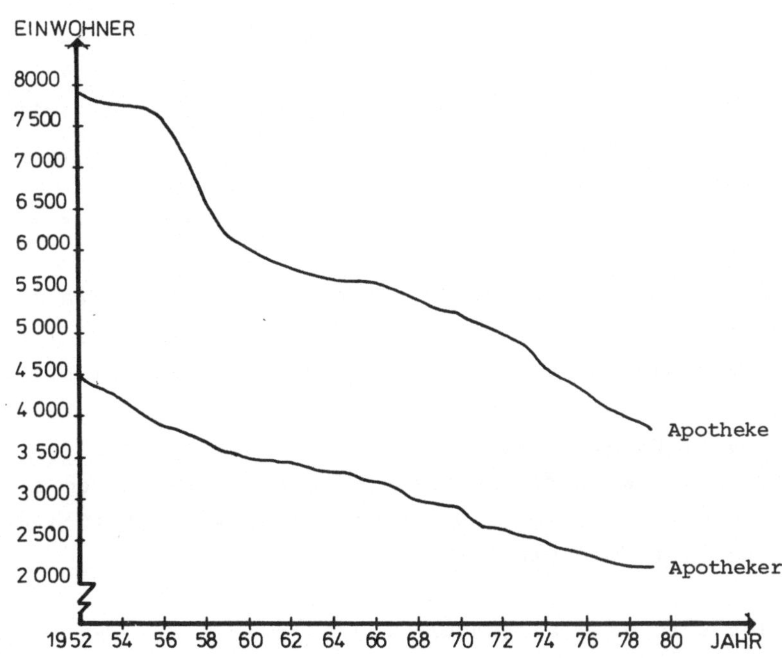

---

[1] Die betrachtete Zeitreihe der Apotheken beinhaltet auch die Krankenhausapothe-
ken, welche immer rd. 2 % des Gesamtbestandes ausmachen. Hierdurch erhält man
geringfügig günstigere Zahlen, als wenn man das Verhältnis 'Einwohner je öffentliche Apotheke' errechnet. Vgl. hierzu auch Statistisches Bundesamt (Hrsg.)
1980(d), S. 8.

5.2. Vorausschätzung der Zahl der Humanmediziner, Zahnärzte und Apotheker

Die Bestände der fünf Berufe, die im vorangegangenen Abschnitt zeitreihenmäßig dargestellt worden sind, werden nun für die nächsten 50 Jahre vorausgeschätzt. Die Vorgehensweise bei der Darstellung der Ergebnisse ist wie folgt: zuerst wird - jeweils für die einzelnen Berufe getrennt die Bedarfsschätzung erläutert und dann die auf den Ergebnissen der Bedarfsschätzung basierende Nachfrageschätzung durchgeführt. Dies geschieht für zwei Varianten: In der ersten Variante wird das im Jahre 1980 zu beobachtende Versorgungsniveau in diesen Berufen konstant gehalten; in Variante 2 wird mit einer Steigerung von 11 % (AI) bzw. 10 % (AII und AIII) je 5-Jahresintervall gerechnet. Die Entwicklung dieses Wachstumsfaktors wird ebenfalls aufgezeigt[1].

Die Ergebnisse der Bevölkerungsvorausschätzungen, auf denen die Ergebnisse der Bedarfs- und Nachfrageschätzung beruhen, wurden in Kapitel I ausführlich kommentiert und bedürfen somit keiner weiteren Erläuterung.

5.2.1. Vorausschätzung der Zahl der Mediziner insgesamt

Das Versorgungsniveau für Mediziner insgesamt lag im Jahre 1980 bei 22,6 Mediziner je 10.000 Einwohner. In Variante 1 wird dieses Versorgungsniveau für den Vorausschätzungszeitraum als konstant angenommen. Schaubild 30 zeigt die Entwicklung des Versorgungsniveaus unter Berücksichtigung des Wachstumsfaktors.
In Variante 1 wird die Bedarfsschätzung einzig durch die Bevölkerungsgröße determiniert. Dementsprechend verhält sich die Bedarfsschätzung der Variante 1 (vgl. Tabelle 42).

In allen drei Bevölkerungsvorausschätzungen der Variante 1 ist festzustellen, daß der Bedarf an Medizinern insgesamt zurückgeht. Der stärkste Rückgang ist in Alternative I zu verzeichnen. Hier sinkt der Bedarf auf 95 TSD im Jahre 2030. Ist die Alternative I in Variante 1 die Bevölkerungsalternative mit dem stärksten Rück-

---

[1] Die zahlenmäßige Darstellung der Entwicklung der Dichteziffern für die hier zu besprechenden Berufe befindet sich im Anhang dieser Arbeit.

<u>Schaubild 30:</u> Die Entwicklung der Wachstumsfaktoren

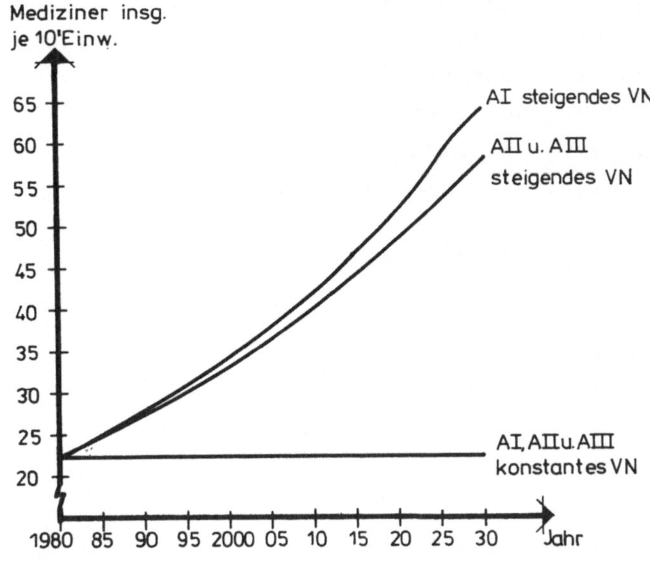

<u>Tabelle 42:</u> Die Bedarfsschätzung für Mediziner insgesamt bei konstantem und steigendem Versorgungsniveau bis zum Jahre 2030

Jahr	Mediziner insgesamt					
	konstantes Versorgungsniveau			steigendes Versorgungsniveau		
	AI	AII	AIII	AI	AII	AIII
1980	139.597	139.597	139.597	139.597	139.597	139.597
1985	135.840	135.840	135.840	150.782	149.424	149.424
1990	133.710	134.113	134.306	164.745	162.300	162.534
1995	131.317	133.130	134.058	179.623	177.251	178.487
2000	127.957	131.977	134.166	194.257	193.293	196.500
2005	123.575	130.030	133.242	208.240	209.486	214.661
2010	118.566	127.352	130.551	221.761	225.684	231.353
2015	113.328	124.757	127.176	235.279	243.221	247.936
2020	107.846	122.478	124.188	248.523	262.678	266.345
2025	101.982	120.279	122.592	260.862	283.774	289.231
2030	96.765	117.881	121.875	271.910	305.917	316.281

gang, so ist sie in Variante 2 die mit dem geringsten Wachstum. Zwar überwiegt der Bedarf an Medizinern insgesamt bei steigendem Versorgungsniveau in AI bis zum Jahre 1995 den Bedarf in AII und AIII aufgrund des höheren Wachstumsfaktors (11 %), ab dem Jahre 2000 jedoch wird der Bedarf in AII und AIII größer, da sich ab diesem Zeitpunkt die Bevölkerungsgröße als Einflußfaktor bemerkbar macht.

Nun kann aufgrund der Ergebnisse der Bedarfsschätzung die Nachfrageschätzung durchgeführt werden. Hierbei wird nicht nur die Gesamtnachfrage ermittelt, sondern darüber hinaus auch die Ersatz-
und Ergänzungsnachfrage gebildet. In Variante 2 wird, da eine Erhöhung des Versorgungsniveaus stattfindet, auch die Erweiterungsnachfrage ausgewiesen. Um das vielfältige Datenmaterial übersichtlich darzustellen, wird hier nur die Gesamtnachfrage erläutert,

Schaubild 31: Die Bedarfsschätzung für Mediziner insgesamt

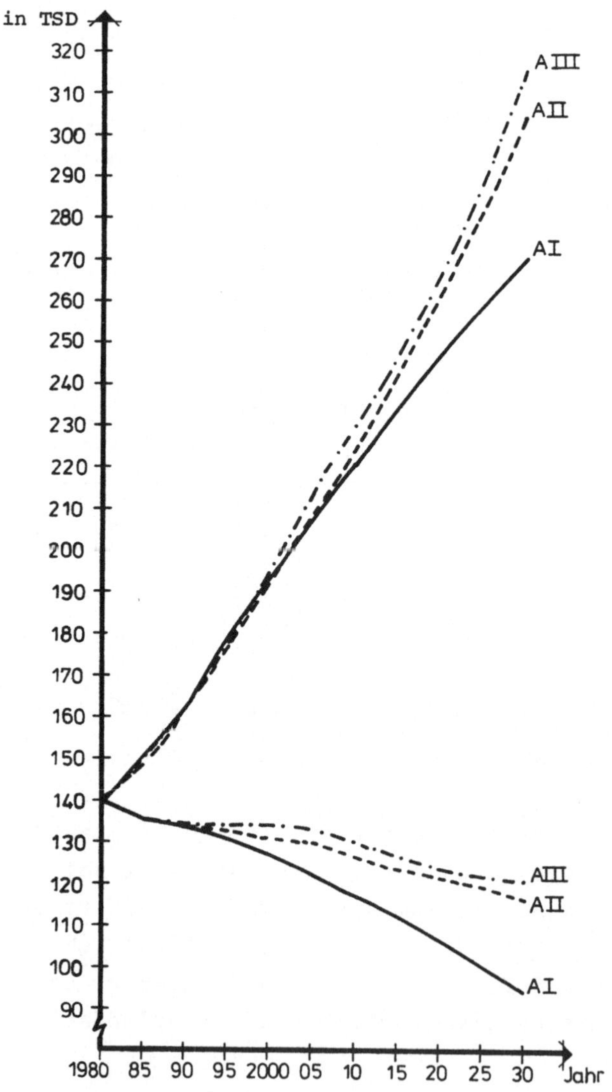

Die restlichen Ergebnisse befinden sich im Anhang.

In Schaubild 32a wird die Gesamtnachfrage für Mediziner insgesamt
bei konstantem Versorgungsniveau dargelegt, getrennt für die drei
Bevölkerungsentwicklungen. Schaubild 32a ist wie folgt zu inter-
pretieren: für die Jahre 1980 bis 1985 besteht in allen drei Alternativen eine Gesamtnachfrage in Höhe von 22,3 TSD Medizinern.
Diese Zahl an Medizinern muß bis 1985 in das Erwerbsleben eintreten, damit ein Bestand von knapp 136 TSD (lt. Bedarfsschätzung)
zu diesem Zeitpunkt erreicht wird. Hieraus wird ersichtlich, daß

Schaubild 32a: Die Gesamtnachfrageschätzung für Mediziner ins-
               gesamt bei konstantem Versorgungsniveau

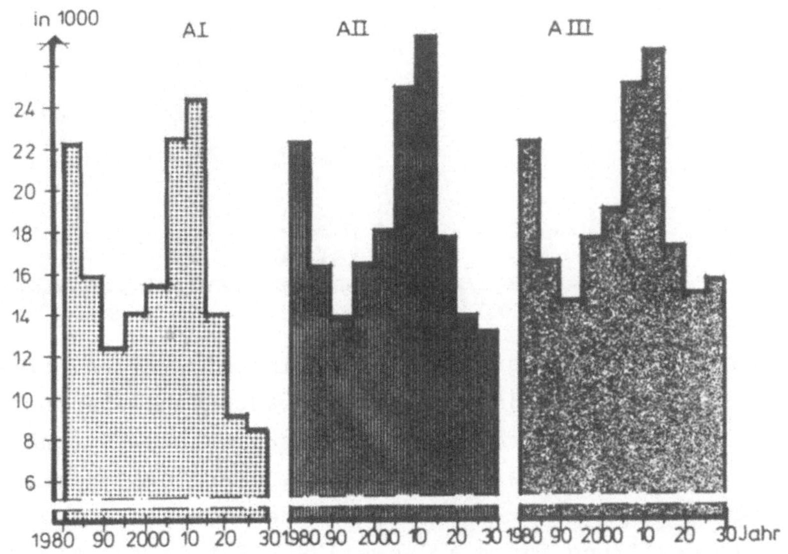

der Trend der Bedarfsschätzung sich in der Nachfrageschätzung
widerspiegelt; AI besitzt lt. Tabelle 42 den geringsten Bedarf,
ergo lt. Schaubild 32a die niedrigste Nachfrage. Die in allen
drei Alternativen bestehende starke Nachfrageerhöhung für den Zeitraum 2005-2015 erklärt sich aus der Altersstruktur der Mediziner
insgesamt. Im Jahre 1980 waren 44,6 % der Mediziner unter 40
Jahre alt, während die Bestände in den oberen Altersgruppen
nicht so stark besetzt waren. Der Bestand dieser Altersgruppen
scheidet mit Erreichung des 65. Lebensjahres aus dem Erwerbsleben
aus. Somit besteht durch Ausscheidung einer recht stark besetzten

Altersgruppe aus dem Erwerbsleben nun eine dementsprechend hohe
Nachfrage nach neu ins Erwerbsleben eintretende Mediziner. Man
erkennt also in der 'Wellenbewegung' der Nachfrageschätzung auch
die Altersstruktur des Ausgangsbestandes wieder. Schaubild 32b
stellt die Gesamtnachfrageschätzung für Mediziner insgesamt bei
steigendem Versorgungsniveau dar.

<u>Schaubild 32b</u>: Die Gesamtnachfrageschätzung für Mediziner
insgesamt bei steigendem Versorgungsniveau

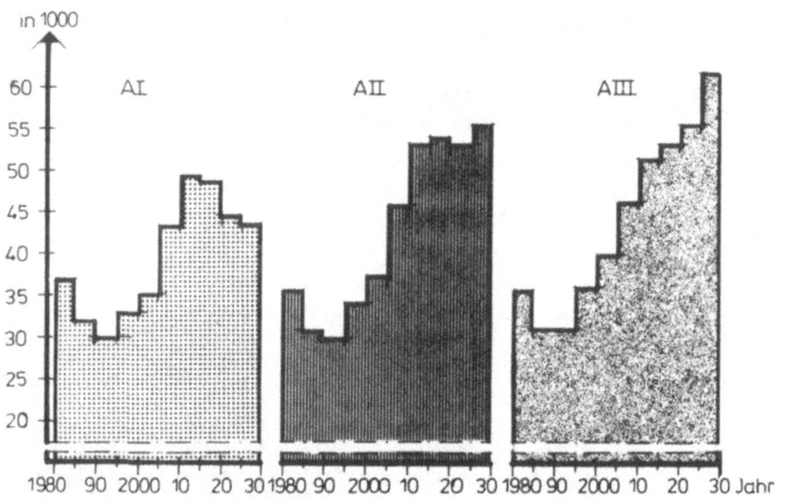

Bei steigendem Versorgungsniveau ergibt sich nicht nur ein kontinuierlich steigender Bedarf, sondern auch eine ebensolche Nachfrage, jeweils unterbrochen durch Rückgang bzw. Stagnation der
Nachfragesteigerung bei Ausscheiden schwach besetzter Altersgruppen
bzw. Verbleib von stark besetzten Altersgruppen. Dies zeigt die
Nachfrageschätzung für die Jahre 1990-1995 in den Alternativen I-III.
Besteht ein stark wachsender Bedarf wie in AII und AIII, so entwickelt sich eine 'gesunde' Altersstruktur, d.h. die unteren
Altersgruppen sind stärker besetzt als die oberen Altersgruppen,
und es bestehen somit keine 'Nachfragelöcher'. Der Rückgang der
Nachfrage in AI für den Zeitraum 2015-2030 erklärt sich daraus, daß
im Jahre 1980 die unterste Altersgruppe (unter 35 Jahre) überproportional besetzt war, hierdurch also die höheren dementsprechend
gering und somit auch - im Zusammenhang mit einem weniger stark
wachsenden Bedarf zu diesem Zeitpunkt - die Nachfrage zurückgeht.

5.2.2. Vorausschätzung der Zahl der Ärzte in freier Praxis

Das für Variante 1 maßgebliche Versorgungsniveau lag im Jahre 1980
bei 10,0 Ärzte in freier Praxis je 10.000 Einwohner. Die Versorgungsziffern für Variante 2 entwickelten sich von 10,0 im Jahre
1980 auf 15,2 (14,6) im Jahre 2000 für AI (AII und AIII) bzw. auf
28,4 (25,9) im Jahre 2030 für AI (AII und AIII). Daraus ergibt sich
- in Verbindung mit der Bevölkerungsgröße - die in Schaubild 33 abgebildete Bedarfsschätzung.

Schaubild 33: Die Bedarfsschätzung für Ärzte in freier Praxis

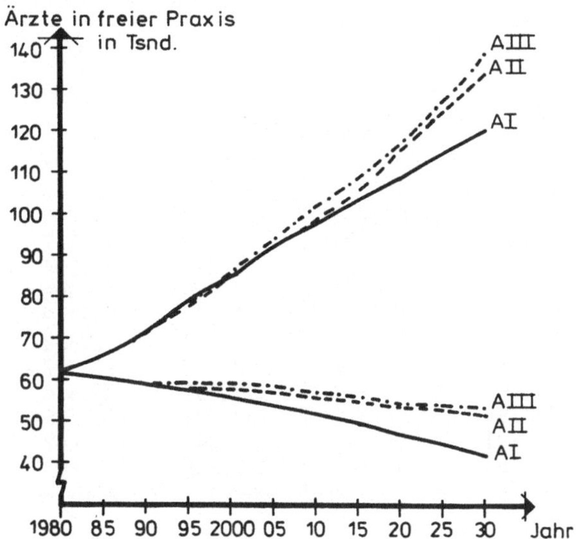

Bei konstant gehaltenem Versorgungsniveau verringert sich der Bedarf an Ärzten in freier Praxis von 61,4 TSD im Jahre 1980 auf
42,4 TSD im Jahre 2030 für AI und auf 52,2 TSD (53,9 TSD) für AII
(AIII). Werden diese Zahlen mit 10 TSD multipliziert, so erhält man
den Bevölkerungsbestand der jeweiligen Alternative für das ange-
gebene Jahr. In Variante 2 beträgt der Ausgangsbestand für Ärzte
in freier Praxis wie in Variante 1 rd. 61 TSD. Bis zum Jahre 2000
entwickeln sich die Bedarfsschätzungen in allen drei Alternativen
in etwa gleich. Zwar schrumpft die Bevölkerungsgröße in AI stärker
als in den anderen zwei; dies wird jedoch durch den höheren Wachstumsfaktor in AI kompensiert. Erst ab dem Jahre 2000 wird der Einfluß der Bevölkerungsgröße auf den Bedarf klar ersichtlich. So

existiert für das Jahr 2030 in AI ein Bedarf in Höhe von 120 TSD.
Der Bedarf liegt in AII zum selben Zeitpunkt um 15 TSD und in AIII
um 19 TSD höher.

Bei einem Vergleich der Schaubilder 34a und 34b wird offenbar, daß
sowohl bei der Gesamtnachfrageschätzung bei konstantem Versorgungsniveau als auch bei der bei steigendem Versorgungsniveau für die
Jahre 1980 bis 1985 eine hohe Nachfrage von etwa 18,3 TSD (Variante
1) bzw. rd. 24 TSD (Variante 2) besteht. In Variante 1 ist dies sogar die höchste Nachfrage im Vorausschätzungszeitraum überhaupt.

Tabelle 43: Die Bedarfsschätzung für Ärzte in freier Praxis bei
konstantem und steigendem Versorgungsniveau bis zum
Jahre 2030

| Jahr | Ärzte in freier Praxis | | | | | |
| | konstantes Versorgungsniveau | | | steigendes Versorgungsniveau | | |
	AI	AII	AIII	AI	AII	AIII
1980	61.405	61.405	61.405	61.405	61.405	61.405
1985	60.106	60.106	60.106	66.718	66.117	66.117
1990	59.164	59.342	59.427	72.896	71.804	71.907
1995	58.105	58.907	59.318	79.460	78.405	78.952
2000	56.618	58.397	59.366	85.890	85.493	86.911
2005	54.679	57.535	58.957	92.079	92.632	94.920
2010	52.463	56.350	57.766	98.053	99.797	102.304
2015	50.145	55.202	56.272	104.050	107.534	109.619
2020	47.719	54.194	54.950	109.898	116.138	117.759
2025	45.125	53.221	54.244	115.340	125.442	127.854
2030	42.374	52.160	53.927	120.215	135.250	139.832

Außerdem weisen beide Varianten erhebliche Schwankungen in der
Nachfragehöhe auf. Der Grund hierfür liegt in dem sehr ungünstigen
Altersaufbau des Ausgangsbestandes der Ärzte in freier Praxis.
Während sich nur 4,6 % der Ärzte in freier Praxis in der Altersgruppe unter 35 Jahren befinden, sind 16,1 % in der Altersgruppe
60-65 Jahre,und 14,6 % sind über 65 Jahre alt. Die über 65-Jähri-
gen scheiden in dieser Modellrechnung bis zum Jahre 1985 zu 70 %,
ab 1985 ganz aus dem Erwerbsleben aus, und auch die 60-65-Jährigen
besitzen eine geringere Erwerbsquote als die sonstigen Altersgruppen. Daraus ergibt sich für die hier vorliegende Untersuchung die
Konsequenz, daß rd. 19,6 TSD Ärzte in freier Praxis bis 1985 ihre
Erwerbstätigkeit aufgeben müssen. In Variante 1 wird diese Ersatznachfrage von 19,6 TSD etwas verringert aufgrund einer negativen Ergänzungsnachfrage wegen des

<u>Schaubild 34a:</u> Die Gesamtnachfrageschätzung für Ärzte in freier
Praxis bei konstantem Versorgungsniveau

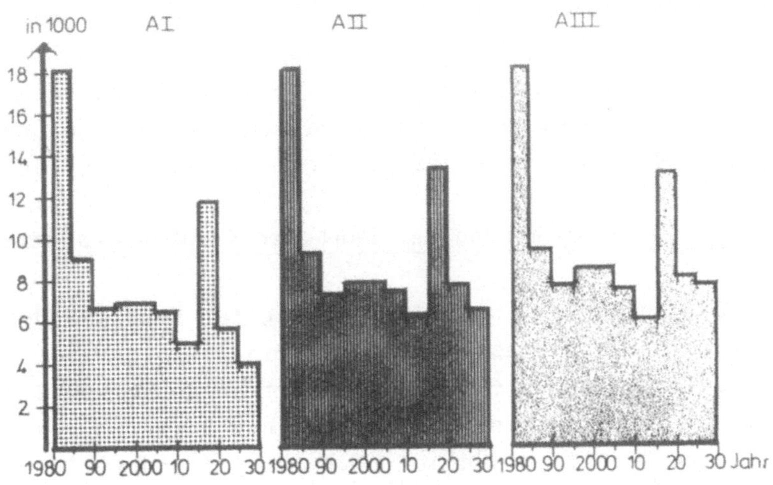

<u>Schaubild 34b:</u> Die Gesamtnachfrageschätzung für Ärzte in freier
Praxis bei steigendem Versorgungsniveau

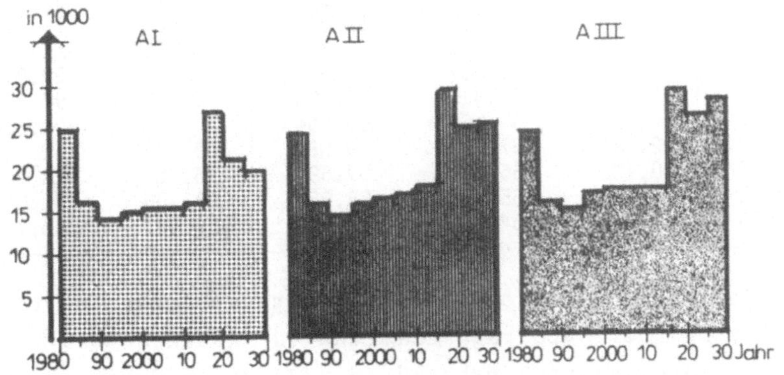

Bevölkerungsrückgangs von 1.300, so daß sich eine Gesamtnachfrage
von rd. 18,3 TSD ergibt. In Variante 2 erhöht sich die Gesamtnachfrage jedoch, da hier noch die Erweiterungsnachfrage (aufgrund des
steigenden Versorgungsniveaus) hinzuaddiert werden muß.
Durch die Schaubilder 34a und 34b wird auch deutlich, daß eine
steigende Nachfrage den instabilen Altersaufbau einer Berufsgruppe
überdecken kann bzw. geringer werdende Nachfrage (durch gesunkenen
Bedarf) die Effekte eines solchen Altersaufbaus noch verstärkt.

5.2.3. Vorausschätzung der Zahl der Krankenhausärzte

Die Ergebnisse der Bedarfsschätzung für Krankenhausärzte werden
in Tabelle 44 dargestellt; für Variante 1 lag ein konsantes Versorgungsniveau von 10,5 Krankenhausärzten je 10.000 Einwohner zugrunde, das Versorgungsniveau in Variante 2 steigt von 10,5 auf 29,8
im Jahre 2030 (AI) und auf 27,2 für AII und AIII.

Tabelle 44: Die Bedarfsschätzung für Krankenhausärzte bei konstantem und steigendem Versorgungsniveau bis zum Jahre 2030

Jahr	Krankenhausärzte					
	konstantes Versorgungsniveau			steigendes Versorgungsniveau		
	AI	AII	AIII	AI	AII	AIII
1980	64.978	64.978	64.978	64.978	64.978	64.978
1985	63.111	63.111	63.111	70.084	69.422	69.422
1990	62.122	62.309	62.399	76.558	75.424	75.532
1995	61.010	61.852	62.284	83.439	82.352	82.926
2000	59.449	61.317	62.334	90.249	89.814	91.304
2005	57.413	60.412	61.904	96.727	97.350	99.755
2010	55.086	59.168	60.654	103.037	104.868	107.503
2015	52.652	57.962	59.086	109.316	112.999	115.190
2020	50.105	56.904	57.698	115.481	122.045	123.748
2025	47.381	55.882	56.957	121.206	131.828	134.363
2030	44.493	54.768	56.623	126.317	142.135	146.951

Im Gegensatz zur Nachfrageschätzung der Ärzte in freier Praxis
fällt bei der Nachfrageschätzung für Krankenhausärzte auf, daß
hier die Gesamtnachfrage für die Jahre 1980 bis 1985 mit rd. 2,5
TSD (Variante 1) und 9,4-8,8 TSD (Variante 2) recht gering ist.
Während die Gesamtnachfrage für Ärzte in freier Praxis bis zum
Jahre 2015 in beiden Varianten sinkt, steigt die Gesamtnachfrage
für Krankenhausärzte kontinuierlich bis zum Jahre 2015. Der Grund
dafür liegt nicht in der geringfügig unterschiedlichen Entwicklung

der Wachstumsraten sondern ist vielmehr durch den grundsätzlich
verschiedenen altersspezifischen Ausgangsbestand dieser Berufsgruppe zu erklären. Im Jahre 1980 waren 46 % aller Krankenhausärzte
unter 35 Jahre alt, nur 4,8 % befanden sich in der Altersklasse
55-60 Jahre und nur 4,4 % waren älter als 60 Jahre. Da die Krankenhausärzte mit dem Erreichen des 65. Lebensjahres aus dem Erwerbsleben ausscheiden, scheint vordergründig ein positiver Altersaufbau in dieser Berufsgruppe zu herrschen. Dies gilt jedoch nur mit-
telfristig bis zum Jahre 2015.

<u>Schaubild 35a:</u> Die Gesamtnachfrageschätzung für Krankenhausärzte
bei konstantem Versorgungsniveau

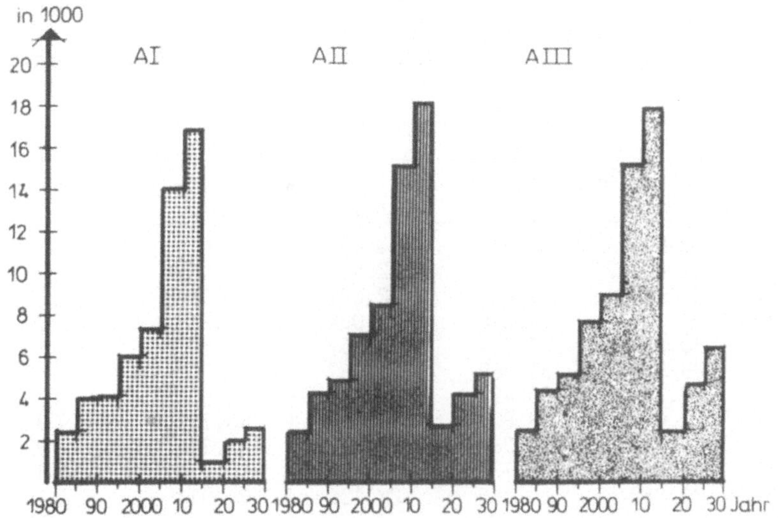

<u>Schaubild 35b:</u> Die Gesamtnachfrageschätzung für Krankenhausärzte
bei steigendem Versorgungsniveau

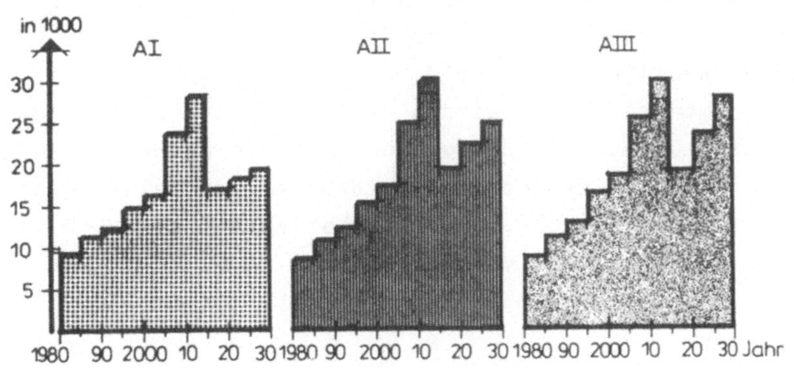

Für die Jahre 2015 bis 2030 entsteht ein hoher Nachfragerückgang,
da zu diesem Zeitpunkt alle Altersgruppen gleichmäßig stark besetzt sind.

5.2.4. Vorausschätzung der Zahl der Zahnärzte

Im Jahre 1980 entfielen im Durchschnitt in der Bundesrepublik
Deutschland 5,4 Zahnärzte auf je 10.000 Einwohner. Hält man diese
Relation konstant, so werden im Jahre 1995 rd. 31,5 TSD Zahnärzte
benötigt, für das Jahr 2030 hingegen nur noch 22,8 TSD (AI) bzw.
28,2 TSD (AII) und 29,1 TSD (AIII).

Tabelle 45: Die Bedarfsschätzung für Zahnärzte bei konstantem und
steigendem Versorgungsniveau bis zum Jahre 2030

Jahr	Zahnärzte					
	konstantes Versorgungsniveau			steigendes Versorgungsniveau		
	AI	AII	AIII	AI	AII	AIII
1980	33.019	33.019	33.019	33.019	33.019	33.019
1985	32.457	32.457	32.457	36.003	35.703	35.703
1990	31.949	32.045	32.091	39.344	38.750	38.806
1995	31.377	31.810	32.032	42.881	42.295	42.590
2000	30.574	31.534	32.057	46.370	46.133	46.899
2005	29.527	31.069	31.837	49.703	49.998	51.233
2010	28.330	30.429	31.194	52.935	53.871	55.224
2015	27.078	29.809	30.387	56.162	58.073	59.199
2020	25.768	29.265	29.673	59.315	62.702	63.578
2025	24.368	28.739	29.292	62.273	67.750	69.053
2030	22.882	28.166	29.120	64.917	73.024	75.498

Steigt jedoch das Versorgungsniveau von 5,4 im Jahre 1980 bis auf
15,3 (AI) und 14,0 (AII und AIII) im Jahre 2030, so verdoppelt sich
der Bestand in Alternative I auf knapp 65 TSD. Der Bestand im
Jahre 2030 für Alternative II (III) liegt dann 40 TSD (42,5 TSD)
über dem Ausgangsbestand des Jahres 1980 von 33 TSD. Diese Entwicklung verdeutlicht Schaubild 36.
Die Gesamtnachfrageschätzung der Zahnärzte weist in etwa die gleiche Struktur auf wie die vorangegangenen Nachfrageschätzungen. Ein
Unterschied ist dennoch hervorzuheben: die relativ lange Zeit, in
der die Nachfragehöhe sowohl in Variante 1 als auch in Variante 2
auf demselben Niveau verharrt.

Schaubild 36: Die Bedarfsssschätzung für Zahnärzte

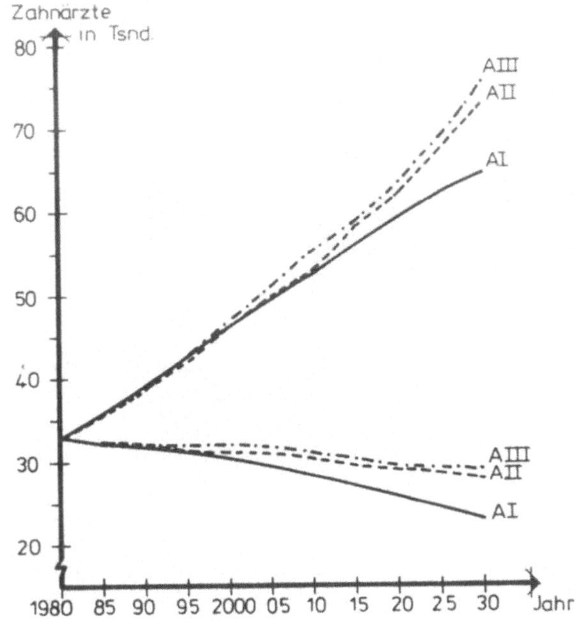

Schaubild 37a: Die Gesamtnachfrageschätzung für Zahnärzte bei konstantem Versorgungsniveau

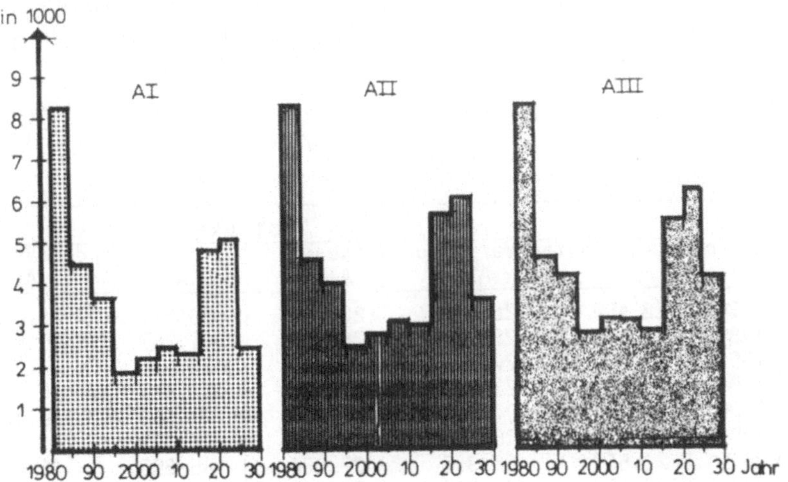

<u>Schaubild 37b</u>: Die Gesamtnachfrageschätzung für Zahnärzte bei
steigendem Versorgungsniveau

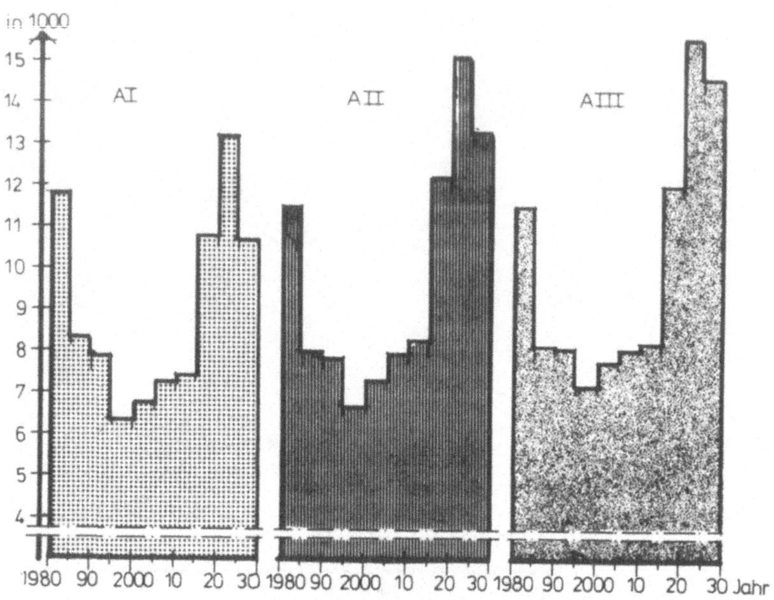

5.2.5. Vorausschätzung der Zahl der Apotheker

Tabelle 46 stellt die Bedarfsschätzung für die Apotheker dar. Das
konstante Versorgungsniveau beträgt 4,7 Apotheker auf je 10.000

<u>Tabelle 46</u>: Die Bedarfsschätzung für Apotheker bei konstantem und
steigendem Versorgungsniveau bis zum Jahre 2030

Jahr	Apotheker					
	konstantes Versorgungsniveau			steigendes Versorgungsniveau		
	AI	AII	AIII	AI	AII	AIII
1980	28.450	28.450	28.450	28.450	28.450	28.450
1985	28.130	28.130	28.130	31.267	30.943	30.943
1990	27.689	27.772	27.812	34.185	33.647	33.695
1995	27.193	27.569	27.761	37.234	36.793	37.050
2000	26.497	27.330	27.783	40.255	40.153	40.820
2005	25.590	26.927	27.592	43.109	43.497	44.571
2010	24.553	26.372	27.034	45.895	46.861	48.038
2015	23.468	25.835	26.335	48.651	50.477	51.455
2020	22.333	25.363	25.717	51.365	54.530	55.291
2025	21.118	24.907	25.386	53.933	58.916	60.049
2030	19.831	24.411	25.238	56.214	63.652	65.715

Einwohner bzw. 2,6 Apotheken auf je 10.000 Einwohner. Im Durchschnitt kommen 1,8 Apotheker auf eine Apotheke. Bei steigendem
Versorgungsniveau entwickelt sich das Verhältnis von Apothekern
zu je 10.000 Einwohner auf 13,3 (AI) im Jahre 2030 und auf 12,2
für die Alternativen II und III.
Bei einem Vergleich der Entwicklung der Nachfrageschätzungen für
Apotheker bei konstantem Versorgungsniveau (Schaubild 38a) und
bei steigendem Versorgungsniveau (Schaubild 38b) ist festzustellen, daß die Tendenz für die ersten 20 Jahre des Vorausschätzungs-
horizonts in beiden Varianten und in allen Bevölkerungsentwicklungen relativ gleich ist. Zwar sind die Schwankungen in der Nachfragehöhe bei Variante 1 stärker ausgeprägt als in Variante 2; doch
muß man in Variante 2 auch den Einfluß der Wachstumsraten berücksichtigen. Ab dem Jahre 2015 setzt in Variante 2 eine erhöhte Nachfrage ein, während in Variante 1 die Nachfragehöhe stagniert bzw.
fällt.

<u>Schaubild 38a:</u> Die Gesamtnachfrageschätzung für Apotheker bei
konstantem Versorgungsniveau

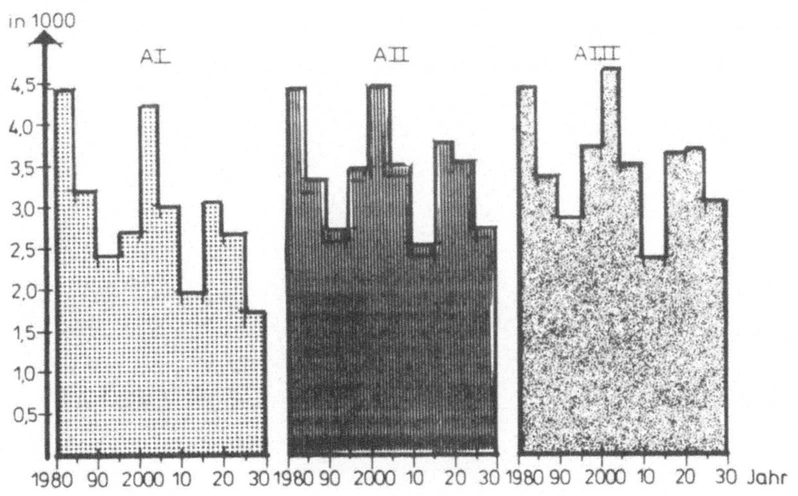

<u>Schaubild 38b</u>: Die Gesamtnachfrageschätzung für Apotheker bei steigendem Versorgungsniveau

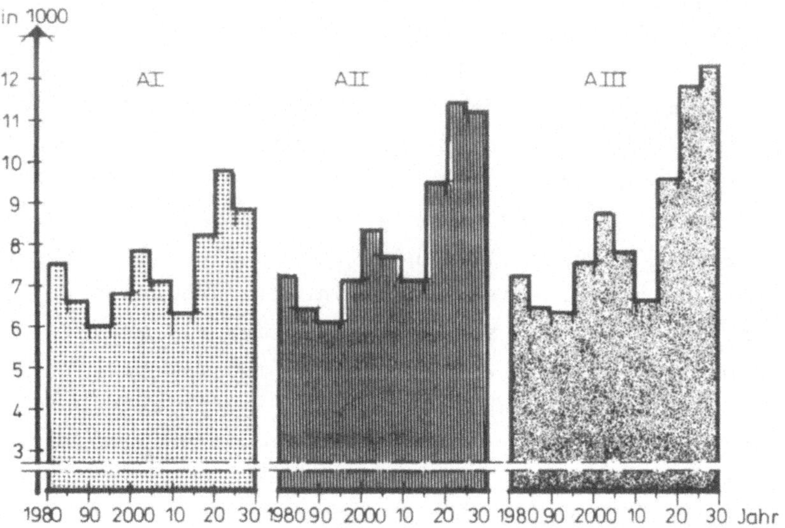

6. Vorausschätzung der Entwicklung der Versorgung mit in Krankenhäusern Beschäftigten bis zum Jahre 2030

Dieser Abschnitt der Arbeit beschäftigt sich mit weiteren Berufsgruppen, die in Tabelle 33 aufgeführt worden sind. Da die in diesen Berufen beschäftigten Personen zu 90 % und mehr in Krankenhäusern arbeiten, erscheint es zweckmäßig, eine Vorausschätzung für die im Krankenhaus Beschäftigten durchzuführen, in Zusammenhang mit einer Bettenbedarfsrechnung, getrennt nach Akut- und Sonderkrankenhäusern.
Fast alle Berufsgruppen des im Krankenhaus beschäftigten Personals sind mehr oder minder vollständig zeitreihenmäßig erfaßt worden. Es bietet sich auch hier an, zunächst die Entwicklung des Personals der Krankenhäuser während der letzten 27 Jahre zu untersuchen.

6.1. Die Entwicklung der Versorgung mit in Krankenhäusern Beschäftigten in den Jahren 1952 bis 1979

In Schaubild 39a wird der Verlauf der Relation 'planmäßige Betten je 10.000 Einwohner' dargestellt. Schwankte die Zahl der planmäßigen Betten insgesamt je 10.000 Einwohner in den Jahren 1952 bis 1967 zwischen 105 und 108 Betten je 10.000 Einwohner, so setzte ab 1968 ein kontinuierlicher Aufwärtstrend ein. Waren es 1968 noch 110 Betten insgesamt je 10.000 Einwohner, so stieg diese Zahl auf 118,4 Betten im Jahre 1975. Ab diesem Jahr wurde die Bettenkapazität langsam wieder abgebaut auf 116 Betten im Jahre 1979. Ab dem Jahre 1960 wurde in der Krankenhausstatistik die Unterscheidung zwischen planmäßigen Betten in Akutkrankenhäusern und planmäßigen Betten in Sonderkrankenhäusern getroffen. Bei der Entwicklung der planmäßigen Betten in Akutkrankenhäusern läßt sich ein analoger Verlauf der Entwicklung der planmäßigen Betten parallel zu der Entwicklung der planmäßigen Betten insgesamt feststellen. So kamen im Jahre 1960 rd. 73 planmäßige Betten in Akutkrankenhäusern auf je 10.000 Einwohner. Bis zum Jahre 1966 sank die Zahl der Betten auf rd. 72, um ab 1967 bis 1976 auf fast 80 Betten anzusteigen. Seitdem verringerte sich die Zahl der Betten wieder auf 78 Betten im Jahre 1979. Die Versorgung mit Betten in Sonderkrankenhäusern entwickelte sich etwas anders. 1960 kamen 32 planmäßige Betten in Sonderkrankenhäusern auf je 10.000 Einwohner. Es folgte ein stetiges Wachstum auf exakt 40,2 planmäßige Betten in Sonderkranken-

häusern je 10.000 Einwohner im Jahre 1977. 1978 waren es 37,5
Betten, 1979 stieg die Zahl wieder leicht, und zwar auf 38 planmäßige Betten in Sonderkrankenhäusern je 10.000 Einwohner.

<u>Schaubild 39a:</u> Entwicklung der planmäßige Betten je 10.000
Einwohner getrennt nach Krankenhaustyp

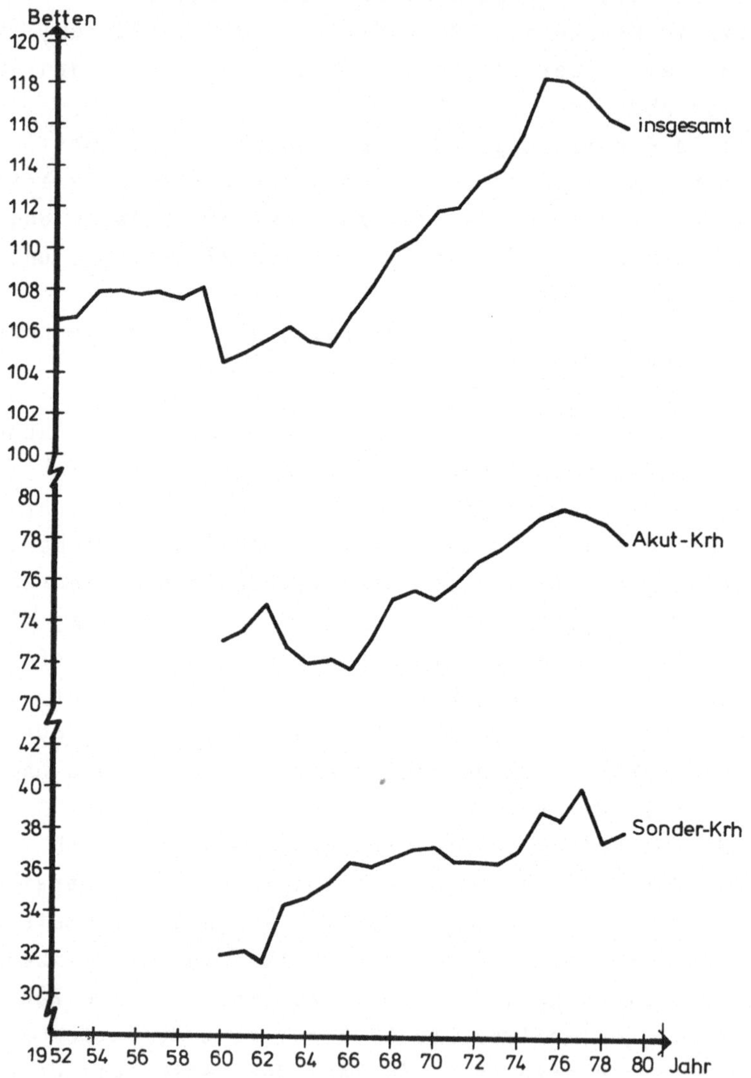

Das Verhältnis der planmäßigen Betten zu dem im Krankenhaus beschäftigten Arzt seit 1952 weist das Schaubild 39b aus.
Die Gesamtzahl der planmäßigen Betten je Krankenhausarzt lag für
das Jahr 1952 bei knapp 41 Betten je Krankenhausarzt. Diese Zahl
sank jedoch rapide auf 26,6 Betten im Jahre 1958. In den nächsten
10 Jahren verbesserte sich dieses Verhältnis nicht mehr so dra-
stisch; im Jahre 1968 waren es noch 21,5 Betten insgesamt, die auf
einen Krankenhausarzt entfielen. Bis zum Jahre 1979 halbierte sich
die Zahl der Betten auf rd. 11 Betten insgesamt je Krankenhausarzt.

<u>Schaubild 39b:</u> Entwicklung der planmäßigen Betten je Kranken-
hausarzt

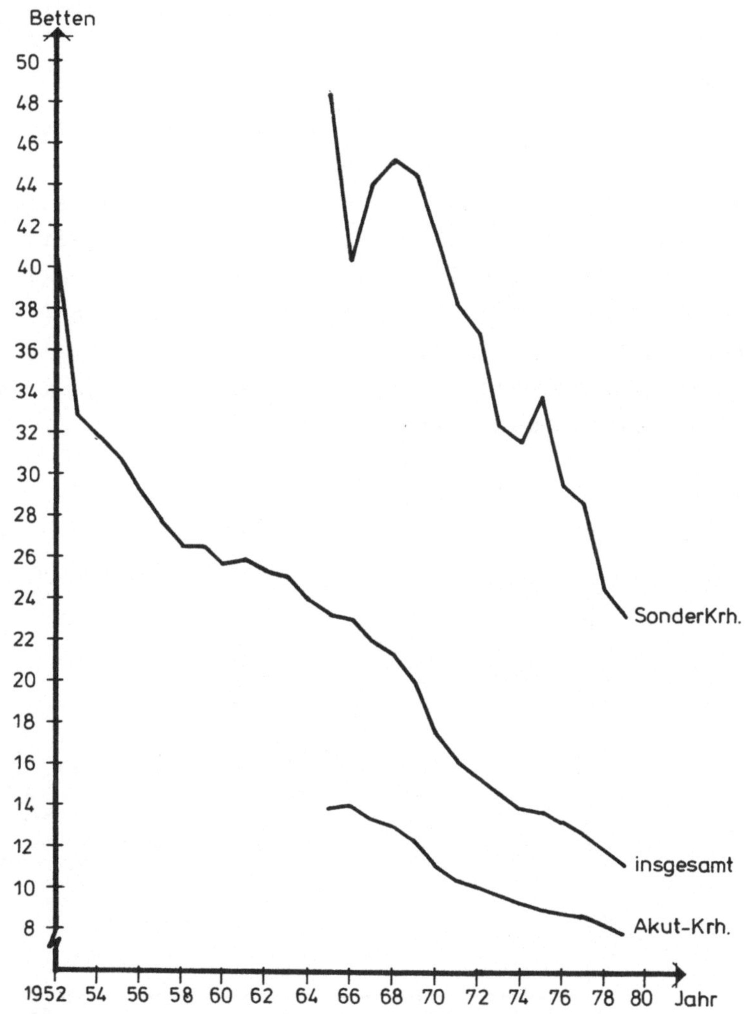

Ab 1965 werden von der amtlichen Statistik auch die Verhältniszahlen 'planmäßige Betten im Akutkrankenhaus je Krankenhausarzt' und
'planmäßige Betten im Sonderkrankenhaus je Krankenhausarzt' ausgewiesen. So betrug im Jahre 1965 die Zahl der von einem Krankenhausarzt zu betreuenden Betten im Akutkrankenhaus knapp 14 Betten.
diese Zahl reduzierte sich bis 1979 auf 8 Betten im Akutkrankenhaus je Krankenhausarzt. Die Entwicklung in den Sonderkrankenhäusern verlief nicht so kontinuierlich. 1965 waren es 48,5 Betten
im Sonderkrankenhaus, die auf einen Krankenhausarzt entfielen.
1966 waren es knapp 41 Betten, jedoch 1968 wieder 45 Betten. Dann
sank die Zahl der zu betreuenden Betten im Sonderkrankenhaus auf
32 Betten im Jahre 1974, stieg aber direkt im nächsten Jahr wieder
auf 34 Betten, um ab dann auf 23,4 Betten im Jahre 1979 zu sinken.

Interessant ist die Darstellung der Entwicklung der Krankenpflegepersonen je Krankenhausarzt, die in Schaubild 39c zu sehen ist.
Im Jahre 1952 kamen genau 6 Krankenpflegepersonen auf einen Krankenhausarzt. Dieses Verhältnis sank im Jahre 1953 auf 4,8 Krankenpflegepersonen je Krankenhausarzt. Dieses Niveau blieb bis Mitte
der siebziger Jahre erhalten. So schwankte das Verhältnis der
Krankenpflegepersonen je Krankenhausarzt um 4,5 Personen im Jahre
1956 auf 5,0 im Jahre 1967, um auf 4,7 Personen im Jahre 1974 zu
sinken. Seitdem reduzierte sich das Verhältnis von Krankepflege-
personen je Krankenhausarzt auf 4,3 im Jahre 1979.

<u>Schaubild 39c:</u> Entwicklung der Krankenpflegepersonen je Kranken-
hausarzt

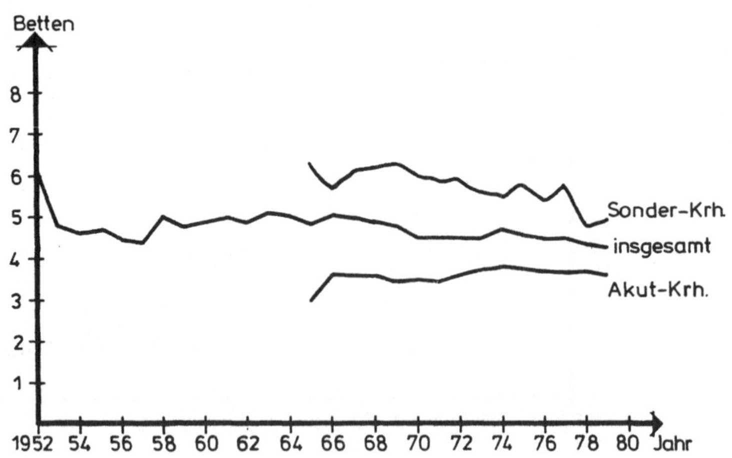

Auch für diese Verhältniszahl liegen die Daten getrennt für Akutkrankenhäuser und Sonderkrankenhäuser ab dem Jahre 1965 vor. In den Krankenhäusern für Akutkranke kamen im Jahre 1965 3 Krankenpflegepersonen auf einen im Akutkrankenhaus beschäftigten Krankenhausarzt. 1966 wies die Statistik die Zahl 3,6 Krankenpflegepersonen im Akutkrankenhaus je Krankenhausarzt aus. Dieses Verhältnis wurde bis zum Jahre 1979 beibehalten, mit einer kurzzeitigen Erhöhung auf 3,8 Krankenpflegepersonen im Akutkrankenhaus je Krankenhausarzt in den Jahren 1974 und 1975.
Betrachtet man nun das Verhältnis der Krankenpflegepersonen im Sonderkrankenhaus je Krankenhausarzt, so kamen 1965 6,3 Krankenpflegepersonen auf einen im Sonderkrankenhaus beschäftigten Arzt. Bis zum Jahre 1977 konnte dieses Verhältnis von fast 6 Krankenpflegepersonen (5,8) aufrechterhalten werden. Im Jahre 1978 sank jedoch die Zahl der Krankenpflegepersonen im Sonderkrankenhaus je Krankenhausarzt auf 4,8, um im Jahre 1979 geringfügig wieder auf 4,9 Krankenpflegepersonen im Sonderkrankenhaus je Krankenhausarzt zu steigen. Das auffällige in der Entwicklung der Krankenpflegepersonen je Krankenhausarzt ist, daß diese Verhältniszahl seit 1952 im Vergleich zu anderen Verhältniszahlen aus dem Krankenhausbereich recht konstant geblieben ist.

Schaubild 39d zeigt die Entwicklung der planmäßigen Betten je Krankenpflegeperson seit dem Jahre 1952 auf[1]. Auch hierbei kann erst ab dem Jahre 1965 die Unterscheidung zwischen Sonderkrankenhäusern und Akutkrankenhäusern getroffen werden. Bei einer Analyse der Entwicklung der planmäßigen Betten insgesamt je Krankenpflegeperson kann im Gegensatz zu der Entwicklung der Krankenpflegepersonen je Krankenhausarzt festgestellt werden, daß bei dieser Verhältniszahl eine stetige Verbesserung der Relation 'planmäßige Betten je Krankenpflegeperson' zu verzeichnen ist. Waren es im Jahre 1952 noch 6,7 Betten, die ein Angehöriger des Krankenpflegepersonals zu betreuen hatte, so ging diese Zahl über 7,0 im Jahre 1954 auf 5,0 im Jahre 1963 zurück. 11 Jahre später, im Jahre 1974, waren es nur noch 3 Betten, die von einem Angehörigen des Krankenpflege-

---

[1] Siehe hierzu auch Heinz, H.; Stooß, F.: Die Krankenpflegeberufe Krankenschwester, Krankenpfleger, Helfer in der Krankenpflege (Krankenpflegehelfer u. a.). In: Materialien aus der Arbeitsmarkt- und Berufsforschung, Nr. 18/1970.

<u>Schaubild 39d:</u> Entwicklung der planmäßigen Betten je Kranken-
pflegeperson

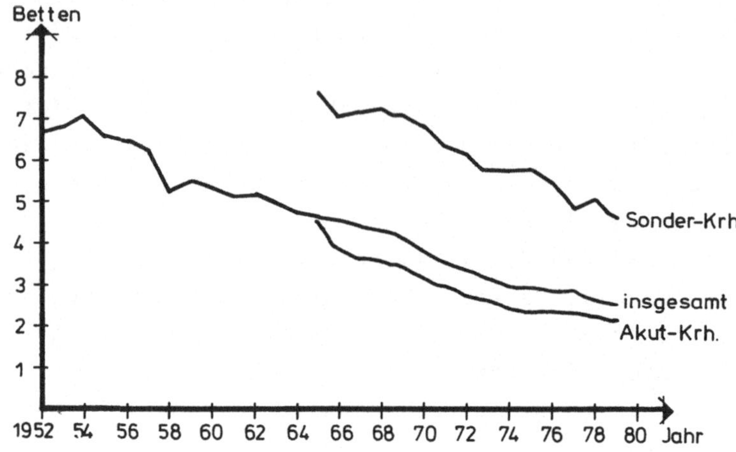

personals betreut werden mußten. Diese Zahl sank weiter auf 2,6
Betten im Jahre 1979. Die Zahl der planmäßigen Betten je Krankenpflegeperson errechnet sich aus den <u>planmäßigen</u> Betten insgesamt.
Hierbei wird nicht unterschieden, ob ein Bettenausnutzungsgrad von
75 % oder etwa 90 % bestand. Auch bei dieser Verhältniszahl ist die
Unterscheidung in Krankenhäuser für Akutkranke und in Sonderkrankenhäuser interessant, waren es doch im Jahre 1965 4,7 planmäßige
Betten im Akutkrankenhaus je Pflegeperson und 7,7 planmäßige Betten im Sonderkrankenhaus je Pflegeperson. Dieses Verhältnis verbesserte sich in den Krankenhäusern für Akutkranke über 3 planmäßige
Betten je Krankenpflegeperson im Jahre 1971 auf 2,2 Betten im Jahre
1979. Betrug die Differenz der planmäßigen Betten je Krankenpflegeperson im Jahre 1965 zwischen dem Sonderkrankenhaus und Akutkrankenhaus noch 3 Betten, so fand in den letzte Jahren eine Verbesserung dieses Verhältnisses zugunsten der Sonderkrankenhäuser statt.
So waren es im Jahre 1979 noch 4,7 planmäßige Betten, die ein Angehöriger des Krankenpflegepersonals in einem Sonderkrankenhaus zu
versorgen hatte.

Neben den Berufsgruppen des Krankenhausarztes und des Krankenpflegepersonals sind weitere Berufsgruppen, die im Krankenhaus tätig
sind, zeitreihenmäßig erfaßt. So zeigt das Schaubild 39e die Entwicklung der Relation 'planmäßige Betten je Angehörigen des medi-

zinisch-technischen Personals'[1]. Die Unterteilung nach Krankenhaustyp ist erst ab dem Jahre 1974 verfügbar.

<u>Schaubild 39e:</u> Entwicklung der planmäßigen Betten je medizinisch-
technisches Personal

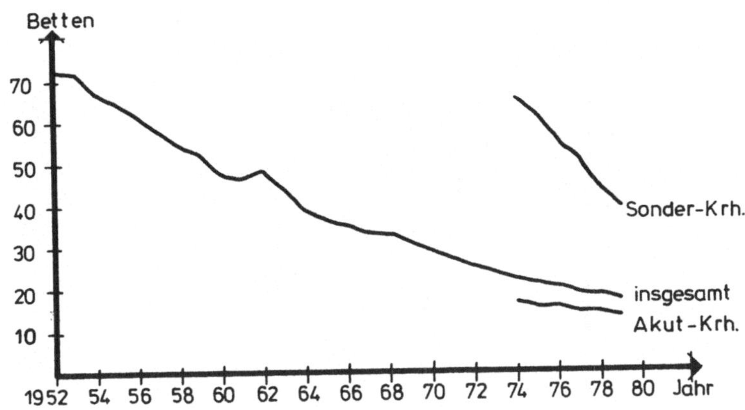

Betrug die Zahl der zu betreuenden Betten insgesamt im Jahre 1952
noch über 73, so waren es im Jahre 1979 nur noch 16,7 Betten insgesamt. Wird nach dem Krankenhaustyp differenziert, so waren es
1979 im Akutkrankenhaus genau 13,7 Betten bzw. 38,9 im Sonderkrankenhaus.

Eine weitere zu betrachtende Berufsgruppe ist die der Krankengymnasten, Masseure und medizinschen Bademeister (vgl. Schaubild 39f)[2].
Interessant ist hierbei, daß dies die einzige Berufsgruppe in dieser Untersuchung ist, die für Sonderkrankenhäuser ein besseres Niveau aufweist als für Akutkrankenhäuser. 1979 entfielen 54,0 Betten in Akutkrankenhäusern auf ein Mitglied dieser Berufsgruppe; in
Sonderkrankenhäusern waren es 18 % weniger, und zwar genau 44,3
Betten. Des weiteren ist bei dieser Berufsgruppe auffällig, in
welche hohem Maße - im Vergleich zu anderen Gruppen - sie ihre Relation in den planmäßigen Betten verbessern konnte. 1952 waren es
noch 211 Betten insgesamt je Krankengymnast, Masseur und med. Bademeister; 1979 waren es noch im Durchschnitt 50,4 Betten.

---

[1] Siehe hierzu auch Heinz, H.: Medizinisch-technischer Assistent, Medizinischer
Laborant und andere Medizinallaboranten. In: Materialien aus der Arbeitsmarkt-
und Berufsforschung, Nr. 5/1971.
[2] Vgl. Heinz, H.; Stooß, F.: Masseur/Krankengymnast. In: Materialien aus der
Arbeitsmarkt- und Berufsforschung, Nr. 1/1971.

<u>Schaubild 39f:</u> Entwicklung der planmäßigen Betten je Krankengymnast, Masseur und medizinischen Bademeister

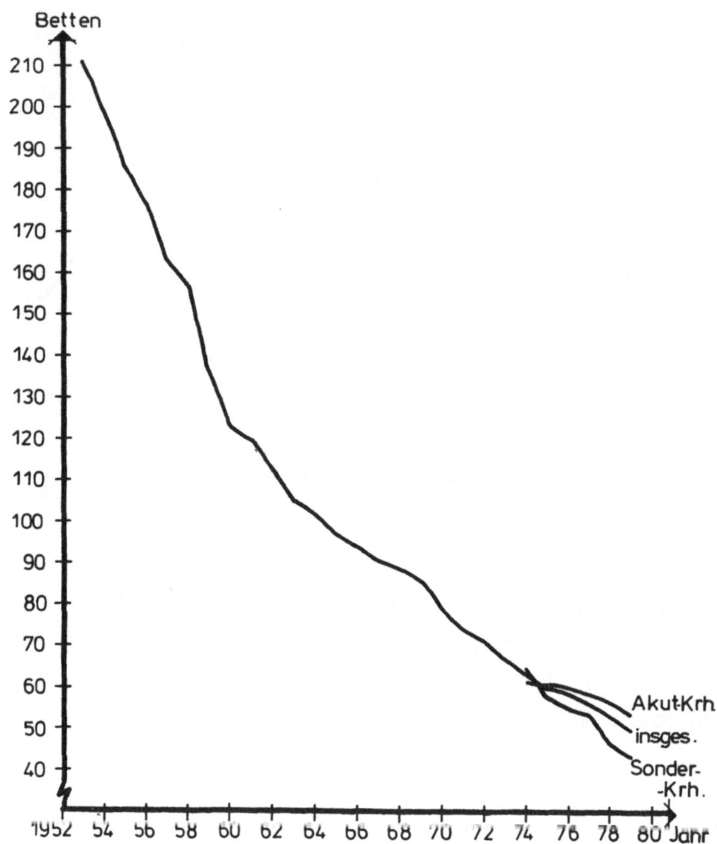

Die letzte Berufsgruppe, die auf der Grundlage des Verhältnisses zur Zahl der planmäßigen Betten hier behandelt wird, ist das Verwaltungs- und Wirtschaftspersonal. 1952 wurden 4,6 planmäßige Betten von dieser Gruppe verwaltet und bewirtschaftet. Diese Zahl sank auf 3,0 Betten im Jahre 1973 und verblieb bis 1979 auf diesem Niveau (vgl. Schaubild 39g).

<u>Schaubild 39g:</u> Entwicklung des Verwaltungs- und Wirtschafts-
personals

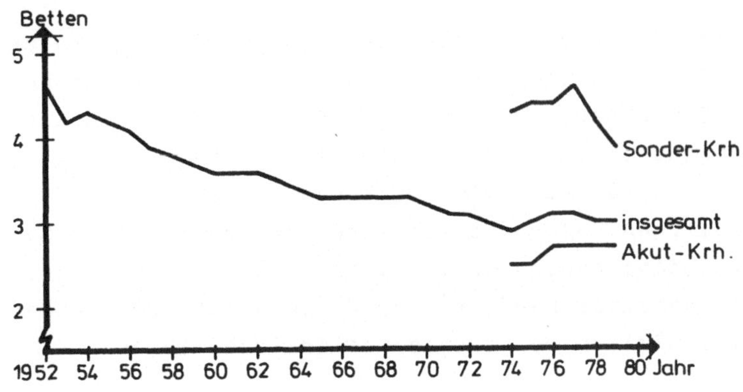

Die Entwicklung, die in Schaubild 39h dargestellt wird, konnte
'naturgemäß' nicht mit der Entwicklung der planmäßigen Betten ge-
koppelt werden. Vielmehr bot sich hier das Verhältnis 'Zahl der
Geburten je Hebamme' an[1]. Waren es 1952 nur 69 Geburten, die auf
eine Hebamme entfielen, so waren es 1979 fast 106 Geburten.

<u>Schaubild 39h:</u> Entwicklung der Geburten je Hebamme

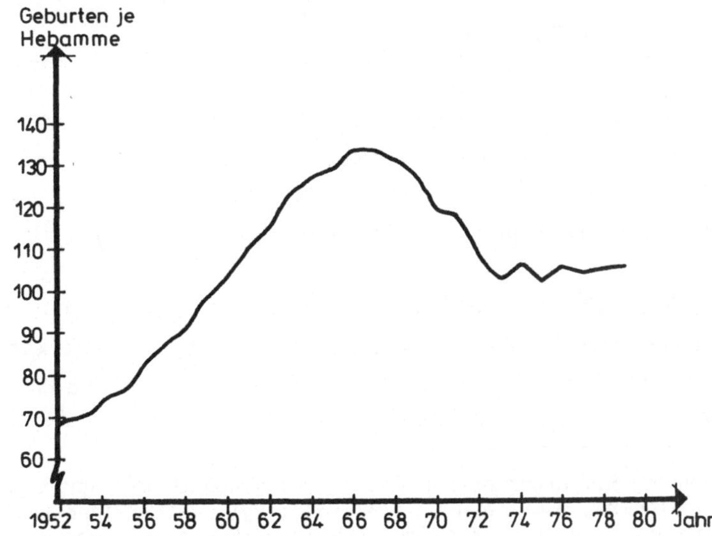

---

[1] Vgl. Heinz, H.; Stooß, F.: Die Hebamme. In: Materialien aus der Arbeitsmarkt-
und Berufsforschung, Nr. 9/1971.

6.2. Vorausschätzung des Bettenbedarfs in der Bundesrepublik Deutschland bis zum Jahre 2030

Im Jahre 1978 gab es in der Bundesrepublik Deutschland 714.879 planmäßige Krankenhausbetten, d.h. es kamen 116,6 Betten auf je 10.000 Einwohner. 1978 wurden insgesamt 11,2 Mio. Kranke stationär behandelt; deren durchschnittliche Verweildauer im Krankenhaus betrug 21 Tage. Die Krankenhäuser besaßen 1978 einen durchschnittlichen Belegungsgrad ihrer Betten von 83,9 %. Diese Daten sind nun dahingehend aufzuspalten, ob es sich um Akut- oder Sonderkrankenhäuser handelt. Für diese beiden Krankenhaustypen ergeben sich nämlich recht unterschiedliche Zahlen.

Tabelle 47: Daten des Jahres 1978 zur Bettenbedarfsrechnung in Akut- und Sonderkrankenhäusern

1978	Akut-krankenhaus	Sonder-krankenhaus
Planmäßige Betten absolut	484.776	230.103
Planmäßige Betten je 10.000 Einw.	79,0	37,5
Stationär behandelte Kranke	9.802.630	1.407.282
Ø Verweildauer in Tagen	15,5	57,2
Ø Bettenauslastungsgrad in %	83,4	85,4

Diesem Unterschied zwischen Akut- und Sonderkrankenhäusern muß bei einer Vorausschätzung der planmäßigen Betten Rechnung getragen werden, indem solch eine Bettenbedarfsrechnung für die zwei Typen von Krankenhäusern getrennt durchgeführt werden wird.

Im folgenden soll nun die Methode für die Ermittlung des Bettenbedarfs dargestellt werden. Bei der Ermittlung des künftigen Bettenbedarfs wird i.a. die sog. analytische Bettenbedarfsrechnung verwendet[1]:

---

[1] Vgl. Eichhorn, S.: Krankenhausplanung. In: Handbuch der Sozialmedizin, Bd. III, hrsg. von Blohmke, M., a.a.O., S. 324-342; vgl. weiterhin Bruckenberger, E.: Planungsanspruch und Planungswirklichkeit im Gesundheitswesen - Am Beispiel Krankenhaus. Köln 1978; vgl. weiterhin Baumgarten, J.: Kosten und Finanzierung der Krankenhausleistungen. Mainz 1972; vgl. weiterhin: Innenminister des Landes Nordrhein-Westfalen (Hrsg.): Bericht der Kommission zur Erstellung eines Krankenhausplanes für das Land Nordrhein-Westfalen 1968-1980. Siegen 1969. Vgl. weiterhin Alfheldt, H. u.a.: Infrastrukturbedarf bis 1980. Eine Bedarfs- und Kostenschätzung notwendiger Verkehrs-, Bildungs- und Versorgungseinrichtungen für die Bundesrepublik Deutschland. Stuttgart 1967.

$$\text{Bettenbedarf} = \frac{\text{Zahl der Patienten} \cdot \text{Verweildauer}}{\text{Bettenausnutzung in Tagen}}$$

Um nun den Bettenbedarf in Akut- und Sonderkrankenhäusern voraus-
schätzen zu können, müssen die in der Formel genannten Elemente
zahlenmäßig bestimmt werden.

(a) Zahl der Patienten
Bei der Bestimmung der Zahl der voraussichtlichen Krankenhausfälle
innerhalb eines bestimmten Zeitraumes (i.d.R. ein Jahr) ist die
Größe der Bevölkerung[1] sowie deren alters- und geschlechtsspezifische Zusammensetzung von zentraler Bedeutung. Des weiteren muß auch
der Einfluß anderer Faktoren berücksichtigt werden. Da auf solche
Faktoren und deren Quantifizierung schon in Kapitel II eingegangen
worden ist, kann hierauf an dieser Stelle verzichtet werden.

Die Gesamtzahl der stationär im Krankenhaus behandelten Personen
lag für das Jahr 1978 bei 11.209,9 TSD. Aufgrund der Sonderauswertung der Daten des Mikrozensus 1978 ist die alters- und geschlechtsspezifische Struktur der Personen, die sich im April 1978 in stationärer Behandlung befanden, bekannt. Um nicht eine globale Fortschreibung der Gesamtzahl von 1978 vorzunehmen, werden diese Ergebnisse des Mikrozensus April 1978 dazu verwendet, die Summe der
stationär behandelten Personen von 11,2 Mio. alters- und geschlechtsspezifisch aufzugliedern. Hierbei wird die Annahme getroffen, daß
das alters- und geschlechtsspezifische Verhältnis der stationär
Behandelten vom Monat April des Jahres 1978 nicht von dem alters-
und geschlechtsspezifischen Verhältnis der stationär Behandelten
des ganzen Jahres 1978 abweicht. Die so ermittelten Daten werden nun
in Relation zu ihren jeweiligen alters- und geschlechtsspezifischen
Gruppen in der Wohnbevölkerung des Jahres 1978 gesetzt (vgl. Tabelle 48).
Durch diese relativen Anteile der stationär behandelten Kranken an den Beständen ihrer jeweiligen Altersgruppe der
Wohnbevölkerung ist es möglich, die Zahl der Patienten für bestimmte

---

[1] So wurde in einer 1969 veröffentlichten Studie noch ein - aufgrund der Bevölkerungsentwicklung - jährlicher Bettenmehrbedarf von 3.400 Betten (davon 2.275
neue Akutbetten) bis zum Jahre 2000 für notwendig erachtet. Vgl. hierzu: Elsholz,
K.: Krankenhäuser. Stiefkinder der Wohlstandsgesellschaft. Baden-Baden 1969.

Tabelle 48: Prozentualer Anteil der stationär behandelten
Personen an ihrer jeweiligen Altersgruppe in
der Wohnbevölkerung 1978

Alter von ... bis unter ... Jahren	Kranke Personen in stationärer Behandlung				%Anteil der kranken Personen in stationärer Behandlung insgesamt 1978 an ihrer jeweiligen Altersgruppe in der Wohnbevölkerung	
	April 1978 (in %)		insgesamt 1978 (in 1000)			
	M	F	M	F	M	F
unter 5	1,43	1,28	160,3	143,5	10,86	10,26
5 - 10	1,66	1,33	186,1	149,1	9,18	7,62
10 - 15	1,16	1,21	130,0	135,6	4,89	5,34
15 - 20	1,53	1,74	171,5	195,0	6,64	8,12
20 - 25	1,72	2,39	192,8	267,9	9,13	13,24
25 - 30	1,83	2,57	205,1	288,1	10,14	14,23
30 - 35	2,18	2,46	244,4	275,8	13,09	15,43
35 - 40	3,61	3,62	404,7	405,8	16,28	17,09
40 - 45	3,74	3,60	419,2	403,6	18,29	18,71
45 - 50	3,54	3,40	396,8	381,1	20,13	19,87
50 - 55	4,17	4,01	467,5	449,5	27,52	21,76
55 - 60	4,64	4,05	520,1	454,0	36,37	22,64
60 - 65	3,14	3,54	352,0	396,8	33,29	25,30
65 - 70	4,22	5,39	473,1	604,2	34,84	29,78
70 - 75	4,16	5,14	466,3	576,2	43,17	34,11
über 75	4,47	7,11	501,1	797,0	46,07	36,72
zusammen	47,2	52,80	5.291,0	5.910,9	Ø 21,24	Ø 18,76

Jahre vorauszuschätzen. Die Voraussetzung hierfür ist eine Prognose der Bevölkerung in alters- und geschlechtsspezifischer Form.
Dies ist hier erfüllt.

In der ersten Variante der hier durchgeführten Bettenbedarfsrechnung wird die Zahl der Patienten allein aufgrund der in Tabelle 48
ermittelten prozentualen Anteile der kranken Personen in stationärer Behandlung insgesamt 1978 an ihrer jeweiligen Altersgruppe in
der Wohnbevölkerung errechnet.
In der zweiten Variante werden darüber hinaus die in Kapitel II
dieser Arbeit behandelten Einflußfaktoren berücksichtigt.

Die Gesamtzahl der stationär behandelten Patienten ist aufzuteilen auf die Art des Krankenhauses. Im Jahre 1978 lag der Anteil der Patienten in Akutkrankenhäusern an der Gesamtzahl der Patienten bei 87,45 %, der in Sonderkrankenhäusern bei 12,55 %. Das folgende Schaubild stellt die Entwicklung des Verhältnisses der Patienten in Akut- und Sonderkrankenhäusern dar.

Schaubild 40: Entwicklung des Anteils der Patienten in Akut- und Sonderkrankenhäusern

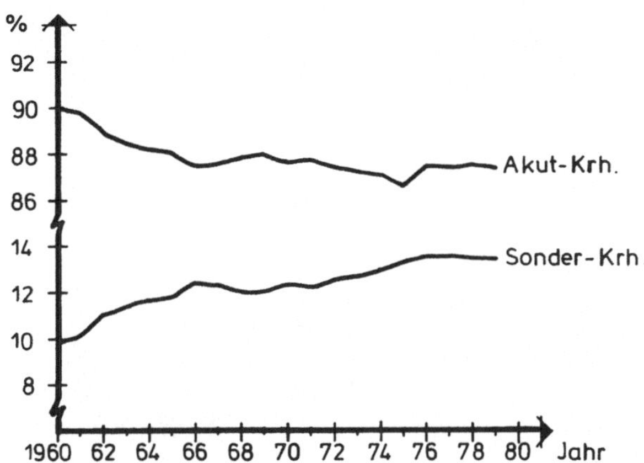

Der Anteil der Patienten in Akutkrankenhäusern sinkt von 90 % im Jahre 1960 auf 86,4 % im Jahre 1979. Dementsprechend steigt der Anteil der Patienten in Sonderkrankenhäusern von 9,9 % im Jahre 1960 auf 13,6 % im Jahre 1979. Für die folgende Vorausschätzung wird gemäß den Werten der letzten 20 Jahre ein Verhältnis von 86 % Patienten in Akutkrankenhäusern und 14 % in Sonderkrankenhäusern angenommen.

b) Durchschnittliche Verweildauer
Mit der Verweildauer wird die Anzahl der Tage bezeichnet, die sich ein Patient stationär behandeln läßt. Der Aufnahme- und Entlassungstag werden dabei i.d.R. als ein Tag gezählt. Neben der Art und Schwere der Krankheit (z.B. akut oder chronisch) ist auch das Alter des Patienten mitentscheidend für die Verweildauer. Des weiteren ist u.a. der Umstand, ob der Patient alleinstehend ist bzw. Familie hat, wichtig dafür, wie früh ein Genesender aus dem Krankenhaus entlassen werden kann[1].

---

[1] Vgl. hierzu Kapitel II, Abschnitt 3.1., in dem die Haushalts- und Familienstruktur als eine mögliche Einflußgröße des Gesundheitszustandes untersucht wird.

Schaubild 41: Entwicklung der durchschnittlichen Verweildauer
nach Krankenhaustyp

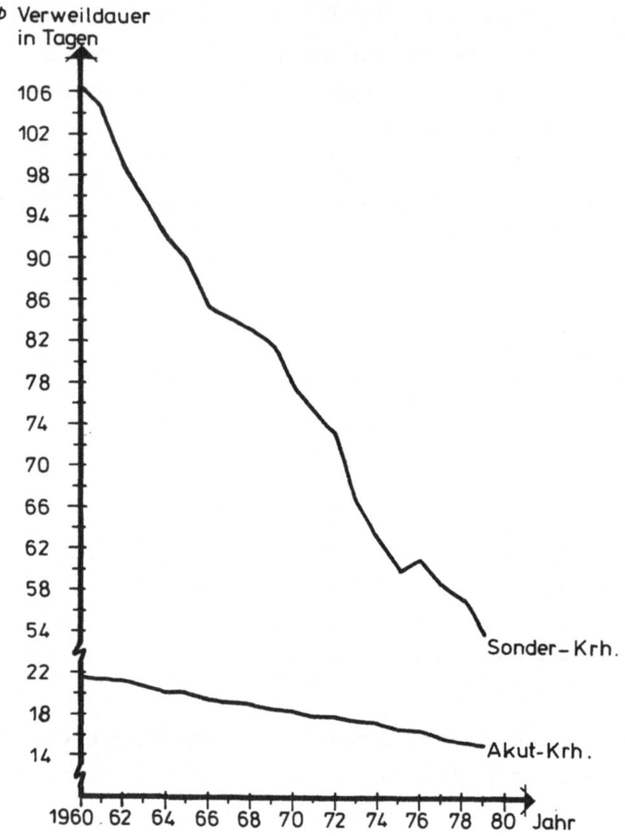

Die Verweildauer in Sonderkrankenhäusern halbierte sich von 106,6
Tagen im Jahre 1960 auf 53,7 Tage im Jahre 1979, die in Akutkrankenhäusern ging im gleichen Zeitraum von 21,6 Tagen auf 15,2 Tage
zurück. Von 1960 bis 1979 verringerte sich die durchschnittliche
Verweildauer im Akutkrankenhaus jährlich um 0,337 Tage (= 1,85 %),
die Verweildauer im Sonderkrankenhaus jährlich um 2,79 Tage
(= 3,69 %).

Bei der Ermittlung des Bettenbedarfs bis zum Jahre 2030 wird in
der ersten Variante eine Verweildauer von 14,0 Tagen im Akutkrankenhaus sowie von 50,0 Tagen im Sonderkrankenhaus zugrundegelegt.
In der zweiten Variante soll sich die durchschnittliche Verweildauer im Akutkrankenhaus um jährlich 0,1 Tag, die im Sonderkrankenhaus um jährlich 0,4 Tage verringern.

c) Durchschnittlicher Bettenauslastungsgrad
Um Bedarfsschwankungen gerecht zu werden, besteht die Notwendigkeit der Haltung einer Kapazitätsreserve. Ein Bettenbelegungsgrad
in einem Jahr von 85 % bedeutet, daß die planmäßigen Krankenhausbetten 310 Tage des Jahres genutzt worden sind.

<u>Schaubild 42:</u> Entwicklung der durchschnittlichen Bettenausnutzung
nach Krankenhaustyp

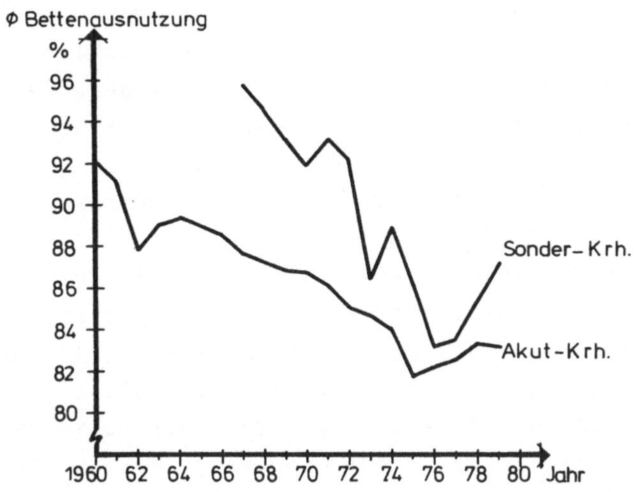

Wie in Schaubild 42 dargestellt, fiel die durchschnittliche Betten-
ausnutzung im Akutkrankenhaus von 92,2 % im Jahre 1960 auf 83,2 %
im Jahre 1979. Der Bettenbelegungsgrad für Sonderkrankenhäuser ist
erst ab dem Jahre 1967 verfügbar. Von 1967 bis 1979 sank der Bettenbelegungsgrad von 95,8 % auf 87,3 %. Wie unter (b) wird in der
ersten Variante der Bettenbelegungsgrad für Akut- und Sonderkrankenhäuser bis zum Jahre 2030 als konstant angenommen, und zwar
84,0 % für Akutkrankenhäuser und 86 % für Sonderkrankenhäuser. In
der zweiten Variante wird für Akutkrankenhäuser (Sonderkrankenhäuser)
mit folgendem Bettenbelegungsgrad gerechnet: 1980: 84,0 % (86,0 %),
1985: 86,0 % (89,0 %), 1990: 88,0 % (92,0 %), 1995: 90,0 % (95,0 %).
Ab dem Jahre 1995 bleibt der Bettenbelegungsgrad konstant.

6.2.1. Der Bettenbedarf in Akutkrankenhäusern

Die Vorgehensweise zur Ermittlung des Bettenbedarfs ist in Abschnitt 6.2. erläutert worden, d.h. zuerst ist die Zahl der Patienten in Akutkrankenhäusern zu ermitteln, dann muß die durchschnittliche Verweildauer sowie der durchschnittliche Bettenbelegungsgrad in Akutkrankenhäusern festgelegt werden.

In der Variante 1 wird die Zahl der Patienten auf der Grundlage der durch die Mikrozensusdaten bekannten alters- und geschlechtsspezifischen Anteile an dem Gesamtbestand der stationär behandelten Personen gebildet. Hiervon seien 86 % Patienten in Akutkrankenhäusern. Die durchschnittliche Verweildauer wird mit 14,0 Tagen als konstant angenommen. Ebenfalls konstant gehalten wird der durchschnittliche Bettenbelegungsgrad mit 84,0 %.
In der Variante 2 werden bei der Ermittlung der Zahl der Patienten die Einflüsse der sozio-ökonomischen sowie der sonstigen Faktoren in Höhe von insgesamt 6 % je 5-Jahresintervall berücksichtigt[1]. Demographische Einflußfaktoren sind bereits durch die alters- und geschlechtsspezifische Fortschreibung der Zahl der Patienten enthalten und dürfen somit hierbei nicht eingesetzt werden. Wenn jedoch andere Einflußfaktoren als die demographischen bei der Ermittlung der Zahl der Patienten hinzugenommen werden, so können auch die durchschnittliche Verweildauer und der Bettenbelegungsgrad nicht als konstant angenommen werden. Gerade durch die in Kapitel II beschriebenen Faktoren wie etwa 'Fortschritte in der Medizin' oder 'Änderung des gesetzlichen Zielkatalogs im Gesundheitswesen' werden dazu beitragen, daß die Verweildauer stark reduziert werden wird. In der Variante 2 wird die Annahme getroffen, daß sich die Verweildauer im Akutkrankenhaus um jährlich 0,1 Tag bis zum Jahre 2030 verringert. Das hat zur Folge, daß die Verweildauer in Akutkrankenhäusern im Jahre 2030 nur noch 9 Tage im Durchschnitt beträgt. Dieser Wert ist in den USA schon heute fast erreicht. Dabei

---

[1] In dem Aufsatz von Müller, H.: Der zukünftige Bedarf an Krankenhausbetten und seine Kosten. In: Das Krankenhaus 10/1970, S. 378-382 werden ebenfalls Faktoren, die die Krankenhaushäufigkeit der Bevölkerung erhöhen, wie etwa Wohnungsdichte, Fortschritte in der Medizin, u.a. durch einen jährlichen Wachstumsfaktor von 1,8 % berücksichtigt. Auf ein 5-Jahresintervall bezogen ergibt sich ein Wachstumsfaktor von 9,5 %, also mehr als die Hälfte höher, als der Wachstumsfaktor, der in dieser Arbeit zugrundegelegt wird. Ein Wachstumsfaktor von 6 % für 5 Jahre dürfte somit ein eher gemäßigter Wert sein.

ist jedoch zu beachten, daß die recht kurze amerikanische Verweildauer auch auf hohe Krankenhauskosten zurückzuführen ist, die
in den USA zum großen Teil von den Patienten selbst getragen werden müssen. Der Bettenbelegungsgrad wird demgegenüber bis zum Jahre 1995 auf 95,0 % steigen. Auf diesem Niveau bleibt er bis zum
Jahre 2030.

Schaubild 43: Die Entwicklung der durchschnittlichen Verweildauer
und des Bettenbelegungsgrades im Akutkrankenhaus,
Variante 2

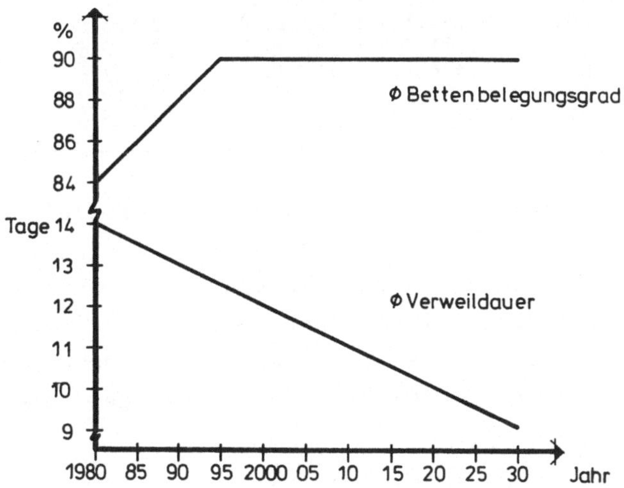

Aufgrund der Berücksichtigung eines Wachstumsfaktors von 6 % pro
5-Jahresintervall steigt die Zahl der Patienten bei Variante 2 von
9,6 Mio. im Jahre 1980 auf 14,4 Mio. (AI), 15,9 Mio. (AII) und 16,4
Mio. (AIII). Ohne die Berücksichtigung des Wachstumsfaktors (Variante 1) sinkt die Zahl der Patienten bis zum Jahre 2030 auf 8,0
Mio. (AI), 8,9 Mio. (AII) und 9,2 Mio. (AIII); die einzige Größe,
die in Variante 1 die Zahl der Patienten bestimmt, ist die Bevölkerungsgröße und -struktur.

Aus der Anzahl der Patienten, der Verweildauer und des Bettenbelegungsgrades läßt sich nun die Bettenbedarfsrechnung durchführen.
In beiden Varianten und den jeweiligen verschiedenen Bevölkerungsentwicklungen (AI, AII, AIII) beträgt der Bettenbedarf im Jahre
1980 rd. 440,4 TSD Betten für Patienten in Akutkrankenhäusern. Im

Tabelle 49: Entwicklung der Zahl der stationär behandelten Personen in Akutkrankenhäusern in der Bundesrepublik Deutschland bis zum Jahre 2030

Jahr	Patienten in Akutkrankenhäusern (in 1.000)					
	Variante 1			Variante 2		
	AI	AII	AIII	AI	AII	AIII
1980	9.656,5	9.656,5	9.656,5	9.656,5	9.656,5	9.656,5
1985	9.702,4	9.702,4	9.702,4	10.284,5	10.284,5	10.284,5
1990	9.724,5	9.740,7	9.748,4	10.930,3	10.948,6	10.957,3
1995	9.725,1	9.794,7	9.830,5	11.582,6	11.665,5	11.708,1
2000	9.653,8	9.795,6	9.873,6	12.183,0	12.362,0	12.460,5
2005	9.536,2	9.743,7	9,845,1	12.759,6	13.037,1	13.172,6
2010	9.387,0	9.658,4	9.744,1	13.310,9	13.695,8	13.817,1
2015	9.179,5	9.548,0	9.611,9	13.796,7	14.350,6	14.446,0
2020	8.895,2	9.402,3	9.474,6	14.170,1	14.977,8	15.093,1
2025	8.515,5	9.187,8	9.326,5	14.382,7	15.518,2	15.752,2
2030	8.074,9	8.927,5	9.152,2	14.454,2	15.980,2	16.382,5

Jahre 1985 ist die Bevölkerungsgröße noch in allen drei Bevölkerungsvorausschätzungen gleich, da erst ab 1985 unterschiedliche Bevölkerungsentwicklungen angenommen werden. Somit unterscheidet sich der Bettenbedarf der Variante 1 nur durch die hinzugenommene Wachstumsrate von Variante 2. Ab dem Jahre 1990 ergeben sich auch zwischen den verschiedenen Bevölkerungsentwicklungen Unterschiede im Bettenbedarf.

Schaubild 44: Die Entwicklung des Bettenbedarfs in Akutkrankenhäusern in der Bundesrepublik Deutschland bis zum Jahre 2030

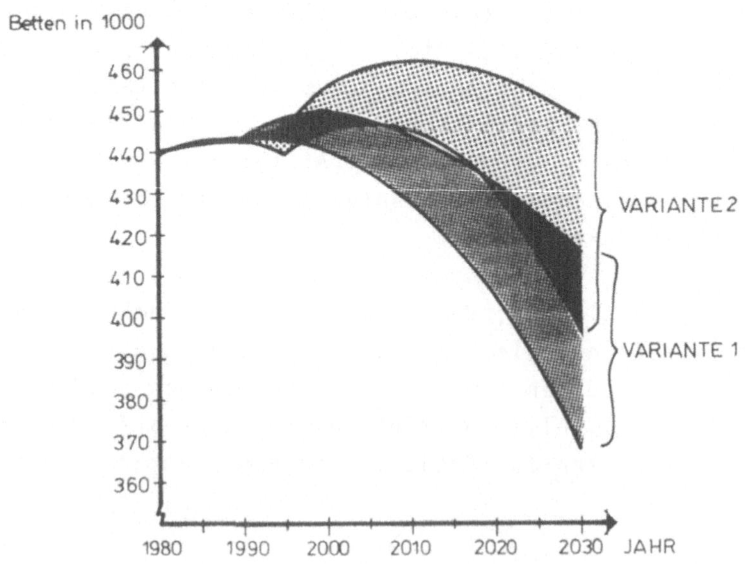

Schaubild 44 zeigt die Entwicklung des Bettenbedarfs für die
Varianten 1 und 2, wobei sich die Größe des jeweiligen Stroms nach
den größten bzw. kleinsten Werten der verschiedenen Bevölkerungsentwicklungen richtet.

In Tabelle 50 wird diese Entwicklung zahlenmäßig wiedergegeben.

<u>Tabelle 50</u>: Die Entwicklung des Bettenbedarfs in Akutkrankenhäusern
in der Bundesrepublik Deutschland bis zum Jahre 2030

Jahr	Bettenbedarf in Akutkrankenhäusern (in 1.000)					
	Variante 1			Variante 2		
	AI	AII	AIII	AI	AII	AIII
1980	440,4	440,4	440,4	440,4	440,4	440,4
1985	442,5	442,5	442,5	442,3	442,3	442,3
1990	443,5	444,2	444,6	442,4	443,1	443,5
1995	443,5	446,7	448,3	440,7	443,9	445,5
2000	440,2	446,7	450,3	445,0	451,6	455,2
2005	434,9	444,3	449,0	446,7	456,4	461,1
2010	428,1	440,5	444,4	445,7	458,6	462,7
2015	418,6	435,4	438,3	441,0	458,7	461,7
2020	405,6	428,8	432,1	431,4	456,0	459,5
2025	388,3	418,9	425,3	415,9	448,8	455,6
2030	368,2	407,1	417,2	396,0	437,8	448,8

6.2.2. Der Bettenbedarf in Sonderkrankenhäusern

Wie bei der Bettenbedarfsrechnung für Akutkrankenhäuser werden
auch bei den Sonderkrankenhäusern zwei Varianten durchgeführt.
- Variante 1: Ermittlung der Gesamtzahl der stationär behandelten
  Personen eines Jahres auf der Basis der alters- und geschlechts-
  spezifischen Mikrozensusdaten. Es wird angenommen, daß 14 % aller
  Patienten stationär in Sonderkrankenhäusern behandelt werden. Die
  durchschnittliche Verweildauer im Sonderkrankenhaus sei bis zum
  Jahre 2030 konstant in Höhe von 50,0 Tagen; der durchschnittliche
  Bettenbelegungsgrad betrage konstant 86,0 %.
- Variante 2: Bei der Ermittlung der Zahl der Patienten in Sonder-
  krankenhäusern wird ein Wachstumsfaktor von 6 % je 5-Jahresinter-
  vall berücksichtigt. Die Verweildauer sinke pro Jahr um 0,5 Tage.
  Zwar war in den letzten Jahren ein wesentlich stärkerer Rückgang
  bei der Verweildauer zu verzeichnen (knapp 2,8 Tage pro Jahr),

doch ist m.E. nicht damit zu rechnen, daß sich der Rückgang in
dieser Höhe aufrechterhalten läßt. Der Bettenbelegungsgrad soll
von 86,0 % im Jahre 1980 in drei Schritten auf 95,0 % im Jahre
1995 steigen.

<u>Schaubild 45:</u> Die Entwicklung der durchschnittlichen Verweildauer
und des Bettenbelegungsgrads im Sonderkrankenhaus,
Variante 2

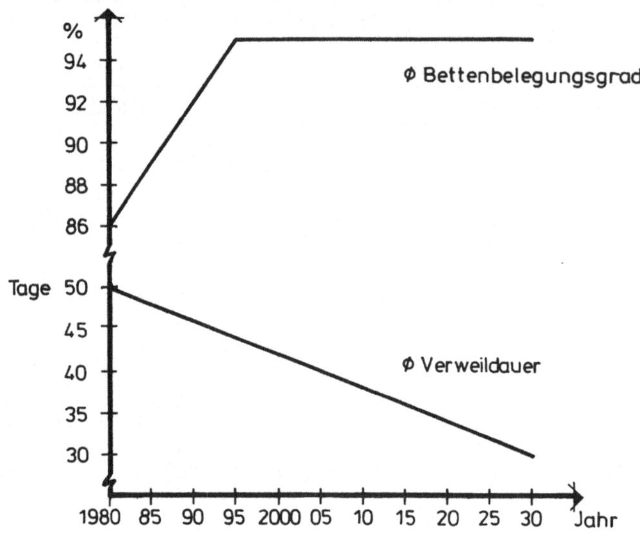

Tabelle 51 zeigt die Entwicklung der Zahl der Patienten in Sonderkrankenhäusern, getrennt nach den Varianten 1 und 2. Bei einem Vergleich der zwei Varianten erkennt man, daß z.B. für das Jahr 2000
die Zahl der Patienten bei der Variante 2 um rd. 400 TSD (= 26 %)
höher ist als in Variante 1. Die Differenz zwischen den beiden Varianten wird immer größer, je größer der Vorausschätzungszeitraum
wird. So beträgt der Unterschied in der Zahl der Patienten im Jahre
2030 rd. 1,1 Mio. (= 79 %)!

Obwohl die Zahl der Patienten in Variante 2 höher ist als die der
Variante 1 ist der Bettenbedarf in Variante 2 niedriger als in
Variante 1. Dies erklärt sich - wie schon erwähnt - aus der Variation der Verweildauer und des Bettenbelegungsgrads in Variante 2
gegenüber der Konstanthaltung dieser beiden Größen in Variante 1.

Tabelle 51: Entwicklung der Zahl der stationär behandelten Personen in Sonderkrankenhäusern in der Bundesrepublik Deutschland bis zum Jahre 2030

Jahr	Patienten in Sonderkrankenhäusern (in 1.000)					
	Variante 1			Variante 2		
	AI	AII	AIII	AI	AII	AIII
1980	1.572,0	1.572,0	1.572,0	1.572,0	1.572,0	1.572,0
1985	1.579,5	1.579,5	1.579,5	1.674,2	1.674,2	1.674,2
1990	1.583,0	1.585,7	1.587,0	1.779,4	1.782,3	1.783,7
1995	1.583,1	1.594,5	1.600,3	1.885,5	1.899,0	1.906,0
2000	1.571,5	1.594,6	1.607,3	1.983,3	2.012,4	2.028,4
2005	1.552,4	1.586,1	1.602,7	2.077,1	2.122,3	2.144,4
2010	1.528,1	1.572,3	1.586,2	2.166,9	2.229,5	2.249,3
2015	1.494,3	1.554,3	1.564,3	2.246,0	2.336,2	2.351,7
2020	1.448,1	1.530,6	1.542,4	2.306,8	2.438,2	2.457,0
2025	1.386,2	1.495,7	1.518,3	2.341,4	2.526,2	2.564,4
2030	1.314,5	1.453,3	1.489,9	2.353,0	2.601,4	2.666,9

So sinkt der Bettenbedarf in Variante 2 von 250 TSD im Jahre 1980 auf 203 TSD (AI), 225 TSD (AII) und 231 TSD (AIII). Demgegenüber steigt der Bettenbedarf in Variante 1 zuerst von 250 TSD im Jahre 1980 auf 254 TSD (AII), 256 TSD (AIII) im Jahre 2000 bzw. auf 252 TSD (AI) im Jahre 1995. Erst danach verringert sich der Bettenbedarf in Variante 1 auf 209 TSD (AI), 231 TSD (AII) bzw. auf 237 TSD (AIII) im Jahre 2030.

Schaubild 46: Die Entwicklung des Bettenbedarfs in Sonderkrankenhäusern in der Bundesrepublik Deutschland bis zum Jahre 2030

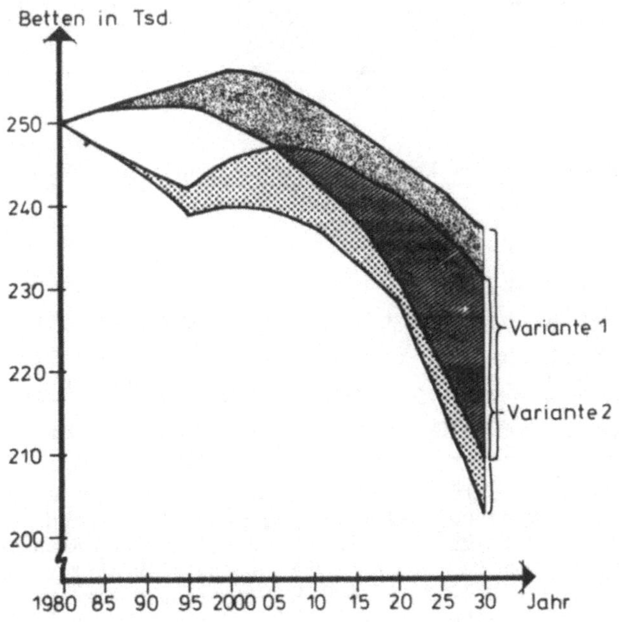

Aus Tabelle 52 wird offenbar, wie sich der Bettenbedarf bei unterschiedlichen Bevölkerungsvorausschätzungen entwickelt. So treten bei Variante 1 erst ab dem Jahre 1995 größere Schwankungen im Bettenbedarf auf, was auf den erst 1985 einsetzenden unterschiedlichen Verlauf der Bevölkerungsentwicklung zurückzuführen ist. Diese Differenzen werden bis zum Jahre 2030 immer größer,wobei zu beachten ist, daß der Unterschied im Bettenbedarf zwischen der Bevölkerungsentwicklung AI und den zwei anderen, AII und AIII, wesentlich größer ist (rd. 22 - 26 TSD Betten im Jahre 2030) als zwischen AII und AIII (rd. 6 TSD Betten).

<u>Tabelle 52:</u> Die Entwicklung des Bettenbedarfs in Sonderkrankenhäusern in der Bundesrepublik Deutschland bis zum Jahre 2030

Jahr	Bettenbedarf in Sonderkrankenhäusern (in 1.000)					
	Variante 1			Variante 2		
	AI	AII	AIII	AI	AII	AIII
1980	250,3	250,3	250,3	250,3	250,3	250,3
1985	251,5	251,5	251,5	247,4	247,4	247,4
1990	252,1	252,5	252,7	243,8	244,2	244,3
1995	252,1	253,9	254,8	239,3	241,0	241,9
2000	250,2	253,9	255,9	240,2	243,8	245,3
2005	247,2	252,6	255,2	239,6	244,8	247,4
2010	243,3	250,4	252,6	237,5	244,3	246,5
2015	238,0	247,5	249,1	233,2	242,5	244,2
2020	230,6	243,7	245,6	226,2	239,1	240,9
2025	220,7	238,2	241,8	216,1	233,1	236,7
2030	209,3	231,4	237,2	203,6	225,1	230,7

6.3. Vorausschätzung der im Krankenhaus tätigen Berufsgruppen[1]

Da, wie in Abschnitt 6.2. gezeigt, die Unterschiede im Bettenbedarf zwischen den Varianten 1 und 2 (d.h. ohne und mit einem Wachstumsfaktor von 6 %) nicht sehr groß sind - im Gegensatz zu den Unterschieden im Bettenbedarf bei den jeweiligen Bevölkerungsvorausschätzungen - wird wie folgt vorgegangen: es wird sowohl beim Bettenbedarf in Akutkrankenhäusern als auch beim Bettenbedarf in

[1]Kriterien zur Personalbedarfsermittlung für Krankenhäuser, in der u.a. auch Pflegebereich und -intensität berücksichtigt werden, findet sich bei: Deutsche Krankenhausgesellschaft: Anhaltszahlen für die Besetzung der Krankenhäuser mit Pflegekräften.Empfehlung der Deutschen Krankenhausgesellschaft vom 9. September 1974. In: Das Krankenhaus, 10/1974, S. 420-426, aber auch die Erwiederungen dazu bei Graeve, K.-H.: Personalbedarf der Krankenhäuser für den Pflegebedarf.In: Die Betriebskrankenkasse, 6/1976, S. 165-170.

Sonderkrankenhäusern das arithmetische Mittel zwischen den Varianten 1 und 2 gebildet. Der so ermittelte Bettenbedarf in Akut- und Sonderkrankenhäusern bildet die Grundlage zur Vorausschätzung des Umfangs der im Krankenhaus tätigen Berufsgruppen. Diese Vorgehensweise beeinträchtigt den Aussagegehalt der Untersuchung nicht; sie ermöglicht eine auf die essentielle Entwicklung konzentrierte Darstellung der Ergebnisse[1].

Tabelle 53 stellt nun den Bettenbedarf in Akut- und Sonderkrankenhäusern als arithmetisches Mittel der Varianten 1 und 2 dar.

<u>Tabelle 53:</u> Die Entwicklung des Bettenbedarfs in der Bundesrepublik Deutschland getrennt nach Krankenhaustyp

Jahr	Bettenbedarf in Akutkrankenhäusern (in 1.000)			Bettenbedarf in Sonderkrankenhäusern (in 1.000)		
	AI	AII	AIII	AI	AII	AIII
1980	440,4	440,4	440,4	250,3	250,3	250,3
1985	442,4	442,4	442,4	249,5	249,5	249,5
1990	443,0	443,7	444,1	248,0	248,4	248,5
1995	442,1	445,3	446,9	245,7	247,5	248,4
2000	442,6	449,2	452,8	245,2	248,9	250,6
2005	440,8	450,4	455,1	243,4	248,7	251,3
2010	436,9	449,6	453,6	240,4	247,4	249,6
2015	429,8	447,1	450,0	235,6	245,0	246,7
2020	418,5	442,4	445,8	228,4	241,4	243,3
2025	402,1	433,9	440,5	218,4	235,7	239,3
2030	382,1	422,5	433,1	206,5	228,3	234,0

Die Entwicklung der Zahl der im Krankenhaus tätigen Personen wird im folgenden Abschnitt graphisch dargestellt und kurz erläutert. Das ausführliche Zahlenmaterial dazu befindet sich im Anhang dieser Arbeit.

6.3.1. Vorausschätzung der Zahl der Krankenpflegepersonen

Die Vorausschätzung der Zahl der Krankenpflegepersonen im Krankenhaus wird auf der Basis der Relation 'planmäßige Betten im Akut-

---

[1] Nicht hingegen wurden Möglichkeiten berücksichtigt, die aufgrund einer Änderung der allgemeinen Krankenhausstruktur zu einem Betten- und Personalabbau im Krankenhaus führen können. Siehe hierzu etwa Deutsches Krankenhausinstitut: Untersuchungen über die personellen und finanziellen Entlastungsmöglichkeiten der Krankenhausversorgung durch Differenzierung der Krankenhausaktivitäten nach vollstationärer und semistationärer Versorgung. Hrsg. vom Bundesminister für Arbei und Sozialordnung. Bonn 1978.

bzw. Sonderkrankenhaus je Krankenpflegeperson' durchgeführt. Dabei
wird die Annahme getroffen, daß sich die im Jahre 1979 beobachtete
Relation zwischen planmäßigen Betten und Krankenpflegepersonal in
Zukunft weder verbessert noch verschlechtert. Eine Verschlechterung
dieser Relation wird ausgeschlossen, da in den letzten 25 Jahren
eine solche Verschlechterung nicht eintrat und man bestrebt sein
wird, das im Jahre 1979 erreichte Niveau zu halten. Eine Verbesserung, d.h. weniger planmäßige Betten zur Betreuung für die Krankenpflegepersonen wird zum einen aufgrund des Personalmangels in
diesem Beruf, zum anderen aufgrund der angespannten finanziellen
Situation im Krankenhausbereich nicht angenommen.
So wurden im Jahre 1979 im Durchschnitt 2,2 planmäßige Betten in
einem Akutkrankenhaus von einer Krankenpflegeperson versorgt. In
Sonderkrankenhäusern entfielen im Jahre 1979 im Durchschnitt genau
4,7 planmäßige Betten auf eine(n) Krankenpfleger(in).

<u>Schaubild 47:</u> Die Entwicklung der Zahl der Krankenpflegepersonen

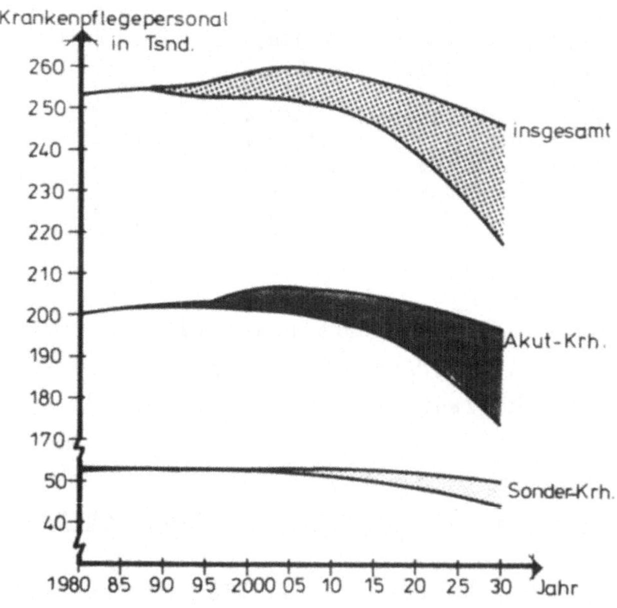

Die in Schaubild 47 abgebildete Entwicklung der Zahl des Krankenpflegepersonals setzt sich aus dem jeweils größten bzw. kleinsten
Wert der drei verschiedenen Bevölkerungsvorausschätzungen zusammen,

wobei die größten Werte i.d.R. aus der Alternative III und der
kleinste aus der Alternative I stammen. Die Ergebnisse der Bevölkerungsvorausschätzung AII sind dazwischen anzusiedeln, sie orien-
tieren sich jedoch stärker an den jeweils oberen Kurvenverläufen,
d.h. an Alternative III.
Die Zahl der Krankenpflegepersonen in Sonderkrankenhäusern erfährt
in Alternative I eine Verringerung bis zum Jahre 2030 von rd. 9.600
auf 43.900. Die Ergebnisse der Alternativen II und III folgen diesem Trend, jedoch in abgeschwächter Form; im Jahre 2030 sind es
noch 48,6 TSD (AII) bzw. 49,8 TSD (AIII). Interessant ist, daß die
Zahl der Krankenpflegepersonen in Sonderkrankenhäusern in Alternative III von 1980 (53,3 TSD) bis 2010 (53,1 TSD) fast auf dem gleichen Niveau verharrt.

Bei der Zahl der Krankenpflegepersonen in Akutkrankenhäusern bleibt
folgendes festzuhalten: in Alternative I bleibt das Niveau von 1980
mit 200,2 TSD bis zum Jahre 2005 mit 200,4 TSD fast konstant, um
dann bis zum Jahre 2030 auf 173,7 TSD zu schrumpfen. Alternative
III hingegen ist gekennzeichnet durch einen bis zum Jahre 2005
steigenden Verlauf (206,9 TSD). Ab dann schrumpft auch bei dieser
Bevölkerungsentwicklung die Zahl der Krankenpflegepersonen in Akutkrankenhäusern. Liegt die Verringerung bei Alternative I vom Jahre
2005 bis 2030 bei 13,3 %, so ist es in Alternative III für den
gleichen Zeitraum nur 4,8 % bzw. 6,2 % bei Alternative II.

6.3.2. Vorausschätzung der Zahl des medizinisch-technischen Personals

Im Jahre 1979 waren 42,5 TSD Personen im medizinisch-technischen
Bereich des Krankenhauses tätig. Hiervon entfielen 36,5 TSD auf
die Akutkrankenhäuser und knapp 6 TSD auf die Sonderkrankenhäuser.
Die Zahl der von einem Angehörigen des medizinisch-technischen
Personals zu versorgenden Betten lag somit für das Jahr 1979 bei
13,1 Betten im Akutkrankenhaus bzw. bei 38,9 Betten im Sonderkrankenhaus. Werden diese Relationen für den Vorausschätzungszeitraum
beibehalten, so kann man aufgrund des Bettenbedarfs (vgl. Tabelle
53) den Bedarf an medizinisch-technischem Personal ermitteln.
Schaubild 48 zeigt die Entwicklung dieser Bedarfsschätzung, getrennt nach Krankenhaustyp.

<u>Schaubild 48:</u> Die Entwicklung der Zahl des medizinisch-technischen
Personals

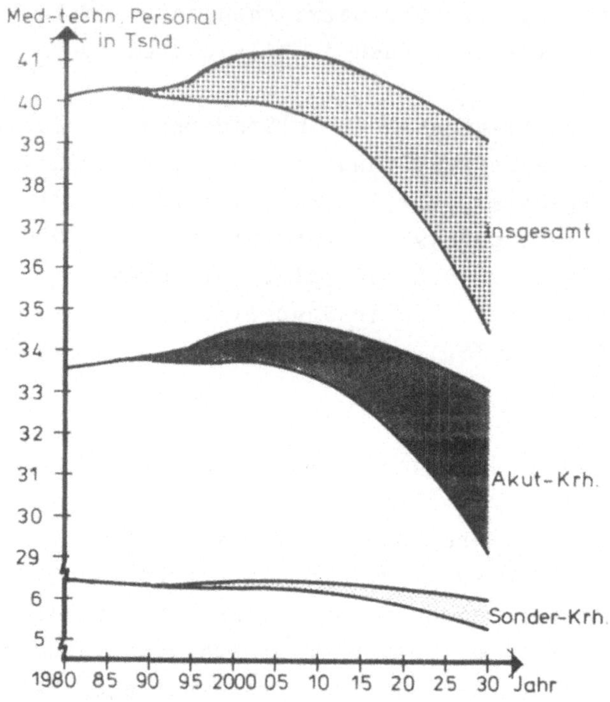

6.3.3. Vorausschätzung der Zahl der Krankengymnasten, Masseure und medizinischen Bademeister

Die Vorgehensweise zur Vorausschätzung dieser Berufsgruppe ist
gleich der im vorangegangenen Abschnitt. Die im Jahre 1979 festgestellte Relation 'planmäßige Betten je Krankengymnast, Masseur und
med. Bademeister' lag im Akutkrankenhaus bei 54,0 Betten und im
Sonderkrankenhaus bei 44,3 Betten. Hieraus ergibt sich der Verlauf, der in Schaubild 49 abgebildet ist.
Die Berufsgruppe der Krankengymnasten, Masseure und medizinischen
Bademeister verfügt im Jahre 1980 über 13,7 TSD Mitglieder. Bis zum
Jahre 1996 sinkt der Bedarf insgesamt in der Alternative I nur um
rd. 70 Personen bzw. steigt um rd. 70 (30) Personen bei der Bevölkerungsvorausschätzung AIII (AII). Während in AI der Bedarf insgesamt kontinuierlich sinkt, steigt er in AIII (AII) auf 14.100
(13.995) im Jahre 2005. Danach sinkt auch dort der Bedarf. Im Jahre
2030 verfügt diese Berufsgruppe insgesamt in AI nur noch über 85 %

Schaubild 49: Die Entwicklung der Zahl der Krankengymnasten, Masseure und med. Bademeister

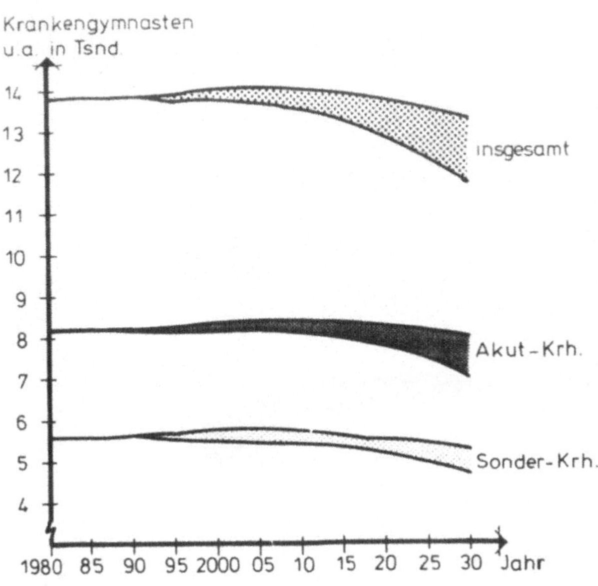

ihres Ausgangsbestandes, in AII und AIII ist der Rückgang nicht so stark; er beträgt hier 94 % für AII und 96,4 % für AIII.

6.3.4. Vorausschätzung der Zahl des Verwaltungs- und Wirtschafts- personals

Die letzte Bedarfsschätzung, die aufgrund der Bettenbedarfsschätzung durchzuführen ist, betrifft das Verwaltungs- und Wirtschaftspersonal. Diese Berufsgruppe stellt mit rd. 233 TSD Personen die zweitgrößte Gruppe der im Krankenhaus Beschäftigten in dieser Untersuchung, übertroffen wird sie lediglich von der Gruppe des Krankenpflegepersonals. Im Jahre 1979 wurden im Durchschnitt 2,7 planmäßige Betten (3,9 planmäßige Betten) in Akutkrankenhäusern (Sonderkrankenhäusern) von einem Angehörigen des Verwaltungs- und Wirtschaftspersonals versorgt. Werden diese Relationen beibehalten, so ergibt sich die im Schaubild 50 dargestellte Entwicklung.

Schaubild 50: Die Entwicklung der Zahl des Verwaltungs- und
Wirtschaftspersonals

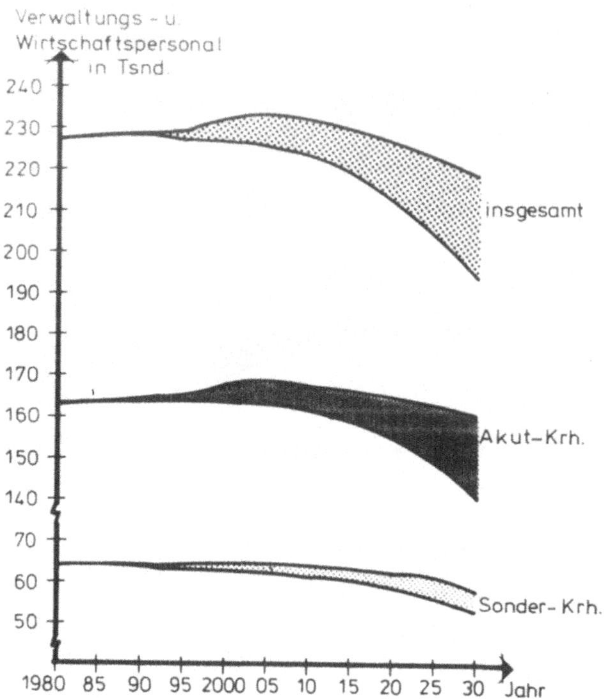

6.3.5. Vorausschätzung der Zahl der Hebammen

Aufgrund der recht unterschiedlichen Bevölkerungsvorausschätzungen
variiert die Zahl der Geburten erheblich. Im Jahre 1980 beträgt
die Zahl der Geburten in allen Bevölkerungsalternativen rd. 584,8
TSD. Im Jahre 2000 sinkt die Zahl der Geburten in Alternative I
auf 484,1 TSD, in Alternative III (II) steigt sie auf 835,9 TSD
(705,1 TSD). Noch krasser sind die Unterschiede im Jahre 2030: die
Zahl der Geburten beträgt dann in AI nur noch 300,7 TSD gegenüber
830,1 TSD (650,9 TSD) in AIII (AII). Wird nun die Relation zwischen
Hebammen und Anzahl der Geburten vom Jahr 1979 mit 105,9 Geburten
je Hebamme als konstant angenommen, so erhält man als Ergebnis die
Entwicklung in Tabelle 54.
Durch die Kopplung der Zahl der Hebammen an die Zahl der Geburten
wird deutlich, daß es sich bei der Bevölkerungsvorausschätzung AI
um eine schrumpfende Bevölkerung handeln muß. Auch der Verlauf der
Zahl der Hebammen in AII und AIII spiegelt die Entwicklung der Bevölkerung wider.

Tabelle 54: Die Entwicklung der Zahl der Geburten sowie der
Zahl der Hebammen

Jahr	Geburten (in 1.000)			Hebammen (in 1.000)		
	AI	AII	AIII	AI	AII	AIII
1980	584,8	584,8	584,8	5,5	5,5	5,5
1985	625,2	625,2	625,2	5,9	5,9	5,9
1990	643,7	716,7	752,4	6,1	6,8	7,1
1995	583,8	743,5	829,5	5,5	7,0	7,8
2000	484,1	705,1	835,9	4,6	6,7	7,9
2005	421,3	631,0	680,0	4,0	6,0	6,4
2010	407,1	623,4	593,2	3,8	5,9	5,6
2015	405,0	663,5	569,8	3,8	6,3	5,4
2020	383,1	694,9	678,1	3,6	6,6	6,4
2025	340,9	685,0	786,2	3,2	6,5	7,4
2030	300,7	650,9	830,1	2,8	6,1	7,8

6.4. Erwerbstätige insgesamt im Krankenhausbereich

Um eine Überblick über die Zahl der im Krankenhaus Erwerbstätigen
zu erhalten, werden die Vorausschätzungen der fünf Berufsgruppen

- Krankenpflegepersonal

- medizinisch-technisches Personal

- Krankengymnasten, Masseure und medizinische Bademeister

- Verwaltungs- und Wirtschaftspersonal

- Hebammen

insgesamt, d.h. ohne Unterscheidung nach Krankenhaustyp, addiert[1].

Tabelle 55: Die Entwicklung der Zahl der im Krankenhausbereich
tätigen Personen insgesamt (in 1.000)

Jahr	AI	AII	AIII
1980	540,2	540,2	540,2
1985	542,0	542,0	542,0
1990	542,0	543,5	544,2
1995	539,3	544,7	547,4
2000	538,6	548,7	554,0
2005	535,5	549,0	555,1
2010	529,9	547,5	551,9
2015	521,1	544,2	547,0
2020	506,7	538,5	542,3
2025	486,1	527,5	536,4
2030	461,0	512,8	525,8

[1] Vgl. hierzu Tabelle 33, in der die Zusammenstellung der o.g. Berufsgruppen
für das Jahr 1978 dargestellt worden ist.

7. Zusammenfassung und Bewertung der Ergebnisse

An dieser Stelle soll nicht das jeweilige Zahlenmaterial diskutiert
werden, sondern eine kurze Zusammenfassung und Bewertung der wichtigsten allgemeinen Ergebnisse dieses Kapitels gegeben werden.
Schon die Literaturübersicht hat gezeigt, daß der Schwerpunkt mit-
telfristiger Vorausschätzungen im Bereich des medizinischen Personals auf den akademischen Berufen liegt und weniger auf dem nicht
akademisch vorgebildeten Personal im Krankenhausbereich. Diesem Un-
gleichgewicht wurde hier entgegengewirkt, indem in Abschnitt 6 eine
auf der Bettenbedarfsrechnung und nach Krankenhaustyp differenzierte Vorausschätzung der Zahl der im Krankenhaus Beschäftigten durchgeführt worden ist.
Die Bedarfsschätzungen für Mediziner, Zahnärzte und Apotheker haben
als Ergebnis eines gemeinsam: sie besitzen innerhalb der pro Variante drei Modellbevölkerungen geringere Intervallbreiten als zwischen
den Varianten 1 und 2. Dies bedeutet, daß die Annahme eines Wachstumsfaktors von 11 % je 5-Jahresintervall einen wesentlich größeren
Bedarf determiniert, als unterschiedliche Bevölkerungsentwicklungen
(hier bezogen auf die Bundesrepublik Deutschland). Dies spricht jedoch nicht gegen den demographischen Ansatz dieser Arbeit, da die
Bevölkerung eine von vielen Variablen des 'Datenkranzes' ist. Vielmehr wird durch dieses Ergebnis ersichtlich, daß erstens demographische Veränderungen sehr wohl Auswirkungen auf die Zahl der Mediziner u.a. besitzen, die stärker Beachtung finden müßten, und
zweitens, daß andere Faktoren einen wesentlich stärkeren Einfluß
besitzen können. Im Gegensatz zu den demographischen Veränderungen,
die durch Sterblichkeit, Fruchtbarkeit u.a. bestimmt werden, hängen
diese anderen Größen stark von politischen und ökonomischen Bedin-
gungen ab, die sehr viel schwerer zu erfassen und für solch einen
Vorausschätzungszeitraum zu quantifizieren sind.
Die auf der Bedarfsschätzung basierende Nachfrageschätzung für aka-
demische Berufe hat gezeigt - und zwar unabhängig von der jeweiligen Bevölkerungsentwicklung und Variante - , daß die größtenteils
sehr ungünstige Altersstruktur der Akademiker in hohem Maße Konsequenzen für die Nachfrage und somit für den Nachwuchs[1] dieser Berufe
in sich birgt. Selbst bei steigendem Versorgungsniveau kann der er-

---

[1] Vgl. hierzu auch den allgemeinen Karrierekoeffizienten, S. 48 und S. 50 dieser
 Arbeit.

höhte Bedarf, etwa bei Zahnärzten[1], nicht zu einer Verstetigung der
Nachfrage beitragen, so daß Unterschiede in der Nachfragehöhe von
6 % bis 32 % auftreten. Es bedarf keiner großen Überlegung um sich
zu verdeutlichen, welche Auswirkungen solche demographisch bedingten
Nachfrageschübe und -staus besitzen. Wichtig ist hierbei, daß - unter Beachtung der für den Altersaufbau und -veränderungen zugrunde
gelegten Annahmen - die Nachfragehöhe relativ einfach zu ermitteln
ist und keine 'Prophetie' ist, da sie vor allem aus dem ungünstigen
Altersaufbau der jeweiligen Berufsgruppe resultiert.
Für die im Krankenhaus beschäftigten Berufsgruppen wurde auf die
Durchführung einer Nachfrageschätzung verzichtet, da zum einen der
Altersaufbau nicht genau bekannt ist und zum anderen auch sehr re-
striktive Annahmen über Arbeitszeit, Berufsausscheideverhalten u.a.
getroffen werden müßten, die - im Gegensatz zu den Akademikern -
nicht hinreichend abgesichert werden können.
Grundlage der Bettenbedarfsschätzung sind die Daten des Mikrozensus
von 1978 über den alters- und geschlechtsspezifischen Anteil der
kranken Personen in stationärer Behandlung. Durch diese relativen
Anteile der stationär behandelten Kranken an den Beständen ihrer jeweiligen Altersgruppe der Wohnbevölkerung ist es möglich gewesen,
die Zahl der Patienten für bestimmte Jahre vorauszuschätzen. Dadurch
sind die demographischen Einflußfaktoren bereits berücksichtigt worden, so daß in Variante 2 der Wachstumsfaktor 6 % beträgt. Läßt man
jedoch einen Wachstumsfaktor zu (= Erhöhung der Nachfrage nach Leistungen des Gesundheitswesens), so dürfen die anderen Elemente der
Bettenbedarfsformel nicht als konstant angenommen werden. Durch
Steigerung des durchschnittlichen Bettenbelegungsgrads sowie durch
Reduzierung der durchschnittlichen Verweildauer erhält man als Ergebnis, daß sowohl für Akut- als auch für Sonderkrankenhäuser der
Bettenbedarf in Variante 1 nicht stark von dem in Variante 2 abweicht; im Gegensatz zu den Unterschieden im Bettenbedarf bei den
verschiedenen Bevölkerungsentwicklungen. Die aufgrund von Verhält-
nisziffern (planm. Betten je im Krankenhaus Beschäftigten) durchgeführte Vorausschätzung spiegelt dementsprechend die Ergebnisse der
Bettenbedarfsrechnung wider. Auch zeigt die Zahl der im Krankenhausbereich tätigen Personen insgesamt[2] auf, welch arbeitsmarktpolitische Relevanz die Krankenhäuser besitzen.

---

[1] Vgl. Schaubild 37b, S. 174 dieser Arbeit.

[2] Vgl. Tabelle 55, S. 205 dieser Arbeit.

IV Stand, Struktur und Entwicklung der Kosten im Gesundheitswesen

1. Einleitung

Die absolute Höhe der Kosten im Gesundheitswesen sowie deren hohe
Wachstumsraten verhalfen dieser Thematik in den letzten Jahren zu
einem großen Bekanntheitsgrad in der Öffentlichkeit. Unterstützt
durch die allerorts 'leeren Kassen' wird die Kostenentwicklung als
immer brisanter, das in der Bundesrepublik Deutschland bestehende
Krankenversicherungssystem als verbesserungswürdig bzw. reformbe-
dürftig angesehen.

Die Ergebnisse von Kapitel III haben gezeigt, welche Auswirkungen
verschiedene Bevölkerungsentwicklungen und -strukturen auf die
zahlenmäßige Entwicklung und Zusammensetzung der Berufe im Gesundheitswesen sowie der Krankenhausbetten besitzen. Will man nun die
Auswirkung demographischer Entwicklungen auf die Kosten im Gesundheitswesen untersuchen, so böte es sich an, den in Kapitel III ermittelten realen Kosten (Personalkosten, Kosten der Krankenhausbetten) ihre jeweiligen Preise zuzuordnen um somit die monetären
Kosten im Gesundheitswesen zu erhalten. Diese Vorgehensweise läßt
sich jedoch aus verschiedenen Gründen nicht durchführen.

(a) Zwar sind in Kapitel III die akademischen Berufe nahezu vollständig erfaßt worden; das nicht-akademische Personal im Gesundheitswesen wurde vorausberechnet anhand des Merkmals 'Anstellung
im Krankenhaus' (auf der Basis der Bettenbedarfsrechnung). Somit
wurde das nicht-akademische Gesundheitspersonal, welches außerhalb
der Krankenhäuser tätig ist, nicht in die Vorausschätzung mit einbezogen. Dies geschah aus dem Grunde heraus, daß mit der Bettenbedarfsrechnung für die im Krankenhaus tätigen Berufsgruppen eine
operationale Ebene gefunden werden konnte, in die auch die Alters-
und Geschlechtsstruktur der Bevölkerung mit einfließen konnte. Für
die nicht im Krankenhaus angestellten Berufsgruppen war es jedoch
nicht möglich, abgesicherte Kriterien zu finden, die eine Vorausschätzung zulassen, da hier ökonomische und politische Faktoren
noch stärker zu Geltung kommen. So wurde in letzter Zeit eine

Reihe von Einschnitten in das Leistungsrecht der Krankenversicherung durchgeführt, die "die Leistungen stärker auf das medizinisch
Erforderliche begrenzen und das Kostenbewußtsein bei allen Be-
teiligten erhöhen"[1] sollen. Beispielsweise sollen Kuren "stärker
auf das unbedingt nötige Maß begrenzt"[2] werden und Wiederholungs-
kuren künftig frühestens 3 Jahre nach der letzten Kur gewährt
werden. Solche Regelungen führten zu einem starken Rückgang der
Kuranträge und treffen damit nicht nur die Versicherten, sondern
auch die Kur- und Heilbäder in Deutschland und das nicht im Krankenhaus tätige Gesundheitspersonal.

(b) Selbst wenn es möglich wäre, das im Gesundheitswesen beschäftigte Personal zu 100 % zu erfassen und vorauszuberechnen,
so könnte man diese Ergebnisse dennoch nicht dazu verwenden, die
monetären Kosten (Kapitel IV) zu ermitteln, da die Preise sowie
deren Struktur der Personalkosten nicht bekannt ist. Wohl stehen
Daten über die durchschnittlichen Einkünfte aus selbständiger
Arbeit für Ärzte und Zahnärzte zur Verfügung. Auch kennt man zu
einem großen Teil den Durchschnittsverdienst des nicht-akademi-
schen Krankenhauspersonals. In der Statistik über die Kosten im
Gesundheitswesen findet man aber keine Zusammenfassung dieser
Personalkosten zu einer Größe, sondern eine Unterteilung nach
Leistungs- und Ausgabenarten sowie nach Ausgabenträgern[3]. Würde
man nun den Berufsgruppen ihre - nicht vollständig bekannten
und nicht nach Alter differenzierten - Durchschnittsverdienste
zuordnen, zu erhielte man eine Größe, die lediglich neben der
Entwicklung der realen Personalkosten die Entwicklung der monetären Personalkosten wiedergeben würde und darüber hinaus wäre dieses Ergebnis mit keiner Größe der Ausgabenstatistik im Gesundheitswesen vergleichbar. Aufgrund der Daten aus der Sonderauswertung des Mikrozensus 1978 kann man jedoch den demographischen

---

[1] Bundesminister für Arbeit und Sozialordnung (Hrsg.): Unsere soziale Sicherheit hat Bestand. Neues Sozialversicherungsrecht 1982. 2. Aufl., Bonn 1982,
S. 37.

[2] Ebenda, S. 38.

[3] Vgl. Tabelle 56, S. 215 dieser Arbeit.

Ansatz, der dieser Arbeit zugrunde liegt, beibehalten und auf die Kostenentwicklung übertragen.

Ziel dieses Kapitels ist es nun, die Kostenentwicklung im Gesundheitswesen unter demographischen Aspekten zu untersuchen, d.h. die Frage zu beantworten, inwieweit eine alters- und geschlechtsspezifische Betrachtungsweise zu einer genaueren Abschätzung der Kostenentwicklung beitragen kann. Hierzu bedarf es zunächst einer Analyse der Kosten und deren Entwicklung im Zeitablauf, um sich bei der Untersuchung auf die größten und damit wohl wichtigsten Ausgabenzweige konzentrieren zu können (vgl. Abschnitt 2). Im Anschluß daran wird in Abschnitt 3 ein kurzer Abriß der zu dieser Thematik erschienenen Literatur gegeben, der sich jedoch auf einige m.E. grundlegende Arbeiten beschränken kann bzw. auf solche Studien, die sich mit demographischen Entwicklungen auf das Gesundheitswesen allgemein beschäftigen. Auf der Basis der Daten der Sonderauswertung des Mikrozensus 1978 werden in Abschnitt 4 alters- und geschlechtsspezifische Kostenprofile gebildet, auf deren Grundlage dann - für die Varianten 1 und 2 - die Kostenentwicklungen im Gesundheitswesen für die verschiedenen Modellbevölkerungen geschätzt werden (vgl. Abschnitt 5). Der letzte Abschnitt dieses Kapitels beschäftigt sich mit einem Vergleich der Kostenentwicklung mit und ohne Berücksichtigung der Kostenprofile um die Wirkung einer alters- und geschlechtsspezifischen Vorgehensweise darzulegen.

2. Die Kostenentwicklung im Gesundheitswesen

In den Arbeiten des Statistischen Bundesamtes[1] wird zur systematischen und übersichtlichen Darstellungsweise der Ausgaben im Ge-

---

[1] Vgl. Bundesminister für Arbeit und Sozialordnung (Hrsg.): Die Struktur der Ausgaben im Gesundheitsbereich und ihre Entwicklung seit 1970 - Vertiefende Untersuchung zur Aussagefähigkeit der amtlichen Statistik. Bonn 1978.

sundheitsbereich in drei Ebenen unterschieden. Dies sind:
- Leistungsarten im Gesundheitsbereich
- Ausgabenarten im Gesundheitsbereich
- Ausgabenträger im Gesundheitsbereich.
Auf der Grundlage dieser drei Ebenen soll nunmehr die Ausgaben-
entwicklung im Gesundheitswesen für die Jahre 1970 bis 1978 be-
schrieben werden.

Erste Versuche einer systematischen Darstellungsweise der im Zusammenhang mit der Erhaltung oder Wiederherstellung der Gesundheit
entstehenden Aufwendungen wurde 1970 von Szameitat/Wuchter unter-
nommen[1]. Auf der Basis dieser Arbeit entstand die vom Statistischen
Bundesamt verwendete Systematik.

Schaubild 51: Leistungsarten im Gesundheitsbereich

Vorbeugende und betreuende Maßnahmen[1)	**Gesundheitsdienste**	
	Gesundheitsvorsorge und Früherkennung	
	Betreuende Maßnahmen	Mutterschaftshilfe
		Maßnahmen zur Pflege
Behandlung	**Ambulante Behandlung**	
	Stationäre Behandlung	
	Stationäre Kurbehandlung	
	Arzneien, Heil- und Hilfsmittel, Zahnersatz	Arzneien, Heil- und Hilfsmittel
		Zahnersatz
Krankheitsfolgeleistungen[2)	Berufliche und soziale Rehabilitation	Berufliche Rehabilitation
		Soziale Rehabilitation
	Maßnahmen zur Sicherung des Lebensunterhalts bei Krankheit und Invalidität	Entgeltfortzahlung
		Sonstige Einkommensleistungen im Krankheitsfall
		Berufs- und Erwerbsunfähigkeitsrenten
	Sonstige Krankheitsfolgeleistungen	
Ausbildung und Forschung	**Ausbildung von medizinischem Personal, medizinische Forschung an Hochschulen**	
	Forschung außerhalb von Hochschulen	
Nicht aufteilbare Ausgaben		

1) Ergänzungsbereich: Erholungspflege und Freizeithilfen im Rahmen
der Jugendhilfe, Arbeitsschutz, Reinhaltung von Luft, Wasser und Erde,
Lärmbekämpfung, Erfüllung von Aufgaben des internationalen Gesundheitswesens. - 2) Ergänzungsbereich: Leistungen an Angehörige und Hinterbliebene (Vorzeitige Renten an Hinterbliebene, Sterbegeld, Sonstige
Leistungen).

Entnommen aus: Statistisches Bundesamt (Hrsg.) 1980(g): Fachserie 12, Gesundheitswesen, Reihe S 2: Ausgaben für Gesundheit 1970 bis 1978.

Gemäß dieser Darstellungsweise entwickelten sich die Ausgaben für
Gesundheit insgesamt nominal von 70,3 Mrd. DM (= 10,3 % des BSP)
im Jahre 1970 auf über 165,2 Mrd. DM (= 12,8 % des BSP) im Jahre

---

[1] Vgl. Szameitat, K.; Wuchter, G.: Was kostet die Gesundheit? In: Baden-Württemberg in Wort und Zahl, Heft 5, 1970, S. 126-131.

1978. In demselben Zeitraum stieg der Preisindex für die Lebens-
haltung aller privaten Haushalte insgesamt auf 150,1 (1970 = 100).
Das Ausgabenwachstum, das nicht auf Preissteigerungen beruht, basiert auf einer Mengenausweitung in Quantität und Qualität. Hierbei sind vor allem gesetzliche Regelungen zu nennen, die zu einer
Erweiterung des Leistungskatalogs bzw. der Leistungsberechtigten
führten. Demgegenüber stand das zum 1. Juli 1977 in Kraft tretende
Kostendämpfungsgesetz.

Schaubild 52: Ausgaben für Gesundheit nach Leistungsarten

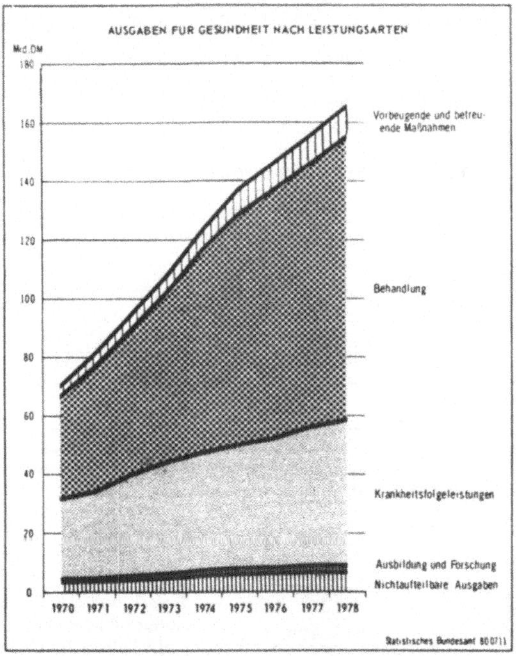

Entnommen aus: Statistisches Bundesamt (Hrsg.) 1980(g), S. 8.

Wie aus Schaubild 52 ersichtlich wird, besitzt die Leistungsart
'Behandlung' den größten Anteil am Gesamtvolumen der Ausgaben für
Gesundheit. So entfielen auf diesen Bereich, der die drei Leistungsarten 'ambulante Behandlung', 'stationäre Behandlung' sowie 'Arzneien, Heil- und Hilfsmittel' umfaßt, 1978 mit 96,1 Mrd. DM über
58 % aller Gesundheitsaufwendungen. Mit 173 % besitzt die Leistungsart 'Behandlung' die zweitgrößte Zuwachsrate aller Leistungsarten. Die höchste Zuwachsrate verzeichnet mit 185 % die Leistungsart 'vorbeugende und betreuende Maßnahmen', die jedoch vom Volumen
her nur 6,2 % aller Aufwendungen bestreitet (vgl. Schaubild 53).

<u>Schaubild 53:</u> Anteile der Leistungsarten an den Ausgaben für
Gesundheit

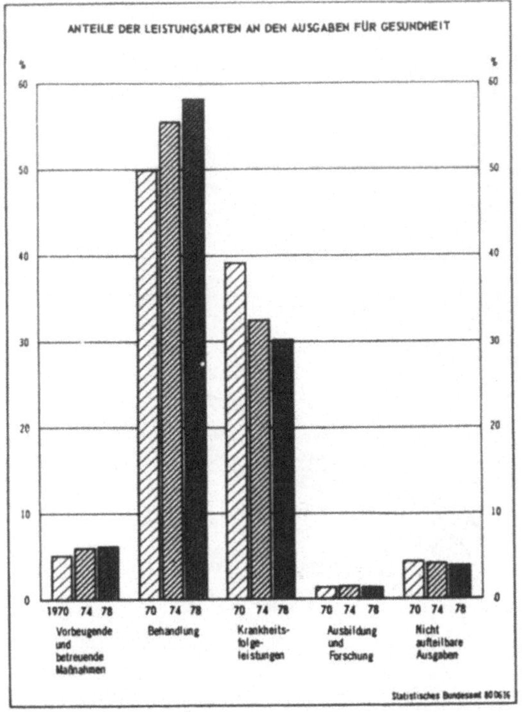

Entnommen aus: Statistisches Bundesamt (Hrsg.) 1980(g), S. 9.

Bei den Ausgabenarten dominieren die Sachleistungen, gefolgt von
den Einkommensleistungen. Auf diese zwei Ausgabenarten entfielen
1970 mit 62,1 Mrd. DM rd. 88,3 % aller Ausgaben für Gesundheit,
und im Jahre 1978 waren es mit 148,9 Mrd. DM über 90 % aller Ausgaben. Die Entwicklung der zwei Ausgabenarten verlief jedoch gegenläufig: während der Anteil der Sachleistungen am Gesamtausgaben-
volumen von knapp 50 % (1970) auf 61,4 % (1978) stieg, fiel der Anteil der Einkommensleistungen von 38,4 % auf 28,7 %. Die Zuwachsra-
ten der nominalen Ausgaben dieser zwei Ausgabenarten betrugen dementsprechend für den Zeitraum 1970 bis 1978 für Sachleistungen 189 %,
die der Einkommensleistungen jedoch nur 75 %.
Der wohl wichtigste Ausgabenträger im Gesundheitsbereich ist die gesetzliche Krankenversicherung. Sie besitzt auch mit 201 % die höchste
Zuwachsrate. So betrugen die Ausgaben der gesetzlichen Krankenversicherung im Jahre 1970 rd. 24,4 Mrd. DM (= 34,7 % aller Ausgaben),
im Jahre 1978 jedoch schon 73,6 Mrd. DM (= 44,5 % aller Ausgaben).
Das Ausgabenvolumen der Arbeitgeber hingegen belief sich 1970 auf
17,3 Mrd. DM (= 24,6 aller Ausgaben), stieg nominal aber 'nur' auf
29,9 Mrd. DM im Jahre 1978 (= 18,1 % aller Ausgaben).

Schaubild 54: Ausgaben für Gesundheit nach Ausgabenträgern

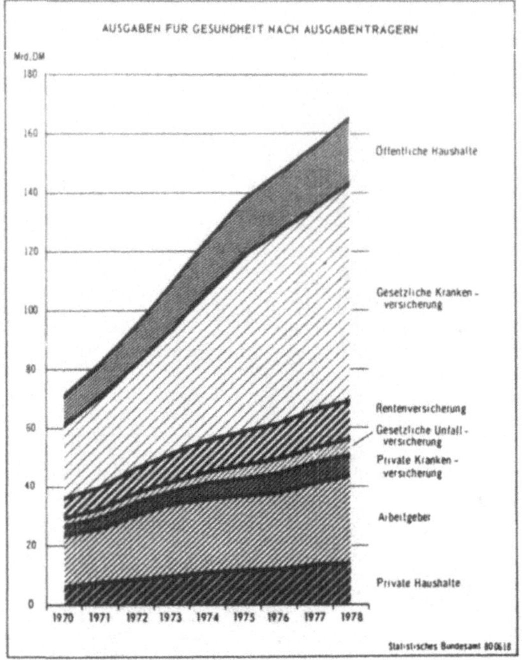

Entnommen aus: Statistisches Bundesamt (Hrsg.): 1980g, S. 11.

Schaubild 55: Anteile der Ausgabenträger an den Ausgaben für Gesundheit

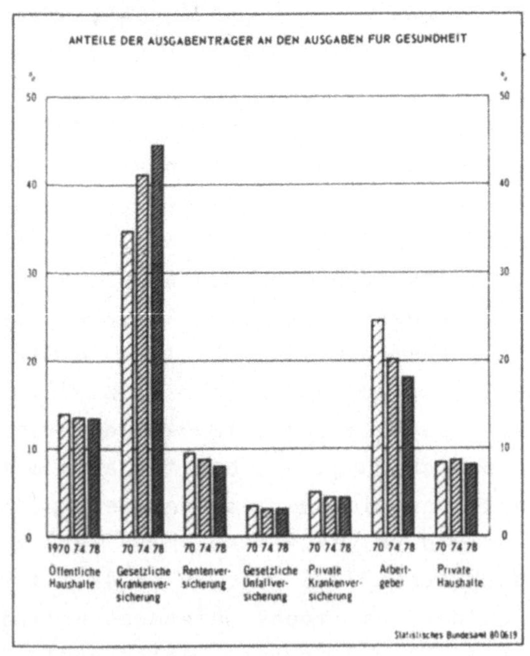

Entnommen aus: Statistisches Bundesamt (Hrsg.): 1980g, S. 11.

Tabelle 56: Ausgaben für Gesundheit für die Jahre 1970 und 1978[1]

([1]Entnommen aus: Statistisches Bundesamt (Hrsg.) 1980(g), S. 8,9,11)

	in Mrd. DM		in %		in 1970 = 100	
	1970	1978	1970	1978	1970	1978
nach Leistungsarten						
Vorbeugende und betreuende Maßnahmen	3,6	10,2	5,1	6,2	100	285
Behandlung	35,2	96,1	50,0	58,1	100	273
Krankheitsfolgeleistungen	27,5	50,0	39,1	30,3	100	182
Ausbildung und Forschung	1,0	2,3	1,4	1,4	100	242
Nicht aufteilbare Ausgaben	3,1	6,6	4,4	4,0	100	213
nach Ausgabenarten						
Sachleistungen	35,1	101,5	49,9	61,4	100	289
Einkommensleistungen	27,0	47,4	38,4	28,7	100	175
Personal- u. lfd. Sachausgaben	5,1	10,1	7,3	6,1	100	197
Investitionsausgaben	2,1	3,8	2,9	2,3	100	181
laufende Zuschüsse	0,5	1,0	0,7	0,6	100	207
Investitionszuschüsse	0,5	1,4	0,8	0,9	100	270
nach Ausgabenträgern						
öffentliche Haushalte	9,9	22,1	14,0	13,4	100	224
gesetzliche Krankenversicherung	24,4	73,6	34,7	44,5	100	301
Rentenversicherung	6,7	13,2	9,5	8,0	100	198
Gesetzliche Unfallversicherung	2,5	5,3	3,6	3,2	100	212
Private Krankenversicherung	3,6	7,3	5,1	4,5	100	203
Arbeitgeber	17,3	29,9	24,6	18,1	100	173
private Haushalte	5,9	13,8	8,5	8,3	100	232
Insgesamt	70,3	165,2	100,0	100,0	100	235

3. Die Behandlung dieser Thematik in der Literatur

Die in Abschnitt 2 beschriebene Entwicklung der Ausgaben für Gesundheit führte in der Bundesrepublik zu einer teilweise heftig geführten Diskussion (Stichwort 'Kostenexplosion'), mitausgelöst durch die Vorausschätzungen von H. Geißler[1]. Der Schwerpunkt der Diskussion lag dabei mehr in der politischen Ursachenforschung (Leistungserweiterungen seitens der Gesetzgeber)[2] und in den institutionellen Regelungen der Anbieter und Nachfrager auf dem Markt für Gesundheit (institutionelle Steuerung)[3]. Auch wurde durch internationale Kosten- und Systemvergleiche der Gesundheitswesen das deutsche System in seinen Vor- und Nachteilen transparenter gemacht[4]. Unterstützt durch die Finanzierungsengpässe der gesetzlichen Krankenkassen wurde auch eine Reihe von Lösungsansätzen und Reformvorschlägen für das Gesundheitswesen aufgezeigt[5]. Die außergewöhnliche Kostenentwicklung führte im Jahre 1977 auch zur Konstituierung der Konzertierten Aktion im Gesundheitswesen[6]. Daneben sind Ansätze einer differenzierten Betrachtungsweise,in der auch demographische Faktoren berücksichtigt werden,- im Gegen-

---

[1] Vgl. Geißler, H.: Krankenversicherungs-Budget. Eine Vorausschätzung der finanziellen Entwicklung der gesetzlichen Krankenversicherung für die Jahre 1973 bis 1978 sowie eine Analyse der Entwicklung in den Jahren 1960 bis 1973. Mainz 1974. Vgl. Geißler, H.: Krankenversicherungs-Budget '80. Eine Vorausschätzung der finanziellen Entwicklung der gesetzlichen Krankenversicherung für die Jahre 1975 bis 1980 sowie Modelle zur Beurteilung extremer Positionen zur Lösung der Kostenproblematik. Mainz 1976.

[2] Vgl. statt vieler Siebeck, T.: Zur Kostenentwicklung in der Krankenversicherung. Ursachen und Hintergründe. Bonn 1976.

[3] Vgl. z.B. Herder-Dorneich, P.: Die Kostenexpansion und ihre Steuerung im Gesundheitswesen. Köln 1976.

[4] Vgl. Rosenberg, P.: Kostenvergleich der Systeme der Gesundheitssicherung zwischen den Niederlanden und der BRD. Hrsg. vom Bundesministerium für Arbeit und Sozialordnung. Bonn 1978. Vgl. weiterhin Salowsky, M.; Seffen, A.: System- und Kostenvergleich der Gesundheitssicherung in 6 europäischen Industriestaaten. Schriftenreihe des Zentralinstituts für die Kassenärztliche Versorgung in der BRD, Bd. V, Köln 1976. Vgl. weiterhin Weissenböck, H.: Studien zur ökonomischen Effizienz von Gesundheitssystemen. Stuttgart 1974.

[5] Vgl. z.B. Beske, F.; Zalewski, T.: Gesetzliche Krankenversicherung. Analysen - Probleme - Lösungsansätze. Hrsg. vom Institut für Gesundheits-System-Forschung, Kiel 1981. Vgl. Metz, H. (Hrsg.):Reform des Gesundheitssystems. Berlin, New York 1977. Vgl. Oberender, P.: Mehr Wettbewerb im Gesundheitswesen. In: Jahrbuch für Sozialwissenschaft, 31/1980/2, S. 145-176. Vgl. Rosenberg, P.: Möglichkeiten der Reform des Gesundheitswesens in der Bundesrepublik Deutschland. Göttingen 1975. Vgl. Seyfarth, L.: Zur Ökonomik des Gesundheitssicherungssystems und seiner präventiven Steuerung. Frankfurt a.M. 1981.

[6] Vgl. z.B. Smigielski, E.: Die Konzertierte Aktion im Gesundheitswesen als Steuerungsinstrument für die Honorarverhandlungen zwischen Krankenkassen und Kassenärztlichen Vereinigungen. Bochum 1980.

satz zu den USA - weniger stark vertreten[1]. Wohl finden sich in
der deutschsprachigen Literatur Arbeiten, die sich mit den Auswirkungen demographischer Entwicklungen auf das Gesundheitswesen
beschäftigen[2], jedoch wenige, die die Kostenentwicklung unter demographischen Aspekten untersuchen. In jüngster Zeit gab es Veröffentlichungen, die alters- und geschlechtsspezifische Kosten
im Gesundheitswesen ermittelten. Diese Arbeiten basierten jedoch
auf Datenmaterial, was zum einen ausschließlich für bestimmte
Bezirke (z.B. Lindau am Bodensee) gilt und somit nicht auf bundes-
republikanische Verhältnisse übertragbar ist, und zum anderen wurden nur ganz bestimmte soziale Gruppen untersucht (z.B. freiwillige

---

[1]Demgegenüber findet sich in der amerikanischen Literatur eine Vielzahl gesund-
heitsökonomischer Studien unter Berücksichtigung demographischer Aspekte.
Vgl. hierzu Appleman, J. u.a.: Population Change and Public Resource Require-
ments: The Impact of Future United States Demographic Trends on Education, Welfare, and Health Care. In: Economic Aspects of Population Change, Vol. II, ed.
by Morss, E.R. and Reed, R.H., Washington 1972, S. 189-232. Vgl. Cooper, B.S.
and Worthington, N.L.: Age Differences in Medical Care Spending Fiscal Year
1972. In: Social Security Bulletin 36 (5), May 1973, S. 3-15. Vgl. Davis, K.:
National Health Insurance: Benefits, Costs, and Consequences. Washington, D.C.
1975. Vgl. Denton, F.T.; Spencer, B.G.: Health-care Costs When the Population
Changes. In: The Canadian Journal of Economics, No. 1, Februar 1975, S. 34-48.
Vgl. Ehrlich, D.A.: The Health Care Cost Explosion: Which Way Now? Bern, Stutt-
gart, Wien 1975. Vgl. Feldstein, M.S.: Hospital Costs and Health Insurance.
Cambridge, Mass., London 1981. Vgl. Feldstein, M.: Facing The Social Security
Crisis. In: The Public Interest, 47 (1977), S.88-100. Vgl. Feldstein, P.J.:
Health Care Economics, New York 1979. Vgl. Van Der Gaag, J.; Perlman,M. (Eds.):
Health, Economics and Health Economics, Amsterdam 1981. Vgl. Klarman, H.:
The Economics of Health. New York, London 1965. Vgl. Klarman, H. (Ed.): Empi-
rical Studies in Health Economics. Baltimore 1970.

[2]Vgl. z.B. Allkotte, H.A.: Hintergründe der Kostenentwicklung im Gesundheitswesen. In: Jahrbuch für Sozialwissenschaft, 31/1980/3, S. 355-372. Vgl. Buttler,
G.: Bevölkerungsrückgang in der Bundesrepublik Deutschland, Köln 1979, insb.
S. 125-129 und S. 185f. Vgl. Fleissner, P.K.: Das österreichische Gesundheitswesen im ökonomischen, demographischen und politischen Kontext. Ein Simulations-
modell. Göttingen 1977. Vgl. Geißler, U.; Großjohann, K.; Scharf, B.: Bevölkerungsentwicklung, Alterssicherung und Gesundheitswesen. In: Bevölkerungsentwicklung und nachwachsende Generation, hrsg. vom Bundesministerium für Jugend,
Familie und Gesundheit, Bd. 93, Bonn 1980, S. 134-174. Vgl. Kaufmann, F.X.:
Die Überalterung - Ursachen, Verlauf, wirtschaftliche und soziale Auswirkungen
des demographischen Alterungsprozesses. Zürich, St. Gallen 1960. Vgl. Schwarz,
K.: Auswirkungen einer rückläufigen Bevölkerungsentwicklung auf das Gesundheitswesen. In: Konsequenzen des Geburtenrückgangs für ausgewählte Politikbereiche,
hrsg. vom Bundesministerium für Jugend, Familie und Gesundheit, Bd. 58, Bonn
1978, S. 78-96. Vgl. Schwarz, K.: Public Health Implications of Stationary and
Declining Populations. In: World Health Statistics Report, Vol. 30, 1977,
S. 349-354. Vgl. Schwarz, K.: Auswirkungen der Bevölkerungsentwicklung auf das
Gesundheitswesen. In: Zbl. Bakt. Hyg., Abt. Orig., B. 166, S. 281-291 (1978).

Mitgliedschaft in bestimmten Krankenkassen)[1].

Einen wichtigen Beitrag zur ökonomischen Analyse des Gesundheitssystems - wenn auch nicht in erster Linie aus demographischer Sicht - liefern die Arbeiten von Henke[2] und Schicke[3]. Beide Autoren greifen in ihren Arbeiten stark auf ausländisches Datenmaterial zurück, da es an entsprechendem deutschen Datenmaterial mangelt bzw. es eine unzureichende statistische Basis gibt[4].

4. Alters- und geschlechtsspezifische Kostenprofile für die Leistungsart 'Behandlung'

"Die altersspezifischen Ausgaben (für Gesundheit, d.V.) und ihre Entwicklung im Zeitablauf sind in der Bundesrepublik weitgehend unbekannt"[5] ebenso wie "die durchschnittliche Krankenhausverweildauer, die für die Bundesrepublik Deutschland altersspezifisch nicht vorliegt"[6]. Dieser Mangel an Daten konnte durch die umfangreiche Sonderauswertung des Mikrozensus 1978 zum Tatbestand 'Fragen zur Gesundheit' beseitigt werden (vgl. Kapitel II). Auf der Basis des so gewonnenen Datenmaterials werden in diesem Abschnitt alters- und geschlechtsspezifische Kostenprofile für die drei Leistungsarten

- ambulante Behandlung
- stationäre Behandlung[7]
- Arzneien, Heil- und Hilfsmittel[8]

ermittelt. Dabei werden in Abschnitt 4.1. diese Kostenprofile ohne Berücksichtigung weiterer - verfügbarer - Daten errechnet. In Abschnitt 4.2. hingegen werden die Faktoren Krankheitsdauer, Dauer des Krankenhausaufenthalts und Krankheitszustand zur Bildung der

[1] Vgl. Brenner, G.; Boese, J.: Materialsammlung zur Inanspruchnahme niedergelassener Ärzte in Lindau. Köln 1980. Vgl. Frey, R.L.; Leu, R.E.: Demographie und Inzidenz der öffentlichen Ausgaben im Gesundheitswesen. In: Schweizerische Zeitschrift für Volkswirtschaft und Statistik, 3/1981, S. 319-336. Vgl. Linder, P.: Zur Ausgabenentwicklung im Gesundheitswesen. Modellrechnungen für die zukünftige Entwicklung. In: Baden-Württemberg in Wort und Zahl, 28/1980, S. 40-48.

[2] Vgl. Henke, K.-D.: Öffentliche Gesundheitsausgaben und Verteilung. Göttingen 1977.

[3] Vgl. Schicke, R.K.: Ökonomie des Gesundheitswesens. Göttingen 1981.

[4] Vgl. hierzu die Vorworte der Arbeiten von K.-D. Henke und R.K. Schicke.

[5] Henke, K.-D.: Ökonomische Aspekte der Gesundheitsversorgung der Über-Sechzigjährigen. In: Zeitschrift für Gerontologie, Vol. 13 (1980), S. 304-312, hier S. 310.

[6] Ebenda, a.a.O., S. 309.

[7] Ohne stationäre Kurbehandlung.

[8] Ohne Zahnersatz.

gewichteten Kostenprofile hinzugezogen. Da zur Ermittlung der
Kostenprofile allgemein die Größen
- Ausgaben insgesamt für eine bestimmte Leistungsart
- alters- und geschlechtsspezifischer Krankenbestand
- alters- und geschlechtsspezifischer Bevölkerungsbestand
verwendet werden, sollen unter Kostenprofilen Kennzahlen zur Bestimmung der Ausgaben für eine bestimmte Leistungsart pro Person
der jeweiligen Altersgruppe der Wohnbevölkerung verstanden werden.

4.1. Ohne Gewichtungsfaktoren

Das in Kapitel II dargestellte Datenmaterial ermöglicht nun unter
Verwendung der Formeln (1), (2) und (3) die Ermittlung der alters-
und geschlechtsspezifischen Kostenprofile in Tabelle 57. Dabei
wird die Annahme getroffen, daß jeder einzelne Kranke gleich hohe
Kosten verursacht; jedoch je höher das Verhältnis von Kranken zu
Gesunden einer Altersgruppe ist, desto höher wird der absolute Betrag der Person der jeweiligen Altersgruppe ausfallen.

$$(1) \quad k^S_{amb}(\alpha) := \frac{\dfrac{P^S_{amb}(\alpha)}{\Sigma P_{amb}(\alpha)} \cdot K_{amb}}{P^S(\alpha)}$$

$$(2) \quad k^S_{stat}(\alpha) := \frac{\dfrac{P^S_{stat}(\alpha)}{\Sigma P_{stat}(\alpha)} \cdot K_{stat}}{P^S(\alpha)}$$

$$(3) \quad k^S_{arz}(\alpha) := \frac{\dfrac{P^S_{insg}(\alpha)}{\Sigma P_{insg}(\alpha)} \cdot K_{arz}}{P^S(\alpha)} \quad , \text{ mit } \Sigma := \sum_{\alpha=1}^{16}$$

wobei

s – Geschlecht, α – Altersgruppe

$k_{amb}(\alpha)$ – Ausgaben für ambulante ärztliche Behandlung pro Person
der Altersgruppe α der Wohnbevölkerung (in DM)

$k_{stat}(\alpha)$ – Ausgaben für stationäre Behandlung pro Person der Altersgruppe α der Wohnbevölkerung (in DM)

$k_{arz}(\alpha)$ – Ausgaben für Arzneien, Heil- und Hilfsmittel pro Person
der Altersgruppe α der Wohnbevölkerung (in DM)

K_{amb} - Ausgaben insgesamt für die Leistungsart 'ambulante Behandlung' (= 27,4 Mrd. DM im Jahre 1978)

K_{stat} - Ausgaben insgesamt für die Leistungsart 'stationäre Behandlung' (= 33,8 Mrd. DM im Jahre 1978)

K_{arz} - Ausgaben insgesamt für die Leistungsart 'Arzneien, Heil- und Hilfsmittel' (= 21,4 Mrd. DM im Jahre 1978)

$P(\alpha)$ - Population der Altersgruppe α

$P_{amb}(\alpha)$ - Kranke in ambulanter ärztlicher Behandlung der Altersgruppe α

$P_{stat}(\alpha)$ - Kranke in stationärer Behandlung der Altersgruppe α

$P_{insg}(\alpha)$ - Kranke insgesamt der Altersgruppe α.

Wie Tabelle 57 veranschaulicht sind die kostengünstigsten Altersgruppen,unabhängig von der jeweiligen Leistungsart, die der 10-15-Jährigen bzw. die der 15-20-Jährigen. Die Altersgruppe mit den höchsten Kostenbeträgen ist die Altersgruppe der 75 und älteren Personen. Die dort ermittelten Kosten liegen bis zum neunfachen über dem der kostengünstigsten Altersgruppen. Bei einer geschlechtsspezifischen Analyse differiert das Bild zwischen den verschiedenen Leistungsarten. In der Leistungsart 'ambulante Behandlung' sind die Altersgruppen der Männer durchweg kostengünstiger als die der Frauen. Dies gilt ebenso für die Leistungsart 'Arzneien, Heil- und Hilfsmittel'. Die Leistungsart 'stationäre Behandlung' stellt sich wie folgt dar: in den unteren zwei Altersgruppen sind Frauen kostengünstiger als Männer; dies gilt auch für die Altersgruppe 45 Jahre und älter. In den Altersgruppen 10-15 Jahre bis 40-45 Jahre hingegen sind die Männer kostengünstiger als Frauen. Im folgenden sollen weniger die absoluten Beträge interpretiert werden, als vielmehr die prozentualen Abweichungen der Ausgaben pro Person der jeweiligen Altersgruppe von den geschlechtsspezifischen Durchschnittsausgaben.

Die geschlechtsspezifischen Durchschnittsausgaben für z.B. stationäre Behandlung werden gebildet, indem die Gesamtausgaben für stationär behandelte Männer (Frauen) in Relation zu ihrem Bestand in der Wohnbevölkerung gesetzt werden. Aufgrund mangelnder Information wird angenommen, daß auf die 47,2 % stationär behandelten Männer (lt. Mikrozensus 1978) auch 47,2 % der Ausgaben für stationäre Behandlung entfallen.

Tabelle 57: Alters- und geschlechtsspezifische Kostenprofile pro Person der jeweiligen Altersgruppe der Wohnbevölkerung (in DM) ohne Gewichtungsfaktoren

Alter von... bis unter ...Jahren	Ambulante Behandlung		Stationäre Behandlung		Arzneien, Heil- und Hilfsmittel	
	M	F	M	F	M	F
unter 5	307,72	316,88	327,47	309,30	250,31	256,49
5 - 10	251,11	243,48	276,86	229,91	207,58	204,23
10 - 15	152,31	158,28	147,47	160,95	137,35	139,51
15 - 20	146,21	176,46	200,25	244,71	129,83	151,06
20 - 25	172,26	256,84	275,20	399,12	151,63	215,24
25 - 30	219,15	255,45	305,83	429,11	185,83	215,21
30 - 35	246,24	287,81	394,72	465,23	205,92	233,00
35 - 40	262,03	308,93	490,98	515,49	215,68	245,62
40 - 45	312,72	334,84	551,46	564,09	250,60	266,31
45 - 50	390,09	416,62	607,09	599,28	303,38	327,40
50 - 55	499,35	519,23	829,80	656,16	387,23	395,96
55 - 60	729,04	664,63	1.096,82	682,80	512,27	493,18
60 - 65	817,81	852,97	1.003,89	762,81	614,07	639,88
65 - 70	858,49	1.039,87	1.050,59	898,06	640,18	763,20
70 - 75	1.018,23	1.177,72	1.301,68	1.028,64	747,29	863,59
75u.mehr	1.094,42	1.231,51	1.389,29	1.107,15	830,64	965,14
	Ø=386,64	Ø=500,44	Ø=546,26	Ø=555,80	Ø=304,62	Ø=388,00

$$\frac{15.955.016,0 \ (K^m_{stat}, \ \text{in 1000 DM})}{29.207,5 \ (\Sigma P^m(\alpha), \ \text{in 1000 Pers.})} = 546,26 \ \text{DM}$$

Dadurch wird ersichtlich, wie stark die Kosten pro Person der jeweiligen Altersgruppe von den Durchschnittsausgaben abweichen. Auch erkennt man die teilweise recht starken geschlechtsspezifischen Differenzen für die verschiedenen Leistungsarten. Zur Interpretation der Ergebnisse ist anzumerken, daß die Altersgruppe mit der höchsten negativen Abweichung die kostengünstigste Altersgruppe ist et vice versa. Nicht vergleichbar sind jedoch innerhalb eines Schaubildes die geschlechtsspezifischen %-Abweichungen, da sie von unterschiedlich hohen Durchschnittsausgaben resultieren.

<u>Schaubild 56:</u> %-Abweichung von den Ø-Ausgaben für ambulante ärztliche Behandlung pro Person der jeweiligen Altersgruppe der Wohnbevölkerung

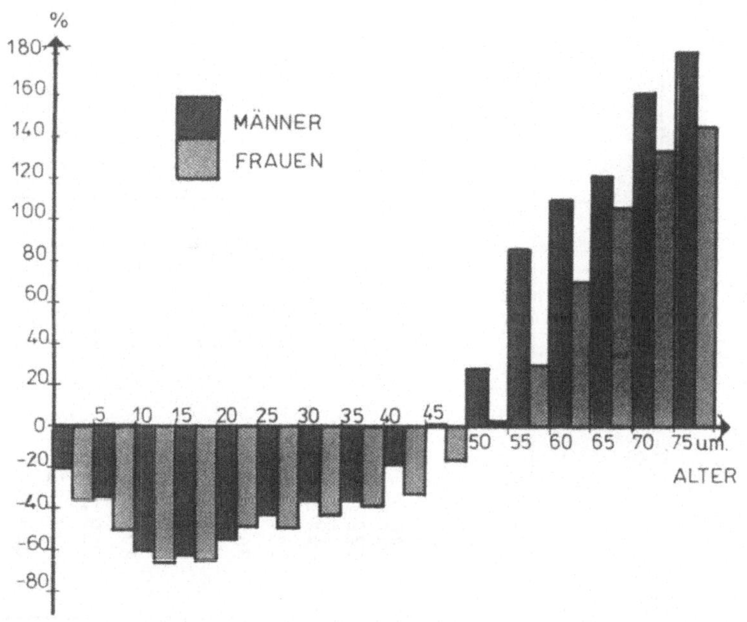

Die Altersgruppen unter 45-50 Jahre besitzen bei der Leistungsart 'ambulante Behandlung' negative prozentuale Abweichungen von den geschlechtsspezifischen Durchschnittsausgaben; über 45-50

Jahre treten positive prozentuale Abweichungen auf. Während im
negativen Bereich die Differenzen bei den Männern geringer sind
als bei den Frauen, ist dies im positiven Bereich der prozentualen Abweichungen genau umgekehrt. Für die Leistungsart 'stationäre
Behandlung' und 'Arzneien, Heil- und Hilfsmittel' gilt, daß die
Altersgruppe der 40-45-Jährigen Wendepunkt in der alters- und geschlechtsspezifischen Betrachtung der prozentualen Abweichungen
der geschlechtsspezifischen Durchschnittsausgaben ist. Auffallend
ist hierbei, daß die Altersgruppen der Männer über einen wesentlich größeren Bereich streuen als die der Frauen. Bemerkenswert
ist auch die hohe Abweichung der Altersgruppen der 55-60-jährigen
Männer; sie ist höher als die nachfolgenden beiden Altersgruppen
der Männer.

Schaubild 57: %-Abweichung von den Ø-Ausgaben für stationäre Behandlung pro Person der jeweiligen Altersgruppe
der Wohnbevölkerung

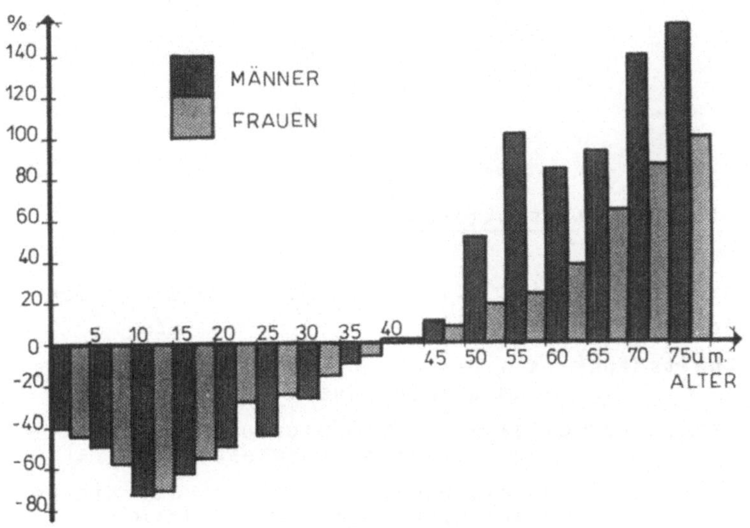

Schaubild 58: %-Abweichungen von den Ø-Ausgaben für Arzneien,
Heil- und Hilfsmittel pro Person der jeweiligen
Altersgruppe der Wohnbevölkerung

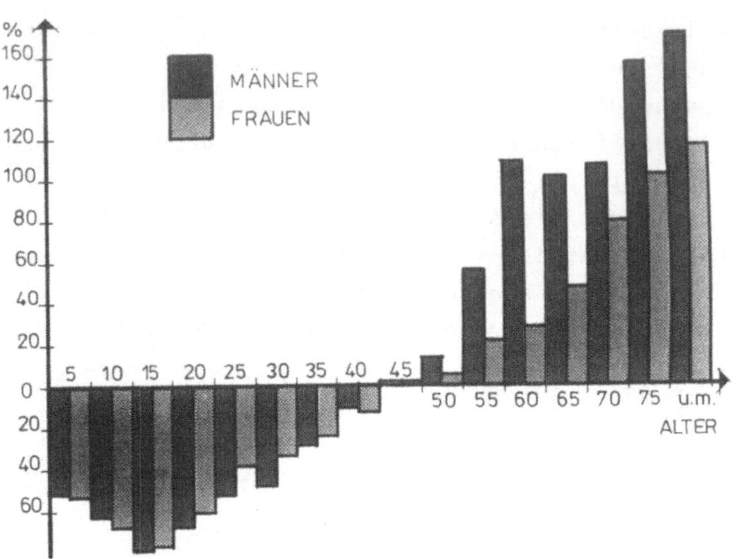

4.2. Mit Gewichtungsfaktoren

Neben den in Abschnitt 4.1. verwendeten Daten werden nun auch die
Variablen
- Krankheitsdauer, als Gewichtungsfaktor für die Leistungsart
             'ambulante Behandlung'
- Krankenhausverweildauer, als Gewichtungsfaktor für die Leistungs-
             art 'stationäre Behandlung'
- Krankheitszustand, als Gewichtungsfaktor für die Leistungsart
             'Arzneien, Heil- und Hilfsmittel'
berücksichtigt, da angenommen werden kann, daß die Ausgaben der
drei Leistungsarten auch von diesen Variablen abhängig sind.

Die Variable Krankheitsdauer besitzt folgende Merkmalsausprägungen:
Kd = 1 : 1 Tag - 2 Wochen Krankheitsdauer
Kd = 2 : über 2 Wochen - 1 Jahr Krankheitsdauer
Kd = 3 : über 1 Jahr Krankheitsdauer.

Die Variable Krankenhausverweildauer hat die Ausprägungen

Vw = 1 : 1 Tag - 1 Woche Verweildauer

Vw = 2 : über 1 Woche - 3 Wochen Verweildauer

Vw = 3 : über 3 Wochen Verweildauer.

Bei dem Krankheitszustand wird unterschieden in:

Kz = 1 : akut krank

Kz = 2 : chronisch krank.

Aufgrund der Annahme, daß eine länger andauernde ambulante Behandlung teurer ist als eine kurze Krankheitsdauer, wird im folgenden vorausgesetzt, daß sich die Kosten in Abhängigkeit von der Variablen Krankheitsdauer gemäß der Relation

$$\begin{array}{ccc} Kd = 1 & Kd = 2 & Kd = 3 \\ 1 & : \quad 2 & : \quad 3 \end{array}$$

verhalten.

Plausibel ist auch die Annahme, daß eine höhere Verweildauer im Krankenhaus kostspieliger ist als eine kürzere. Hierbei sind - ebenso wie bei einer ambulanten ärztlichen Behandlung - sicherlich Unterschiede bei verschiedenen Krankheitsarten oder Krankenhaustypen festzustellen. Jedoch gilt allgemein, daß die Gesamtkosten je Fall sich als Funktion von der Verweildauer (t) darstellen lassen[1]:

$$K(t) = K_{af} + K_{if} \cdot \frac{t}{m} + k_v \cdot t$$

mit

K_{af} - absolut fixe Kosten

K_{if} - intervallfixe Kosten

m - Zahl der Tage, für welche die intervallfixen Kosten
     jeweils konstant sind

k_v - variable Kosten

Somit bestimmt die Krankenhausverweildauer die Kosten eines Patienten. Hier wird angenommen, daß die Kosten in einem Verhältnis von

$$\begin{array}{ccc} Vw = 1 & Vw = 2 & Vw = 3 \\ 1 & : \quad 2 & : \quad 3 \end{array}$$

stehen.

---

[1] Vgl. Eichhorn, S.: Krankenhausbetriebslehre, Bd. II, 3.A., Köln 1976, S. 156.

Die Variable Krankheitszustand wird zur Gewichtung der Leistungsart 'Arzneien, Heil- und Hilfsmittel' verwendet. Diese Kostenart wird im Verhältnis

$$Kz = 1 \quad Kz = 2$$
$$1 \quad : \quad 4$$

gewichtet. Diese Relation basiert auf der Annahme, daß ein chronisch Kranker über die Zeit betrachtet häufiger bzw. mehr Arzneien, Heil- und Hilfsmittel beansprucht, als ein akut Kranker.

Die oben dargestellte Gewichtung der drei Variablen ist auf eine rein qualitative Argumentation gestützt. Wohl gibt es Untersuchungen über die Kosten von Altersgruppen für bestimmte Krankheiten, solche Untersuchungen besitzen jedoch keinerlei Aussagekraft zur Absicherung der vorgenommenen Gewichtung[1].

Formel (4) zeigt die Vorgehensweise zur Ermittlung der alters- und geschlechtsspezifischen Kostenprofile für ambulante ärztliche Behandlung.

$$(4) \quad k^{s}_{amb,Kd}(\alpha) := \frac{\left[\dfrac{P^{s}_{amb,1}(\alpha)}{\Sigma P_{amb}(\alpha)} \cdot 1 + \dfrac{P^{s}_{amb,2}(\alpha)}{\Sigma P_{amb}(\alpha)} \cdot 2 + \dfrac{P^{s}_{amb,3}(\alpha)}{\Sigma P_{amb}(\alpha)} \cdot 3\right] \cdot \dfrac{K_{amb}}{GE_{amb}}}{P^{s}(\alpha)}$$

$$GE_{amb} := \frac{P^{m}_{amb,1}}{\Sigma P_{amb}(\alpha)} \cdot 1 + \frac{P^{m}_{amb,2}}{\Sigma P_{amb}(\alpha)} \cdot 2 + \frac{P^{m}_{amb,3}}{\Sigma P_{amb}(\alpha)} \cdot 3 +$$

$$\frac{P^{f}_{amb,1}}{\Sigma P_{amb}(\alpha)} \cdot 1 + \frac{P^{f}_{amb,2}}{\Sigma P_{amb}(\alpha)} \cdot 2 + \frac{P^{f}_{amb,3}}{\Sigma P_{amb}(\alpha)} \cdot 3$$

mit

Kd   - Krankheitsdauer

$k_{amb,Kd}(\alpha)$ - Ausgaben für ambulante ärztliche Behandlung pro Person der Altersgruppe α der Wohnbevölkerung unter Berücksichtigung der Dauer der Krankheit (in DM).

Für die Leistungsart 'stationäre Behandlung' werden zwei alters- und geschlechtsspezifische Kostenprofile ermittelt; zum einen die Ausgaben pro Person der jeweiligen Altersgruppe der Wohnbevölkerung

---

[1] Die in den Formeln (4) - (7) durchgeführte Gewichtung wird dargestellt durch den Faktor $GE_{'Leistungsart'}$.

und zum anderen die Ausgaben pro stationär Behandelten der jeweiligen Altersgruppe der stationär Behandelten. Bei einer Ermittlung der Ausgaben pro stationär Behandelten ohne Berücksichtigung der Verweildauer erhält man ja keine alters- und geschlechtsspezifischen Unterschiede.

$$(5)\quad k^S_{stat,Vw}(\alpha) := \frac{\left[\dfrac{P^S_{stat,1}(\alpha)}{\Sigma P_{stat}(\alpha)}\cdot 1 + \dfrac{P^S_{stat,2}(\alpha)}{\Sigma P_{stat}(\alpha)}\cdot 2 + \dfrac{P^S_{stat,3}(\alpha)}{\Sigma P_{stat}(\alpha)}\cdot 3\right]\cdot \dfrac{K_{stat}}{GE_{stat}}}{P^S(\alpha)}$$

$$GE_{stat} := \frac{P^m_{stat,1}}{\Sigma P_{stat}(\alpha)}\cdot 1 + \frac{P^m_{stat,2}}{\Sigma P_{stat}(\alpha)}\cdot 2 + \frac{P^m_{stat,3}}{\Sigma P_{stat}(\alpha)}\cdot 3 +$$

$$\frac{P^f_{stat,1}}{\Sigma P_{stat}(\alpha)}\cdot 1 + \frac{P^f_{stat,2}}{\Sigma P_{stat}(\alpha)}\cdot 2 + \frac{P^f_{stat,3}}{\Sigma P_{stat}(\alpha)}\cdot 3$$

mit

Vw — Krankenhausverweildauer

$k_{stat,Vw}(\alpha)$ — Ausgaben für stationäre Behandlung pro Person der Altersgruppe α der Wohnbevölkerung unter Berücksichtigung der Krankenhausverweildauer (in DM).

$$(6)\quad k^S_{stat,Vw}(stat,\alpha) := \frac{\left[\dfrac{P^S_{stat,1}(\alpha)}{\Sigma P_{stat}(\alpha)}\cdot 1 + \dfrac{P^S_{stat,2}(\alpha)}{\Sigma P_{stat}(\alpha)}\cdot 2 + \dfrac{P^S_{stat,3}(\alpha)}{\Sigma P_{stat}(\alpha)}\cdot 3\right]\cdot \dfrac{K_{stat}}{GE_{stat}}}{P^S_{stat}(\alpha)}$$

mit

$k_{stat,Vw}(stat,\alpha)$ — Ausgaben für stationäre Behandlung pro stationär Behandelten der Altersgruppe α unter Berücksichtigung der Krankenhausverweildauer (in DM).

Formel (7) steht für die Ermittlung der alters- und geschlechtsspezifischen Kostenprofile für die Leistungsart 'Arzneien, Heil- und Hilfsmittel'.

$$(7)\quad k^S_{arz,Kz}(\alpha) := \frac{\left(\dfrac{P^S_{insg,1}(\alpha)}{\Sigma P_{insg}(\alpha)}\cdot 1 + \dfrac{P^S_{insg,2}(\alpha)}{\Sigma P_{insg}(\alpha)}\cdot 4\right)\cdot \dfrac{K_{arz}}{GE_{arz}}}{P^S(\alpha)}$$

$$GE_{arz} := \frac{P^m_{insg,1}}{\Sigma P_{insg}(\alpha)}\cdot 1 + \frac{P^m_{insg,2}}{\Sigma P_{insg}(\alpha)}\cdot 4 + \frac{P^f_{insg,1}}{\Sigma P_{insg}(\alpha)}\cdot 1 + \frac{P^f_{insg,2}}{\Sigma P_{insg}(\alpha)}\cdot 4$$

mit

Kz — Krankheitszustand

$k_{arz,Kz}(\alpha)$ — Ausgaben für Arzneien, Heil- und Hilfsmittel pro Person der Altersgruppe α der Wohnbevölkerung unter Berücksichtigung des Krankheitszustandes (in DM).

Tabelle 58 zeigt nun die Ergebnisse der oben erläuterten Vorgehensweise. Wiederum sind die Altersgruppen der 10-15-Jährigen sowie der 15-20-Jährigen die kostengünstigsten; die Altersgruppen der 75 und älteren Personen weisen die höchsten absoluten Beträge auf. Ergaben sich bei den altersspezifischen Kostenprofilen ohne Gewichtungsfaktoren Unterschiede bis zum neunfachen eines Betrages, so treten bei den altersspezifischen Kostenprofilen mit Gewichtungsfaktoren Differenzen bis zum knapp sechzehnfachen eines Betrages auf: beispielsweise 78,61 DM für die Altersgruppe der 10-15-Jährigen Frauen zu 1.218,07 DM für die Altersgruppe der 75 und älteren Frauen in der Leistungsart 'Arzneien, Heil- und Hilfsmittel'. In den Leistungsarten 'ambulante Behandlung' und 'Arzneien, Heil- und Hilfsmittel' sind die Altersgruppen der Männer i.d.R. kostengünstiger als die Frauen. Für die Leistungsart 'stationäre Behandlung' erhält man das gleiche Bild wie bei den Kostenprofilen ohne Gewichtungsfaktoren. Graphisch dargestellt werden, wie in Abschnitt 4.1., die prozentualen Abweichungen der Ausgaben in den einzelnen Leistungsarten pro Person der jeweiligen Altersgruppe (bzw. pro stationär Behandelten) von den geschlechtsspezifischen Durchschnittsausgaben insgesamt.

229

Tabelle 58: Alters- und geschlechtsspezifische Kostenprofile pro Person (pro stationär Behandelten) der jeweiligen Altersgruppe der Wohnbevölkerung (in DM) mit Gewichtungsfaktoren

Alter von ... bis unter ...Jahren	Ambulante Behandlung		Stationäre Behandlung				Arzneien, Heil- und Hilfsmittel	
			pro Person		pro Behandelten			
	M	F	M	F	M	F	M	F
unter 5	173,14	178,49	261,71	257,43	2.404,97	2.509,51	104,30	109,51
5 - 10	151,08	146,35	203,48	178,04	2.216,09	2.335,08	101,52	97,16
10 - 15	104,09	103,35	115,77	127,59	2.367,82	2.391,24	81,06	78,61
15 - 20	102,15	120,06	172,41	215,11	2.596,43	2.651,34	83,45	92,49
20 - 25	124,87	179,21	255,32	338,09	2.797,85	2.554.56	103,08	132,45
25 - 30	158,38	195,47	279,98	363,14	2.761,20	2.551,79	123,26	143,18
30 - 35	189,26	232,60	384,99	418,00	2.940,82	2.708,94	142,40	166,38
35 - 40	223,19.	266,93	484,58	482,81	2.975,95	2.824,28	173,74	198,99
40 - 45	281,53	315,56	554,68	565,89	3.033,42	3.024,79	218,50	239,50
45 - 50	376,43	437,25	620,87	587,48	3.084,15	2.956,35	295,27	327,36
50 - 55	508,21	549,03	855,01	675,59	3.106,77	3.104,85	410,70	423,87
55 - 60	728,90	726,04	1.138,98	709,49	3.131,58	3.133,32	581,87	558,83
60 - 65	925,68	979,03	1.102,35	817,28	3.311,13	3.231,02	735,85	775,06
65 - 70	992,31	1.205,75	1.128,01	992,83	3.237,39	3.333,75	787,59	938,72
70 - 75	1.185,07	1.386,88	1.403,93	1.119,91	3.252,55	3.281,65	927,34	1.079,05
75u.mehr	1.272,41	1.454,03	1.476,94	1.203,91	3.205,59	3.279,11	1.028,83	1.218,07
	Ø=372,43	Ø=513,36	Ø=546,80	Ø=555,31	Ø=3.018,44	Ø=3.012,79	Ø=292,26	Ø=399,24

Die Schaubilder 59 und 60 weisen wesentlich größere alters- und
geschlechtsspezifische Unterschiede in den prozentualen Abweichungen auf als bei den Kostenprofilen ohne Gewichtungsfaktoren. So
liegen die höchsten positiven Abweichungen sowohl in der Leistungsart 'ambulante Behandlung' als auch in der Leistungsart 'Arzneien,
Heil- und Hilfsmittel' bei Kostenprofilen ohne Gewichtungsfaktoren
zwischen 160 und 180 %; bei Kostenprofilen mit Gewichtungsfaktoren
treten Abweichungen von 240 bis 260 % auf. Dies zeigt deutlich den
Einfluß des Alters auf die Variablen Krankheitsdauer und Kranheits-
zustand.

Schaubild 59: %-Abweichungen von den Ø-Ausgaben für ambulante ärztliche Behandlung pro Person der jeweiligen Altersgruppe der Wohnbevölkerung mit Krankheitsdauer

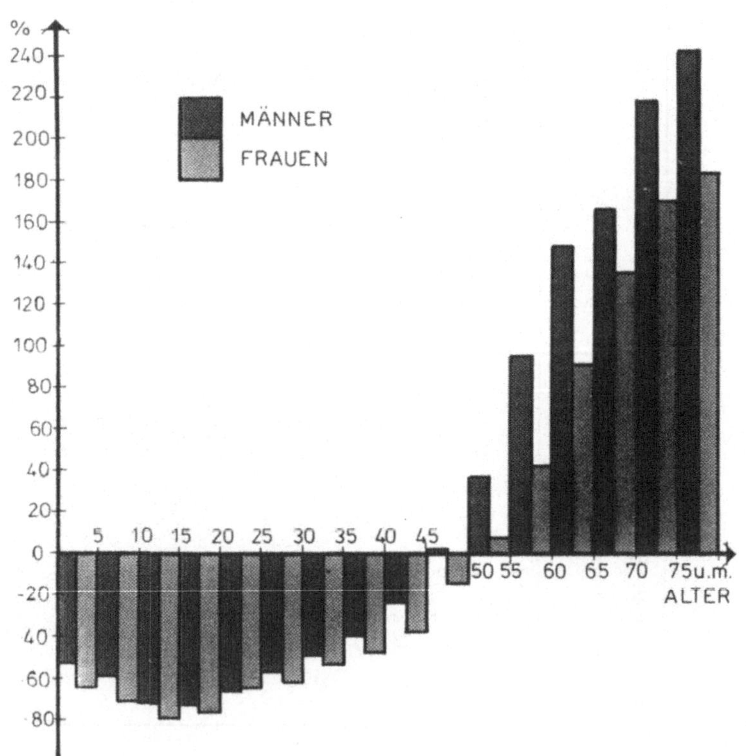

Schaubild 60: %-Abweichungen von den Ø-Ausgaben für Arzneien, Heil-
und Hilfsmittel pro Person der jeweiligen Altersgruppe der Wohnbevölkerung mit Krankheitszustand

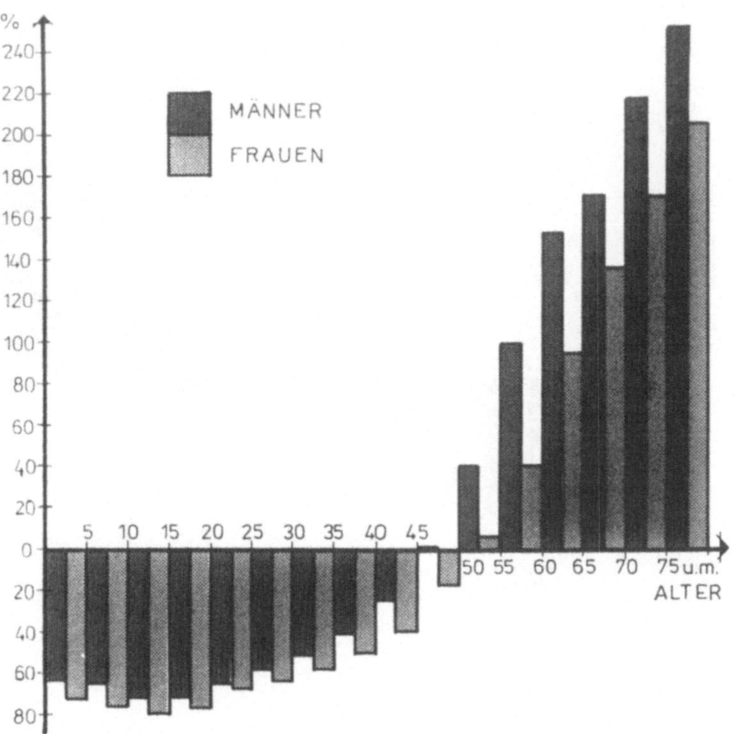

Für die Leistungsart 'stationäre Behandlung' werden in diesem Abschnitt zwei Kostenprofile vorgestellt. Schaubild 61 bezieht sich
auf die Person der jeweiligen Altersgruppe der Wohbevölkerung.
Die Altersgruppen der Männer besitzen hierbei im negativen Bereich
die geringere Streubreite als die der Frauen. Im Bereich der positiven prozentualen Abweichungen ist es genau umgekehrt: hier sind
es die Frauen, bei denen - altersstrukturiert betrachtet - die geringeren Abweichungen festgestellt werden.

Schaubild 62 beinhaltet die prozentualen Abweichungen,bezogen auf
den stationär Behandelten der jeweiligen Altersgruppe der stationär
Behandelten. Auffällig ist hierbei das heterogene Bild für die geschlechtsspezifischen Altersgruppen. Während in den vorangegangenen
Schaubildern die prozentualen Abweichungen für die Altersgruppen
wellenförmig verlaufen - d.h. Anstieg der negativen Abweichungen

Schaubild 61: %-Abweichungen von den Ø-Ausgaben für stationäre Behandlung pro Person der jeweiligen Altersgruppe der Wohnbevölkerung <u>mit</u> Krankenhausverweildauer

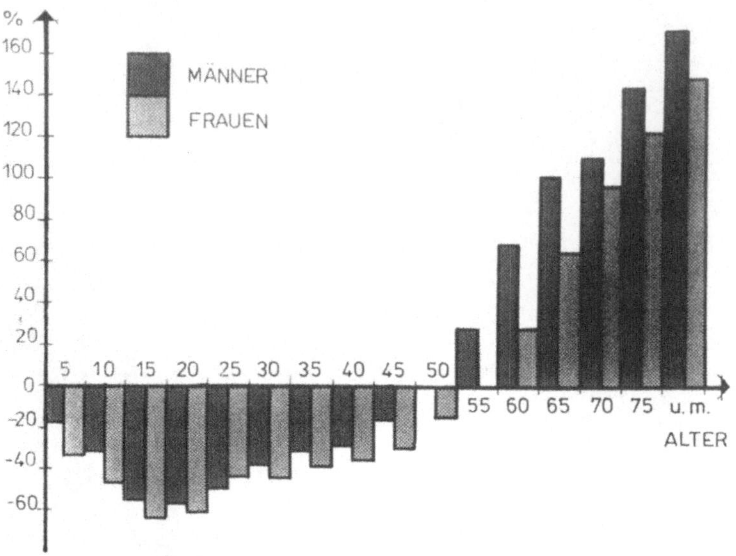

Schaubild 62 : %-Abweichungen von den Ø-Ausgaben für stationäre Behandlung pro stationär Behandelten der jeweiligen Altersgruppe <u>mit</u> Krankenhausverweildauer

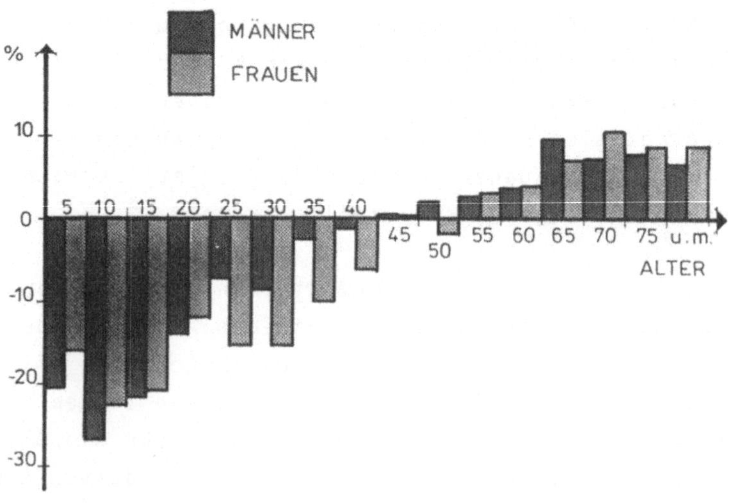

von 0-20 Jahre, gefolgt von einem kontinuierlichen Sinken der negativen Abweichungen bis zur Altersgruppe der 45-50-Jährigen, dann ein stetiger Anstieg in den positiven Bereich - ist in Schaubild 62 kein eindeutiger Verlauf der prozentualen Abweichungen über die einzelnen Altersgruppen zu verzeichnen.

Um die Auswirkungen der in Abschnitt 4 gebildeten alters- und geschlechtsspezifischen Kostenprofile auf die zukünftige Kostenentwicklung der Leistungsart 'Behandlung' beurteilen zu können, werden im folgenden diese Ergebnisse auf verschiedene Bevölkerungsentwicklungen angewendet.

5. Kostenentwicklung im Gesundheitswesen für die Leistungsart 'Behandlung' bis zum Jahre 2030

Anhand der in Kapitel I entwickelten Modellbevölkerungen wird in diesem Abschnitt aufgezeigt, welche Effekte eine - gewichtete - alters- und geschlechtsspezifische Betrachtungsweise der Kosten für die Leistungsart 'Behandlung' auf die Ausgabenentwicklung dieser Leistungsart besitzt. Es wird in drei Schritten vorgegangen: Zuerst wird die Kostenentwicklung unter Berücksichtigung der Kostenprofile durchgeführt, zum einen ohne Gewichtungsfaktoren (vgl. 4.1.), zum anderen mit Gewichtungsfaktoren (vgl. 4.2.). Hierbei werden die in Kapitel II ermittelten Einflußfaktoren auf den Gesundheitszustand der Bevölkerung nicht berücksichtigt (Variante 1), d.h. es wird unterstellt, daß die im April 1978 festgestellten Relationen von Kranken und Gesunden, getrennt nach Alter und Geschlecht, konstant bleiben. In 5.2. wird die in Kapitel II gebildete Wachstumsrate auf den Krankenbestand - und somit auf die Ausgabenentwicklung - mit in die Untersuchung einbezogen (Variante 2). Dabei wird nur mit den Kostenprofilen ohne Gewichtungsfaktoren gearbeitet, da die Kostenprofile mit Gewichtungsfaktoren in Variante 2 eine weitere - nicht beabsichtigte - Steigerung bedeuten würden. In 5.3. wird die Ausgabenentwicklung der Leistungsart 'Behandlung' auf der Basis von 'Pro-Kopf'-Ausgaben durchgeführt.

5.1. Mit Berücksichtigung von Kostenprofilen, Variante 1

5.1.1. Ohne Gewichtungsfaktoren

Die Bestände der Altersgruppen aus den Modellbevölkerungen[1] werden multipliziert mit ihren alters- und geschlechtsspezifischen Kostenprofilen ohne Gewichtungsfaktoren (vgl. Tabelle 57); dies geschieht für alle drei Leistungsarten. Die Addition der Fortschreibungsergebnisse der drei betrachteten Leistungsarten bilden die Ergebnisse der Tabelle 59.

---

[1] Die Modellbevölkerungen besitzen unterschiedlich hohe Geburtenzahlen. Hieraus resultieren unterschiedlich hohe Ausgaben für die Leistungen der Mutterschaftshilfe (1. ärztliche Betreuung und Hilfe sowie Hebammenhilfe, 2. Versorgung mit Arznei-, Verband- und Heilmitteln, 3. Pauschbeträge für die Inanspruchnahme ärztlicher Betreuung, 4. Pflege in einer Entbingungs- oder Krankenanstalt sowie Hilfe und Wartung durch Hauspflegerinnen, 5. Mutterschaftsgeld; vgl. § 195 der Vorschriften der Reichsversicherungsordnung über Mutterschaftshilfe in der Fassung des Gesetzes zur Einführung eines Muttschaftsurlaubs vom 25. Juni 1979 BGBl.I S.797)). Diese Leistungen der Mutterschaftshilfe berühren jedoch nicht die in dieser Arbeit betrachtete Leistungsart 'Behandlung'. Die Leistungen der Mutterschaftshilfe fallen in der Leistungsart 'Vorbeugende und betreuende Maßnahmen' an (siehe hierzu Schaubild 51).

<u>Tabelle 59:</u> Ausgaben insgesamt für die Leistungsart 'Behandlung'
mit Kostenprofilen ohne Gewichtungsfaktoren

Jahr	in Mio. DM			in % von 1980		
	AI	AII	AIII	AI	AII	AIII
1980	82.589,0	82.589,0	82.589,0	100,0	100,0	100,0
1985	82.715,2	82.715,2	82.715,2	100,1	100,1	100,1
1990	82.748,3	82.905,6	82.981,0	100,1	100,3	100,4
1995	82.683,9	83.361,9	83.709,9	100,1	100,9	101,3
2000	82.196,1	83.580,8	84.342,5	99,5	101,2	102,1
2005	81.240,7	83.258,2	84.244,2	98,3	100,8	102,0
2010	80.084,4	82.654,7	83.543,5	96,9	100,0	101,0
2015	78.607,3	81.966,3	82.459,0	95,1	99,2	99,8
2020	76.546,9	81.032,8	81.492,5	92,6	98,1	98,6
2025	73.765,7	79.587,1	80.603,5	89,3	96,3	97,5
2030	70.316,5	77.543,2	79.357,9	85,1	93,8	96,0

Die Modellbevölkerung von AI schrumpft von 61,1 Mio. Einwohner
im Jahre 1980 über 56,6 Mio. Einwohner im Jahre 2000 auf einen
Bevölkerungsbestand von 42,4 Mio. Einwohner im Jahre 2030. Im Gegensatz dazu stagniert die Ausgabenbelastung im Gesundheitswesen
für die Leistungsart 'Behandlung' vom Jahre 1980 bis zum Jahre 2000
auf rd. 82 Mio. DM. Erst in dem Zeitraum 2000 bis 2030 paßt sich
die Ausgabenentwicklung der geschrumpften Bevölkerungsgröße in
AI verzögert an. So beträgt das Ausgabenvolumen im Jahre 2030
noch 70,3 Mio. DM.
In der Modellbevölkerung AII sinkt die Bevölkerungsgröße - trotz
steigender Nettoreproduktionsrate - auf 58,4 Mio. Einwohner im
Jahre 2000 bzw. auf 52,2 Mio. Einwohner im Jahre 2030. Im Gegensatz dazu steht die Ausgabenentwicklung: sie steigt bis zum Jahre
2000 um knapp 1 Mrd. DM auf rd. 83,6 Mrd. DM. Erst dann sinkt sie
ebenfalls wie die Bevölkerungsgröße, jedoch stark vermindert, auf
77,5 Mrd. DM im Jahre 2030.
Das gleiche Verhalten ist in der Modellbevölkerung AIII zu beobachten. Hier geht ebenfalls die Bevölkerungsgröße bis zu den beiden
betrachteten Zeitpunkten, den Jahren 2000 und 2030, auf 59,4 Mio.
bzw. 53,9 Mio. Einwohner zurück. Die Ausgaben für die Leistungsart
'Behandlung' hingegen steigen in AIII bis zum Jahre 2000 um 1,7 Mrd.
DM auf 84,3 Mrd. DM; danach verringert sich die Ausgabenhöhe auf
79,4 Mrd. DM im Jahre 2030.

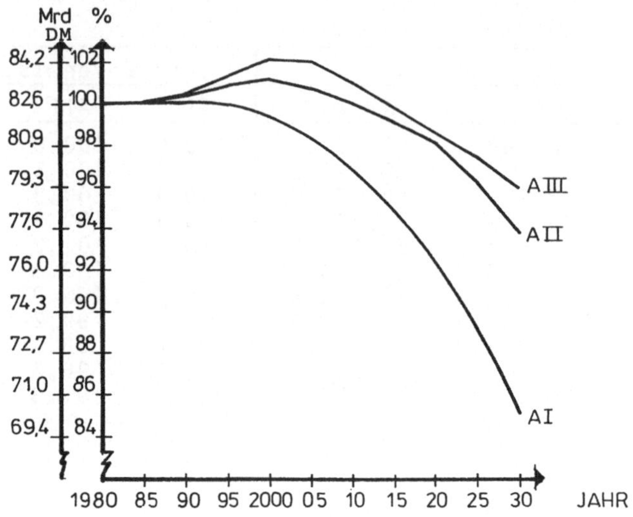

Wird die prozentuale Bevölkerungsveränderung der prozentualen Ausgabenveränderung für die Jahre 2000 und 2030, bezogen auf das Basisjahr 1980, gegenübergestellt, so wird die wesentlich geringere
Ausgabenveränderung noch deutlicher. Die Modellbevölkerung AI
schrumpft bis 2030 um 30,7 %; die Ausgaben hingegen nur um knapp
die Hälfte, um 14,9 %. Noch geringer fällt die Ausgabenreduzierung
in AII und AIII aus; hier beträgt sie für das Jahr 2030 nur 6,2 %
(AII) bzw. 4,0 % (AIII), gegenüber einem Bevölkerungsrückgang in
demselben Zeitraum von 14,7 % (AII) bzw. 11,8 % (AIII).

Tabelle 60: Bevölkerungs- und Ausgabenveränderung in % von 1980

Jahr	Bevölkerung			Ausgaben		
	AI	AII	AIII	AI	AII	AIII
2000	- 7,4	- 4,5	- 2,9	- 0,5	+ 1,2	+ 2,1
2030	-30,7	-14,7	-11,8	-14,9	- 6,2	- 4,0

Der Grund für den geringeren Ausgabenrückgang im Vergleich zu dem
Bevölkerungsrückgang liegt eindeutig in der Berücksichtigung der
alters- und geschlechtsspezifischen Kostenprofile für die verschiedenen Leistungsarten.

5.1.2. Mit Gewichtungsfaktoren

Die hier ermittelte Kostenentwicklung der Leistungsart 'Behandlung' basiert auf den in Tabelle 58 dargestellten alters- und geschlechtsspezifischen Kostenprofilen mit Gewichtungsfaktoren. Die
Ergebnisse in Tabelle 61 ergeben sich durch Summenbildung der Ergebnisse in den drei verschiedenen Leistungsarten, auf deren ausführliche Darstellung verzichtet werden kann, da hierdurch keine
weiteren Erkenntnisse gewonnen werden.

Tabelle 61: Ausgaben insgesamt für die Leistungsart 'Behandlung'
mit Kostenprofilenmit Gewichtungsfaktoren

Jahr	in Mio. DM			in % von 1980		
	AI	AII	AIII	AI	AII	AIII
1980	82.631,8	82.631,8	82.631,8	100,0	100,0	100,0
1985	82.961,7	82.961,7	82.961,7	100,4	100,4	100,4
1990	83.085,1	83.181,5	83.227,7	100,5	100,7	100,7
1995	83.297,4	83.714,2	83.927,9	100,8	101,3	101,6
2000	83.425,4	84.334,0	84.805,5	101,0	102,1	102,6
2005	83.715,3	84.465,9	85.089,5	101,3	102,2	103,0
2010	82.532,1	84.263,2	84.750,8	99,9	102,0	102,6
2015	81.401,4	83.664,5	84.068,8	98,5	101,2	101,7
2020	79.610,9	82.999,0	83.145,2	96,3	100,4	100,6
2025	77.135,5	81.253,4	82.081,0	93,3	98,3	99,3
2030	73.939,1	79.209,3	80.586,4	89,5	95,9	97,5

In allen Modellbevölkerungen steigt das Ausgabenvolumen zunächst
langsam an. In AI erreicht es seinen höchsten Stand im Jahre 2005
mit 83,7 Mrd. DM, was eine Steigerung von + 1,3 % vom im Jahre
1980 ermittelten Betrag bedeutet. Ab dem Jahre 2005 sinken die
Ausgaben kontinuierlich auf 73,9 Mrd. DM im Jahre 2030; dies sind
10,5 % weniger als 1980. Auch in der Modellbevölkerung AII ist
bis zum Jahre 2005 eine Steigerung der Ausgaben zu verzeichnen. So
erhöhen sich die Ausgaben bis 2005 um 2,2 %, um ab diesem Zeitpunkt über ihren Ausgangsbetrag (82,6 Mrd. DM) auf 79,2 Mrd. DM
im Jahre 2030 zu fallen. Dies bedeutet, bezogen auf 1980, einen
Ausgabenrückgang von 4,1 %. Die Modellbevölkerung AIII besitzt
im Vergleich zu AI und AII einen noch höheren Anstieg der Ausgaben
sowie den geringsten Rückgang der Ausgabenbelastung. Bis zum Jahre
2005 steigen die Ausgaben um 3 % auf 85,1 Mrd. DM. Erst dann verringern sich die Ausgaben bis auf 80,6 Mrd. DM im Jahre 2030
(= 97,5 % von 1980).

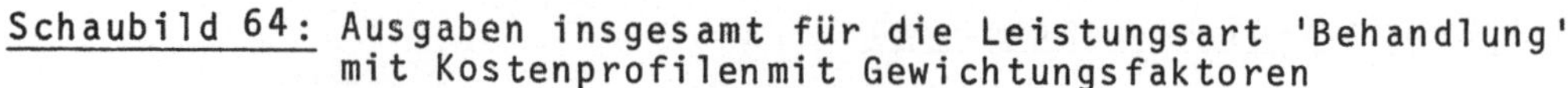

Schaubild 64: Ausgaben insgesamt für die Leistungsart 'Behandlung'
mit Kostenprofilenmit Gewichtungsfaktoren

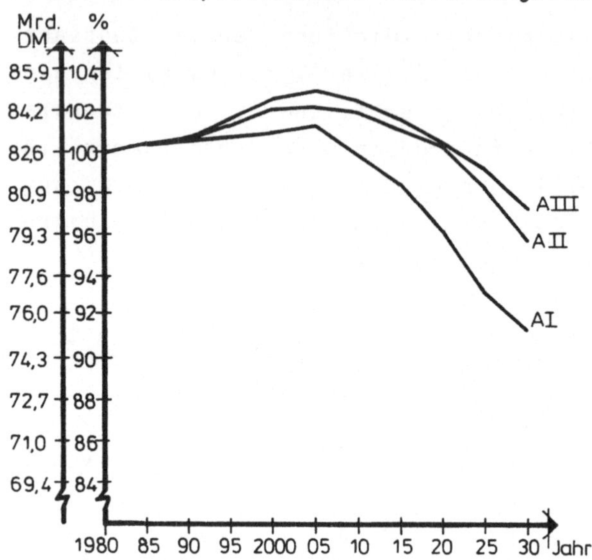

Werden nun die Ergebnisse der Kostenentwicklung bei den Kostenprofilen mit und ohne Gewichtungsfaktoren miteinander verglichen, so
erhält man bei den Modellbevölkerungen folgende Resultate:

- AI: bei den Kostenprofilen ohne Gewichtungsfaktoren stagniert
  das Ausgabenvolumen bis zum Jahre 1995 und sinkt dann rasch um
  insgesamt 15 % bis zum Jahre 2030; bei den Kostenprofilen mit
  Gewichtungsfaktoren steigen die Ausgaben bis zum Jahre 2005 um
  1,3 %, erreichen im Jahre 2010 ihren 'alten' Stand von 82,5 Mrd.
  DM und fallen dann bis 2030 um 10,5 %.

- AII: die Ausgaben bei Kostenprofilenohne Gewichtungsfaktoren
  steigen bis zum Jahre 2000 um 1,2 % und verringern sich dann bis
  2030 um 6,2 % auf 93,8 % des Ausgangswertes; unter Zugrundelegen
  der Kostenprofile mit Gewichtungsfaktoren erhöhen sich die Ausgaben bis zum Jahre 2005 um 2,2 % und sinken dann um nur 4,1 %
  auf 95,9 % des Ausgangswertes.

- AIII: auf der Basis der Kostenprofile ohne Gewichtungsfaktoren
  erreicht die Ausgabenentwicklung ihren Höhe- und Wendepunkt im
  Jahre 2000 mit + 2,1 % und geht dann zurück auf 96 % des Wertes
  von 1980; unter Berücksichtigung der Kostenprofile mit Gewichtungsfaktoren ist ein Anwachsen der Ausgaben um 3 % bis zum Jahre 2005 und ab dann ein Rückgang auf 97,5 % von 1980 zu verzeichnen.

Zusammenfassend läßt sich feststellen, daß die Kostenprofile mit
Gewichtungsfaktoren - unabhängig von der Modellbevölkerung - ein
Anwachsen der Ausgaben bis zum Jahre 2005 erwarten lassen und daß
die Ausgabenentlastung aufgrund des Bevölkerungsrückgangs schwächer
ausfällt als bei den Kostenprofilen ohne Gewichtungsfaktoren.

5.2. Mit Berücksichtigung von Kostenprofilen, Variante 2

Grundlage der in diesem Abschnitt durchgeführten Vorausschätzung
der Kostenentwicklung der Leistungsart 'Behandlung' sind die Kostenprofile ohne Berücksichtigung der Gewichtungsfaktoren. Auf dieses
Ergebnis (vgl. Abschnitt 5.1.2.) wird die in Kapitel II gebildete
sechsprozentige Wachstumsrate pro 5-Jahres-Intervall angewendet
(= Variante 2).

Tabelle 62: Ausgaben insgesamt für die Leistungsart 'Behandlung'
mit Kostenprofilen ohne Gewichtungsfaktoren, Variante 2

Jahr	in Mio. DM			in % von 1980			Wachstums- rate
	AI	AII	AIII	AI	AII	AIII	
1980	82.589,0	82.589,0	82.589,0	100,0	100,0	100,0	100,0
1985	87.678,1	87.678,1	87.678,1	106,2	106,2	106,2	106,0
1990	93.009,1	93.185,9	93.270,6	112,6	112,8	112,9	112,4
1995	98.476,5	99.284,0	99.698,5	119,2	120,2	120,7	119,1
2000	103.731,5	105.479,0	106.440,2	125,6	127,7	128,9	126,2
2005	108.700,1	111.399,5	112,718,7	131,6	134,9	136,5	133,8
2010	113.559,7	117.204,4	118.464,7	137,5	141,9	143,4	141,8
2015	118.146,8	123.195,3	123.935,9	143,1	149,2	150,1	150,3
2020	121.939,2	129.085,2	129.817,6	147,6	156,3	157,2	159,3
2025	124.590,3	134.422,6	136.139,3	150,9	162,8	164,8	168,9
2030	125.866,5	138.802,3	142.050,6	152,4	168,1	172,0	179,0

Aus Tabelle 62 wird deutlich, daß die Entwicklung der Ausgaben in
starkem Maße durch die Höhe der Wachstumsrate geprägt wird. In
der Modellbevölkerung AI macht sich ab dem Jahre 1995 der Bevölkerungsrückgang bemerkbar, d.h. die Ausgabenentwicklung wird ge-
bremst durch die Schrumpfung der Bevölkerungsgröße. So wachsen die
Ausgaben in AI nicht mehr proportional zur Wachstumsrate; im Jahre
2030 beträgt die durch Bevölkerungsrückgang bedingte Differenz
zwischen den Ausgaben und der Wachstumrate (in % von 1980) genau
-26,6 %. Für die Modellbevölkerung AII ist das auf demographische
Faktoren beruhende verlangsamte Ausgabenwachstum ab dem Jahre 2010

festzustellen. In dem darauffolgenden Zeitraum ist nur noch ein
abgeschwächter Ausgabenanstieg zu verzeichnen. Die Differenz zwischen der errechneten Ausgabenhöhe und der Wachstumsrate beträgt
für das Jahr 2030 -10,9 %. Die Ausgabenentwicklung in der Modellbevölkerung AIII verläuft bis etwa zum Jahre 2015 parallel zur
Höhe der Wachstumsrate. In den folgenden 15 Jahren läßt sich eine
Differenz zwischen Ausgabenhöhe einerseits und Wachstumsrate andererseits von bis zum -7 % (für das Jahr 2030) ermitteln.

Schaubild 65: Demographisch bedingte Differenz zwischen dem Verlauf der Ausgaben für die Leistungsart 'Behandlung'
und der Wachstumsrate, in %

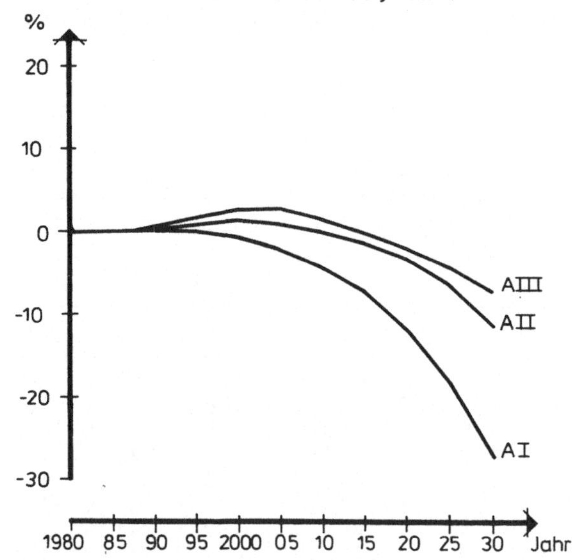

5.3. Ohne Berücksichtigung von Kostenprofilen

Als Indikatoren für den Gesundheitsbereich werden im allgemeinen
der Anteil der Gesundheitsausgaben am Bruttosozialprodukt oder
die Ausgaben im Gesundheitsbereich pro Kopf der Bevölkerung genannt[1]. Solche 'Pro-Kopf'-Indikatoren werden durch Division der
Gesamtausgaben einer Leistungsart durch die Zahl der im Bundesgebiet lebenden Personen gebildet. So lauten die 'Pro-Kopf'-Indi-
katoren für das Basisjahr 1978 wie folgt:

---

[1] Vgl. Statistisches Bundesamt (Hrsg.) 1980(g), S. 54.

446,23 DM - Ausgaben für ambulante ärztliche Behandlung pro Kopf
           der Bevölkerung
551,26 DM - Ausgaben für stationäre Behandlung pro Kopf der Be-
           völkerung
348,29 DM - Ausgaben für Arzneien, Heil- und Hilfsmittel pro Kopf
           der Bevölkerung.

Werden diese Indikatoren über die Zeit als konstant angenommen, so
ist die Bevölkerungsgröße die einzige Variable, die die Ausgabenentwicklung für die Leistungsart 'Behandlung' bestimmt. Demgemäß
spiegelt die Ausgabenentwicklung in % von 1980 gleichzeitig die
Bevölkerungsveränderung in AI, AII und AIII wider.

Tabelle 63: Ausgaben insgesamt für die Leistungsart 'Behandlung'
            ohne Kostenprofile

Jahr	in Mio. DM			in % von 1980		
	AI	AII	AIII	AI	AII	AIII
1980	82.288,5	82.288,5	82.288,5	100,0	100,0	100,0
1985	80.890,0	80.890,0	80.890,0	98,3	98,3	98,3
1990	79.622,0	79.861,3	79.976,1	96,8	97,1	97,2
1995	78.196,1	79.276,0	79.828,6	95,0	96,3	97,0
2000	76.196,0	78.589,1	79.892,4	92,6	95,5	97,1
2005	73.585,8	77.430,0	79.342,6	89,4	94,1	96,4
2010	70.603,7	75.835,4	77.740,5	85,8	92,2	94,5
2015	67.484,7	74.290,1	75.730,3	82,0	90,3	92,0
2020	64.219,8	72.933,2	73.951,1	78,0	88,6	89,9
2025	60.728,0	71.623,8	73.001,0	73,8	87,0	88,7
2030	57.026,5	70.195,5	72.573,7	69,3	85,3	88,2

Bis zum Jahre 1985 sind die Ausgaben in den Modellbevölkerungen
gleich. Erst ab 1985 setzen unterschiedliche Bevölkerungsentwicklungen ein, und entsprechend verhalten sich die Ausgaben für die
Leistungsart 'Behandlung'. In der Modellbevölkerung AI ist der
größte Ausgabenrückgang festzustellen: von 82,3 Mrd. DM im Jahre
1980 sinken die Ausgaben um 6,1 Mrd. DM bis zum Jahre 2000, bzw.
um 25,3 Mrd. DM bis zum Jahre 2030. Wesentlich geringer fällt
der Ausgabenrückgang in der Modellbevölkerung AII aus: hier sinken
die Ausgaben bis 2000 um 'nur' 3,7 Mrd. DM auf 78,6 Mrd. DM und
bis zum Jahre 2030 um weitere 8,4 Mrd. DM auf 70,2 Mrd. DM. Der
geringste Ausgabenrückgang ist in AIII zu verzeichnen: in den
ersten 20 Jahren des Vorausschätzungszeitraumes gehen die Ausgaben

um 2,4 Mrd. DM auf 79,9 Mrd. DM zurück und bis zum Ende des Betrachtungszeitraumes um weitere 8,3 Mrd. DM auf insgesamt 72,6 Mrd. DM.

<u>Schaubild 66:</u> Ausgaben insgesamt für die Leistungsart 'Behandlung' ohne Kostenprofile

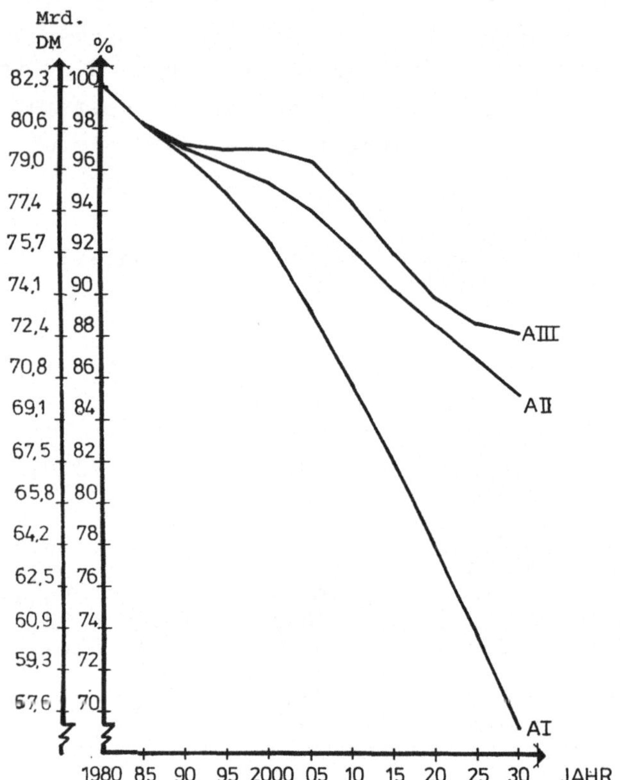

6. Vergleich der Kostenentwicklungen

Die in Abschnitt 5 ermittelten möglichen Kostenentwicklungen der
Leistungsart 'Behandlung' sollen nunmehr gegenübergestellt und
ihre unterschiedlichen Verläufe deutlich gemacht werden. Dabei
bieten sich folgende Vergleiche an:
- Vergleich der Kostenentwicklungen bei Kostenprofilen ohne Gewich-
  tungsfaktoren und ohne Kostenprofile (Abschnitt 5.1.1. und 5.3.);
- Vergleich der Kostenentwicklungen bei Kostenprofilen mit und ohne
  Gewichtungsfaktoren (Abschnitt 5.1.2. mit 5.1.1.);
- Vergleich der Kostenentwicklungen bei Kostenprofilen in Variante
  2 und ohne Kostenprofile (Abschnitt 5.2. und 5.3.).

Auf den Vergleich der Kostenentwicklungen bei Kostenprofilen mit
Gewichtungsfaktoren und ohne Kostenprofile (Abschnitt 5.1.2. und
5.3.) kann verzichtet werden, da dieser Vergleich implizit in den
beiden erstgenannten Vergleichen enthalten ist; ebenso wie auf
den Vergleich der Kostenentwicklungen bei Kostenprofilen in Variante 2 und Kostenprofile ohne Gewichtungsfaktoren (Abschnitt 5.2.
und 5.1.1.), da sich diese zwei Kostenentwicklungen lediglich
durch die Wachstumsrate aus Kapitel II unterscheiden.

6.1. Vergleich der Kostenentwicklungen bei Kostenprofilen ohne Gewichtungsfaktoren und ohne Kostenprofile ('Pro-Kopf'-Indikatoren)

Der Vergleich der Kostenentwicklung im Gesundheitswesen für die
Leistungsart 'Behandlung' unter Berücksichtigung von alters- und
geschlechtsspezifischen Kostenprofilen mit den 'Pro-Kopf'-Indika-
toren zeigt auf, inwieweit solch eine differenzierte Vorgehensweise zur genaueren Abschätzung der Kostenentwicklung beitragen
kann.

Das Basisjahr der Untersuchung ist 1978. Bis zum Jahre 1980 tritt
ein Differenzbetrag von 0,3 Mrd. DM auf, bedingt durch den Alters-
und Geschlechtsstrukturwandel von 1978 bis 1980. Da die Modellbevölkerungen bis zum Jahre 1985 identisch sind, ist auch bis zum
diesem Zeitpunkt der Differenzbetrag von 1,8 Mrd. DM gleich hoch.
Ab 1985 jedoch verläuft die Entwicklung in AI, AII und AIII unterschiedlich; je nach Altersaufbau und -entwicklung dieser Modell-

Tabelle 64: Alters- und geschlechtsspezifisch bedingte Differenzen
der Ausgaben für die Leistungsart 'Behandlung'

| Jahr | Kostenprofile ohne GF* - 'Pro-Kopf'-Indikatoren | | | | | |
| | Differenzen in Mio. DM | | | Differenzen in % von den Ausgaben bei 'Pro-Kopf'-Indikatoren | | |
	AI	AII	AIII	AI	AII	AIII
1980	300,5	300,5	300,5	0,4	0,4	0,4
1985	1.825,2	1.825,2	1.825,2	2,3	2,3	2,3
1990	3.126,3	3.044,3	3.044,9	3,9	3,8	3,8
1995	4.487,8	4.085,9	3.881,3	4,6	5,2	4,9
2000	6.000,1	4.991,7	4.450,1	8,2	6,5	5,6
2005	7.654,9	5.828,2	4.901,6	10,4	7,5	6,2
2010	9.480,7	6.819,3	5.713,0	13,4	9,0	7,4
2015	11.122,6	7.676,2	6.728,7	16,5	10,3	8,9
2020	12.327,1	8.099,6	7.541,4	19,2	11,1	10,2
2025	13.037,7	7.963,3	7.602,5	21,5	11,1	10,4
2030	13.290,0	7.347,7	6.784,2	23,3	10,5	9,4

*GF = Gewichtungsfaktor

bevölkerungen sind die Differenzbeträge unterschiedlich groß. So
wird beispielsweise bei einer 'Pro-Kopf'-Betrachtung in der Modellbevölkerung AI ein Ausgabenvolumen für die Leistungsart 'Behandlung' von 76,2 Mrd. DM für das Jahr 2000 prognostiziert; bei der
Berechnung mit alters- und geschlechtsspezifischen Kostenprofilen
hingegen für denselben Zeitpunkt ein Betrag von 82,2 Mrd. DM. Dies
bedeutet, daß ceteris paribus ein Fehlbetrag von 6 Mrd. DM auftreten wird, rd. 8,2 % des durch 'Pro-Kopf'-Indikatoren geschätzten
Ausgabenbetrages. In der Modellbevölkerung AII (AIII) fällt der
Differenzbetrag für das Jahr 2000 mit knapp 5 Mrd. DM (4,45 Mrd.
DM) etwas niedriger aus. Bis zum Jahre 2030 werden die Unterschiede zwischen den verschiedenen Modellbevölkerungen stärker. In AI
(eine schrumpfende Bevölkerung) treten zwei gegenläufige Effekte
auf: zum einen werden die Ausgaben bei Zugrundelegung von 'Pro-
Kopf'-Indikatoren wesentlich zurückgehen, da die absolute Bevölkerungsgröße als bestimmende Größe geringer wird; zum anderen werden
die Ausgaben auf der Basis von alters- und geschlechtsspezifischen
Kostenprofilen relativ (im Verhältnis zum Bevölkerungsumfang)
steigen, da die Modellbevölkerung AI einen stark alterslastigen
Bevölkerungsaufbau besitzt (vgl. Schaubild 5). In AII und AIII
tritt keine größere Bevölkerungsschrumpfung auf und zudem verfügen
diese zwei Bevölkerungstypen über einen 'gesünderen' Altersaufbau.

Dementsprechend ergeben sich die in Schaubild 67 dargestellten Verläufe der Differenzbeträge.

Schaubild 67: Alters- und geschlechtsspezifisch bedingte Differenzen der Ausgaben für die Leistungsart 'Behandlung'

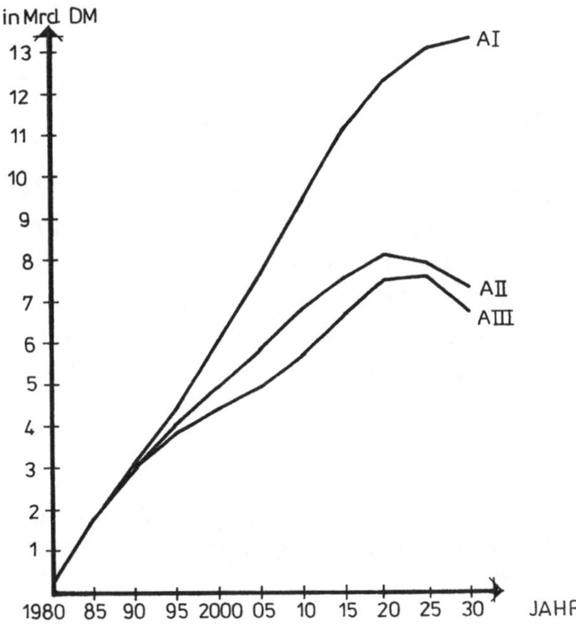

Schaubild 68: Differenzbeträge in % von den Ausgaben für die Leistungsart 'Behandlung' bei 'Pro-Kopf'-Indikatoren

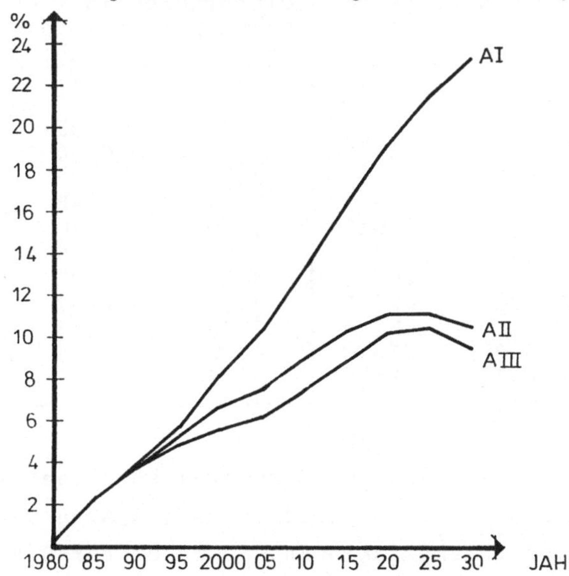

Die prozentuale Höhe der Differenzbeträge, gemessen an den durch

'Pro-Kopf'-Indikatoren geschätzten Ausgaben für die einzelnen Zeitpunkte zeigt auf, in welch starkem Maße die Alters- und Geschlechtsstruktur einer Bevölkerung - neben ihrer absoluten Größe - für un-
genaue Schätzungen der Kostenentwicklung im Gesundheitsbereich ver-
antwortlich sein kann.

6.2. Vergleich der Kostenentwicklungen bei Kostenprofilenmit und ohne Gewichtungsfaktoren

Der Vergleich der Kostenentwicklungen bei Kostenprofilen mit Gewichtungsfaktoren auf der einen Seite und bei Kostenprofilen ohne
Gewichtungsfaktoren auf der anderen Seite soll aufzeigen, ob und
in welcher Höhe sich Unterschiede - bei verschiedenen Bevölkerungsentwicklungen - ergeben; m.a.W.: wie stark wirkt sich die
Berücksichtigung der Variablen Krankheitsdauer, Krankenhausverweildauer und Krankheitszustand (nach Geschlecht und Alter) auf
die Kostenentwicklung aus.

Tabelle 65: Durch Berücksichtigung der Variablen Kd, Vw, Kz bedingte Differenzen der Ausgaben für die Leistungsart
'Behandlung'

| Jahr | Kostenprofile mit GF* - Kostenprofile ohne GF | | | | | |
| | Differenzen in Mio. DM | | | Differenzen in % von den Ausgaben bei Kostenprofilenohne Gewichtungsfaktoren | | |
	AI	AII	AIII	AI	AII	AIII
1980	42,8	42,8	42,8	0,05	0,05	0,05
1985	246,5	246,5	246,5	0,30	0,30	0,30
1990	336,8	275,9	246,7	0,41	0,33	0,30
1995	613,5	352,3	218,0	0,74	0,42	0,26
2000	1.229,3	753,2	463,0	1,50	0,90	0,55
2005	2.474,6	1.207,7	845,3	3,05	1,45	1,00
2010	2.447,7	1.608,5	1.207,3	3,06	1,95	1,45
2015	2.794,1	1.698,2	1.609,8	3,55	2,07	1,95
2020	3.064,0	1.965,2	1.652,7	4,00	2,43	2,03
2025	3.369,8	1.666,3	1.477,5	4,57	2,09	1,83
2030	3.622,6	1.666,1	1.228,5	5,15	2,15	1,55

*GF = Gewichtungsfaktor

Bis zum Jahre 2000 ergeben sich in allen drei Modellbevölkerungen
keine größeren Differenzbeträge, gemessen an den Ausgaben bei
Kostenprofile ohne Gewichtungsfaktoren. So macht der Differenzbetrag in AI von 1,2 Mrd. DM im Jahre 2000 nur 1,5 % des Ausgaben-

volumens bei Kostenprofilen ohne Gewichtungsfaktoren aus. In AII
und AIII betragen die Differenzen für das Jahr 2000 lediglich
0,9 % bzw. 0,55 %. Bis zum Jahre 2030 jedoch erhöhen sich die Unterschiede der beiden Kostenentwicklungen. In AI beläuft sich die
Differenz dann auf 3,6 Mrd. DM und in AII und AIII beträgt sie
knapp 1,7 Mrd. DM bzw. 1,2 Mrd. DM. Dieses Ergebnis entspricht
den unterschiedlichen Altersstrukturen der hier zugrunde gelegten
Modellbevölkerungen.

6.3. Vergleich der Kostenentwicklungen bei Kostenprofilen in Variante 2 und ohne Kostenprofile

Die hier zum Vergleich anstehenden Kostenentwicklungen repräsen-
tieren die beiden extremen Kostenvorausschätzungen dieser Arbeit.
Die Vorausschätzung auf der Basis der 'Pro-Kopf'-Indikatoren ergibt das niedrigste Ausgabenvolumen aller durchgeführten Varianten, wohingegen in der Vorausschätzung auf der Grundlage der
Kostenprofile ohne Gewichtungsfaktoren, multipliziert mit der in
Kapitel II gebildeten Wachstumsrate, die höchsten Ausgaben ermittelt werden. Durch den Vergleich dieser zwei Kostenentwicklungen wird erkennbar, in welchen Bereichen sich 'optimistische' und
'pessimistische' Ausgabenvorausschätzungen für die Leistungsart 'Behandlung' bewegen können.

Tabelle 66: Alters- und geschlechtsspezifisch - sowie durch Berücksichtigung sonstiger Faktoren - bedingte Differenzen
der Ausgaben für die Leistungsart 'Behandlung'

Jahr	Kostenprofile ohne GF* mit WR** - 'Pro-Kopf'-Indikatoren					
	Differenzen in Mio. DM			Differenzen in % von den Ausgaben bei 'Pro-Kopf'-Indikatoren		
	AI	AII	AIII	AI	AII	AIII
1980	300,5	300,5	300,5	0,4	0,4	0,4
1985	6.788,1	6.788,1	6.788,1	8,4	8,4	8,4
1990	13.387,1	13.324,6	13.294,5	16,8	16,7	16,6
1995	20.280,4	20.008,0	19.869,9	25,9	25,2	24,9
2000	27.535,5	26.889,9	26.547,8	36,1	34,2	33,2
2005	35.114,3	33.969,5	33.376,1	47,7	43,9	42,1
2010	42.956,0	41.369,0	40.724,2	60,8	54,6	52,4
2015	50.662,1	48.905,2	48.205,6	75,1	65,8	63,7
2020	57.719,4	56.152,0	55.866,5	89,9	77,0	75,5
2025	63.862,3	62.798,8	61.138,3	105,2	87,7	86,5
2030	68.840,0	68.606,8	69.476,9	120,7	97,7	95,7

*GF = Gewichtungsfaktor **WR = Wachstumsrate

7. Zusammenfassung und Bewertung der Ergebnisse

Die in Abschnitt 2 aufgezeigte Kostenentwicklung im Gesundheitswesen weist die Leistungsart 'Behandlung' als diejenige mit dem höchsten absoluten Ausgabenbetrag und der zweithöchsten relativen Steigerungsrate für den Zeitraum 1970-1978 aus.
Durch das Datenmaterial der Sonderauswertung des Mikrozensus konnten alters- und geschlechtsspezifische Kostenprofile für die Leistungsart 'Behandlung' gebildet werden. Für alle Kostenprofile der drei untersuchten Leistungsarten (ambulante Behandlung; stationäre Behandlung; Arzneien, Heil- und Hilfsmittel) können folgende zusammenfassende Aussagen gemacht werden:

(a) Die ermittelten Kostenprofile besitzen einen U-förmigen Verlauf; d.h. von der Altersgruppe unter 5 Jahren bis zur Altersgruppe 15-20 Jahre sinken die Kosten und steigen dann bis zur Altersgruppe der 75 und Älteren.

(b) Abstrahiert man von den absoluten Beträgen der Kostenprofile und verfolgt man die Ergebnisse der %-Abweichung von den Durchschnittsausgaben für die Leistungsarten, so wird ersichtlich, daß die Altersgruppe der 40-45 Jährigen bzw. der 45-50 Jährigen der Wendepunkt zwischen den Bereichen der positiven und negativen Abweichungen ist.

(c) Die in (a) und (b) getroffenen Aussagen gelten sowohl für die Kostenprofile bzw. deren Abweichungen ohne Gewichtungsfaktoren als auch mit Gewichtungsfaktoren (= Hinzunahme der Variablen Krankheitsdauer; Krankenhausverweildauer; Krankheitszustand).

Die in Abschnitt 5 durchgeführten Vorausberechnungen der Kostenentwicklung für die Leistungsart 'Behandlung' basieren auf den gebildeten Kostenprofilen bzw. auf den 'Pro-Kopf'-Ausgaben. Diese Modellrechnungen weichen - wie in Abschnitt 6 gezeigt - unterschiedlich stark voneinander ab. Nun können und sollen diese Modellrechnungen und Differenzenbildungen nicht die Entwicklung der Realität abbilden, vielmehr liegt der Anspruch dieser Rechnungen darin, aufzuzeigen, welches Gewicht die vorgenommene alters- und geschlechtsspezifische Differenzierung besitzt. Der gewählte Zeitraum von 50 Jahren unterstreicht den Modellcharakter der Berechnungen, ist andererseits jedoch notwendig aufgrund der Trägheit von demographischen Prozessen.

<u>Schlußbemerkungen</u>

Ziel der Arbeit war es, die Auswirkungen demographischer Prozesse,
dargestellt an den drei verschiedenen Bevölkerungsvorausschätzungen,
auf die Berufe und die Kosten im Gesundheitswesen zu untersuchen.
Um diese Auswirkungen eindeutig herauszuarbeiten, bedurfte es eines
längeren Projektionszeitraumes und vor allem unterschiedlicher Bevölkerungsentwicklungen. Diese Vorgehensweise brachte, verbunden
mit der Auswertung der bisher in dieser Form nicht vorliegenden
Mikrozensusdaten vom April 1978 zum Tatbestand 'Fragen zur Gesundheit' eine Fülle von Datenmaterial. Um den Gang der Untersuchung
übersichtlich zu gestalten, konnte nicht jedes Ergebnis der Arbeit
ausführlich kommentiert werden, sondern wurde im Anhang dargelegt.
Die Verwendung von Schaubildern hingegen ermöglichte die anschauliche Darstellungsweise des größten Teils der Untersuchungsergebnisse.

So wie der wissenschaftliche Beirat beim Bundesministerium für
Wirtschaft "die primäre Aufgabe der im Gutachten angestellten Überlegungen darin (sieht), bei den für die Wirtschaftspolitik Verant-
wortlichen ein Bewußtsein für die mit einem Bevölkerungsrückgang
verbundenen Probleme und Aufgaben zu schaffen"[1], will die hier vorliegende Arbeit ein Problembewußtsein erzeugen für die Auswirkungen
nicht nur eines Bevölkerungsrückgangs, sondern darüber hinaus für
die Implikationen von Bevölkerungsveränderungen auf die Berufe und
die Kosten des Gesundheitswesens.
Durch die Diagnose der Berufe und Kosten im Gesundheitswesen aus
demographischer Sicht ist ein bisher vernachlässigter Ansatz durchgeführt worden; die auf der Diagnose basierenden Projektionsergebnisse können und sollen nicht die künftige Entwicklung genau
voraussagen, vielmehr liegt der Wert dieser Simulationsrechnungen
in der modellhaften Darstellung möglicher Verläufe. Die Ergebnisse
sind demnach das Resultat einer Vielzahl von Fragestellungen, die
in der Form von 'wenn - dann' beantwortet worden sind. Dies bedeutet, daß hier die Entwicklungen aufgezeigt worden sind, die
unter der Setzung unterschiedlicher Prämissen eintreten können.

---

[1] Vgl. Bundesminister für Wirtschaft (Hrsg.): Wirtschaftspolitische Implikationen eines Bevölkerungsrückgangs. Gutachten des wissenschaftlichen Beirats
beim Bundesministerium für Wirtschaft. Studien-Reihe 28. Bonn 1980, S. 53.

Dies bedeutet für die Bewertung der Projektionsergebnisse, daß ihre
Aussagefähigkeit nur in Zusammenhang mit der Aufgabenstellung der
Arbeit und den damit verbundenen Annahmen zu sehen sind. Die demographischen Faktoren sind nur eine Komponente, die auf das Gesundheitswesen einwirken. Sie besitzen im Gegensatz zu politischen
Faktoren geringeres Gewicht, haben jedoch den Vorteil, daß sie
wesentlich besser vorhersehbar sind.

In Kapitel I wurden drei verschiedene Bevölkerungsvorausschätzungen
durchgeführt. Während die Überlebensraten konstant gehalten wurden,
variierte die Entwicklung der Nettoreproduktionsrate zwischen den
Werten 800 und 1.200. Ihren unterstellten Geburtsentwicklungen entsprechend schrumpfte zum Beispiel die Modellbevölkerung AI auf eine
Größe von rd. 42,2 Mio. Einwohnern im Jahre 2030. Die sich daraus
ergebenden Altersstruktureffekte wurden u.a. dargestellt an verschiedenen Lastquoten. So steigt gemäß den unterstellten Annahmen
in AI der Alterslastkoeffizient von 0,33 im Jahre 1980 auf knapp
0,62 im Jahre 2030.

Die Darstellung der Morbidität der deutschen Wohnbevölkerung anhand von bisher unveröffentlichtem Datenmaterial aus der Mikrozensusbefragung im April 1978 nach Geschlecht und Alter sowie nach
Krankheitsdauer, Krankenhausverweildauer und Krankheitszustand
(Kapitel II) bewies die hohe Abhängigkeit des Gesundheitszustandes
einer Bevölkerung von den demographischen Faktoren 'Geschlecht'
und 'Alter'. Beispielsweise entfielen auf die Altersgruppe der 65
und älteren Personen im April 1978 knapp 3.500 kranke Personen auf
je 10.000 Einwohner, auf die Altersgruppe der unter 15-Jährigen
hingegen nur 800 kranke Personen je 10.000 Einwohner. Zu beachten
ist hierbei, daß das verwendete Datenmaterial eng in Zusammenhang
mit der dem Mikrozensus zugrunde gelegten Definition des Krankheits-
begriffs gesehen werden muß.
Die Analyse anderer Faktoren, wie etwa der Siedlungsstruktur oder
des Wandels des Krankheitspanoramas offenbarte den Einfluß solcher
Größen auf die Gesamtnachfrage nach medizinischen Leistungen.
Wurden im Jahre 1927 die Infektionskrankheiten in 20 % aller Fälle
als Todesursache genannt, gefolgt von den Herz-, Gefäß- und Kreislaufkrankheiten mit 15 %, so waren 1977 in rd. 46 % aller Fälle

die Herz-, Gefäß- und Kreislaufkrankheiten die Todesursache, jedoch nur noch in 4 % die Infektionskrankheiten. Dieser Wandel des
Krankheitspanoramas trägt zur Plausibilitätserklärung bei, daß
zukünftig mit erhöhten Anforderungen an Leistungen des Gesundheitswesens zu rechnen ist (Variante 2).

Die Vorausschätzung der Zahl der im Gesundheitswesen beschäftigten
Personen teilte sich in die zwei Bereiche der Akademiker und der
im Krankenhausbereich Beschäftigten auf. Die Bedarfsschätzung bei
konstantem Versorgungsniveau (Variante 1) für z.B. Mediziner insgesamt zeigte den Rückgang dieser Berufsgruppe von rd. 140 TSD 1980
auf 96,8 TSD in AI im Jahre 2030, auf 117,9 TSD in AII bzw. auf
121,9 TSD in AIII. Bei steigendem Versorgungsniveau hingegen erhöhte sich der Bedarf an Medizinern insgesamt bis 2030 auf 271,9
TSD in AI. In den Modellbevölkerungen AII und AIII liegt der Bedarf
bei 305,9 TSD (AII), bzw. bei 316,3 TSD (AIII). Die Bedarfsschätzung der Zahl der im Krankenhaus Beschäftigten basierte auf einer
nach Krankenhaustyp differenzierten Bettenbedarfsschätzung. Es
zeigte sich, daß die Unterschiede im Bettenbedarf insgesamt zwischen
den Varianten 1 und 2 (d.h. ohne und mit Wachstumsfaktor) nicht
sehr groß sind, da in Variante 2 zusätzlich die durchschnittliche
Krankenhausverweildauer und der Bettenbelegungsgrad als Variable
behandelt wurden. Hieraus ergab sich folgende Entwicklung der Zahl
der im Krankenhaus Beschäftigten insgesamt: in AI sank diese Zahl
von 540,2 TSD im Jahre 1980 auf 461,0 TSD im Jahre 2030. In AII
(AIII) war der Rückgang wesentlich schwächer. Hier betrug die Zahl
der im Krankenhaus Beschäftigten insgesamt für das Jahr 2030 noch
512,8 TSD (525,8 TSD).

In Kapitel IV wurde die Kostenentwicklung der Leistungsart 'Behandlung' unter Beachtung der Alters- und Geschlechtsstruktur der Bevölkerung geschätzt. Durch Bildung von alters- und geschlechtsspezifischen Kostenprofilen konnte dargelegt werden wie sich die
Kosten auf die einzelnen Altersgruppen verteilen. So besitzt z.B.
die Altersgruppe der 75 und älteren Männer eine prozentuale Abweichung von den Durchschnittsausgaben für ambulante ärztliche Behandlung pro Person ihrer Altersgruppe der Wohnbevölkerung von
+180 %, wohingegen die Altersgruppe der 15-20-jährigen Männer eine

Abweichung von -62 % besitzt. Durch die Hinzunahme der Variablen
Krankheitsdauer, Krankenhausverweildauer und Krankheitszustand
konnte die alters- und geschlechtsspezifische Analyse weiter ver-
feinert werden. Dabei ergaben sich in der Leistungsart 'ambulante
ärztliche Behandlung' Abweichungen von +245 % (Altersgruppe der
75 und älteren Männer) und -73 % (Altersgruppe der 15-20-jährigen
Männer). Bei dem Vergleich der Kostenentwicklungen bis zum Jahre
2030 für die Leistungsart 'Behandlung' unter Verwendung der al-
ters- und geschlechtsspezifischen Kostenprofile und ohne diese
Kostenprofile (mit 'Pro-Kopf' Indikatoren) zeigte sich, in welch
starkem Maße Altersstruktureffekte die Kostenentwicklung beeinflussen. Demzufolge sinken die Ausgaben insgesamt für die Leistungsart 'Behandlung' mit Kostenprofilen von 82,6 Mrd. DM im
Jahre 1980 auf 70,3 Mrd. DM im Jahre 2030 in AI bzw. auf 79,4 Mrd.
DM in AIII. Eine auf der Basis von 'Pro-Kopf' Indikatoren durchgeführte Kostenprojektion brachte folgende Ergebnisse: in AI sinken die Ausgaben bis 2030 auf 57,0 Mrd. DM, in AII auf 70,2 Mrd.
DM und in AIII auf 72,6 Mrd. DM. Durch einen Vergleich solcher
Vorausschätzungen konnte dargelegt werden, inwieweit die Berücksichtigung von demographischen Faktoren im Gesundheitswesen zu
einer genaueren Abschätzung der Ausgabenentwicklung beitragen kann.
So ergeben sich in dem o.g. Beispiel alters- und geschlechtsspezifisch bedingte Differenzen in den Ausgaben für die Leistungsart
'Behandlung' zwischen 4,5 und 6,0 Mrd. DM im Jahre 2000 und bis
zum Jahre 2030 Differenzbeträge von 6,8 bis 13,3 Mrd. DM, je nach
der zugrunde gelegten Modellbevölkerung.

Gerade die doch teilweise erheblichen Differenzen zwischen den verschiedenen Bevölkerungsalternativen bzw. den Varianten 1 und 2
- mitausgelöst durch den Projektionszeitraum von 50 Jahren - werfen
die Frage nach der technischen Verwertbarkeit der Projektionsergebnisse auf. Es kann und darf nicht der Anspruch erhoben werden,
daß solche Entwicklungen 'wahrscheinlich' oder 'realistisch' sind;
vielmehr werden eine Reihe 'möglicher' Entwicklungen auf der Basis
der gemachten Annahmen aufgezeigt. Aus demographischer Sicht hingegen ist die Entwicklung der heute lebenden Wohnbevölkerung der
Bundesrepublik Deutschland ohne größere Schwierigkeiten fortzu-

schreiben, da sie jahrgangsweise durch ihre alters- und geschlechtsspezifischen Überlebensraten altert, so daß man heute
den absoluten Bestand der über 50-Jährigen im Jahre 2030 leicht
ermitteln kann.

Unter Beachtung der zugrundegelegten Annahmen sowie den Einschrän-
kungen, die gegenüber den Daten des Mikrozensus gemacht werden
mußten, bietet die Arbeit sowohl für den Bevölkerungswissenschaft-
ler als auch für den Gesundheitsökonom Informationen und Ergebnisse, die bisher in vergleichbarer Form für die Bundesrepublik
Deutschland nicht vorlagen.

Anhang

<u>Zu Kapitel I</u>

1. Zur Vorgehensweise bei der Bildung altersspezifischer
   Fertilitätsraten bei einer Nettoreproduktionsrate von
   800, 1.000, 1.200 sowie deren Darstellung

2. Entwicklung der
   - Nettoreproduktionsrate
   - Summe der altersspezifischen Fertilitätsraten
   - Zahl der Geburten
   für die Modellbevölkerungen AI, AII, AIII

3. Entwicklung der Modellbevölkerungen AI, AII, AIII,
   gegliedert in 5-Jahres-Altersgruppen und nach Geschlecht

4. Entwicklung einiger ausgewählter Altersgruppen der
   Modellbevölkerungen AI, AII, AIII

<u>Zu Kapitel III</u>
1. <u>zu 5.1</u>: Die Entwicklung der Versorgung mit Humanmedizinern,
   Zahnärzten und Apothekern in den Jahren 1952 bis 1979

2. <u>zu 5.2</u>: Die Entwicklung der Dichteziffern sowie der Ersatz-,
   Ergänzungs-, Erweiterungs- und Gesamtnachfrageschätzung der
   Zahl der Mediziner insgesamt, Ärzte in freier Praxis, Kranken-
   hausärzte und Apotheker für die Jahre 1980 bis 2030

3. <u>zu 6.1.</u>: Die Entwicklung der Versorgung mit in Krankenhäusern
   Beschäftigten in den Jahren 1952 bis 1979

4. <u>zu 6.2.</u>: Die Entwicklung der Zahl der Patienten sowie der
   durschschnittlichen Bettenauslastung, getrennt nach Krankenhaustyp in den Jahren 1960 bis 1979

5. <u>zu 6.3.</u>: Die Vorausschätzung der Zahl der Krankenpflegepersonen, des medizinisch-technischen Personals, der Krankengymnasten, Masseure und med. Bademeister, des Verwaltungs- und
   Wirtschaftspersonals, der Hebammen für die Jahre 1980 bis
   2030

ANHANG ZU: KAPITEL I

1. Zur Vorgehensweise bei der Bildung altersspezifischer Fertilitätsraten bei einer Nettoreproduktionsrate von 800, 1.000, 1.200:

$s_{x,f}$ altersspezifische Überlebensraten der Frauen

$b_{x,f}$ altersspezifische Fruchtbarkeitsraten für Mädchengeburten

$b_x(0,6)$ altersspezifische Fruchtbarkeitsraten von Frauen der
Basisbevölkerung 1979

NRR(0,6)   Nettoreproduktionsrate des Jahres 1979

$b_x(1,0)$ altersspezifische Fertilitätsraten zur Bildung einer
NRR von 1.000

NRR(1,0)   Nettoreproduktionsrate von 1.000

$b_x(1,2)$ altersspezifische Fertilitätsraten zur Bildung einer
NRR von 1.200

NRR(1,2)   Nettoreproduktionsrate von 1.200

Die Nettoreproduktionsrate läßt sich wie folgt darstellen:

$$NRR = \sum_{x=15}^{44} s_{x,f} \cdot b_{x,f}$$

Für das Jahr 1979 erhält man so eine NRR von 668 ($\approx$ NRR(0,6).

1.1. Altersspezifische Fertilitätsraten bei einer NRR von 1.000:

$$NRR_x(1,0) = \frac{NRR_x(0,6)}{\sum_x NRR_x(0,6)} \cdot (1000 - \sum_x NRR_x(0,6)) + NRR_x(0,6)$$

$$b_x(1,0) = \frac{b_x(0,6)}{NRR_x(0,6)} \cdot NRR_x(1,0)$$

1.2. Altersspezifische Fertilitätsraten bei einer NRR von 1.200:

$$NRR_x(1,2) = \frac{NRR_x(0,6)}{\sum_x NRR_x(0,6)} \cdot (1200 - \sum_x NRR_x(0,6)) + NRR_x(0,6)$$

$$b_x(1,2) = \frac{b_x(0,6)}{NRR_x(0,6)} \cdot NRR_x(1,2)$$

1.3. Altersspezifische Fertilitätsraten bei einer NRR von 800:

$$NRR_X(0,8) = \frac{NRR_X(0,6)}{\sum\limits_X NRR_X(0,6)} \cdot (800 - \sum\limits_X NRR_X(0,6)) + NRR_X(0,6)$$

$$b_X(0,8) = \frac{b_X(0,6)}{NRR_X(0,6)} \cdot NRR_X(0,8)$$

aus

$$b_X(0,6) \cdot NRR_X(1,2) = b_X(1,2) \cdot NRR_X(0,6)$$

$$\frac{b_X(0,6)}{b_X(1,2)} = \frac{NRR_X(0,6)}{NRR_X(1,2)}$$

x	$s_{x,f}$	$NRR_x(0,6)$	$b_x(0,6)$	$NRR_x(1,0)$	$b_x(1,0)$	$NRR_x(1,2)$	$b_x(1,2)$	$NRR_x(0,8)$	$b_x(0,8)$
14–15	0,99964	0,39	0,8	0,58	1,19	0,70	1,44	0,47	0,96
15–16	0,99953	1,65	3,4	2,47	5,09	2,96	6,10	1,98	4,08
16–17	0,99948	5,58	11,5	8,35	17,21	10,02	20,65	6,68	13,77
17–18	0,99944	10,82	22,3	16,19	33,37	19,43	40,05	12,95	26,69
18–19	0,99939	19,45	40,1	29,11	60,02	34,93	72,02	23,29	48,02
19–20	0,99941	26,29	54,2	39,34	81,10	47,21	97,33	31,47	64,88
20–21	0,99944	32,26	66,5	48,28	99,52	57,93	119,42	38,62	79,61
21–22	0,99946	38,13	78,6	57,06	117,62	68,47	141,14	45,65	94,10
22–23	0,99944	44,25	91,2	66,22	136,48	79,46	163,77	52,97	109,17
23–24	0,99943	48,27	99,5	72,23	148,89	86,68	178,68	57,79	119,12
24–25	0,99941	50,94	105,0	76,23	157,13	91,48	188,92	60,98	125,69
25–26	0,99942	52,01	107,2	77,83	160,42	93,40	192,51	62,27	128,35
26–27	0,99941	50,89	104,9	76,16	156,99	91,39	188,38	60.92	125,57
27–28	0,99935	48,12	99,2	72,01	148,45	86,41	178,14	57,61	118,76
28–29	0,99933	44,29	91,3	66,28	136,63	79,23	163,33	53,02	109,30
29–30	0,99931	39,24	80,9	58,72	121,06	70,47	145,29	46,98	96,86
30–31	0,99927	33,29	68,5	49,82	102,51	59,78	123,01	39,85	82,00
31–32	0,99921	27,26	56,2	40,79	84,09	48,95	100,92	32,63	67,27
32–33	0,99913	22,12	45,6	33,10	68,23	39,72	81,88	26,48	54,59
33–34	0,99905	18,23	37,6	27,28	56,27	32,74	67,53	21,82	45,00
34–35	0,99899	14,16	29,2	21,19	43,70	25,43	52,44	16,95	34,95
35–36	0,99895	11,06	22,8	16,55	34,12	19,86	40,94	13,24	27,29
36–37	0,99889	8,73	18,0	13,06	26,93	15,68	32,33	10,45	21,55
37–38	0,99882	6,40	13,2	9,58	19,76	11,49	23,70	7,66	15,80
38–39	0,99871	4,95	10,2	7,41	15,27	8,89	18,32	5,93	12,22
39–40	0,99856	3,54	7,3	5,29	10,91	6,36	13,12	4,24	8,74
40–41	0,99846	2,57	5,3	3,84	7,92	4,62	9,53	3,08	6,35
41–42	0,99829	1,65	3,4	2,47	5,09	2,96	6,10	1,98	4,08
42–43	0,99811	1,07	2,2	1,60	3,29	1,92	3,95	1,28	2,63
43–44	0,99786	0,63	1,3	0,94	1,94	1,13	2,33	0,75	1,55
Σ		668,24	1377,4	1000,0	2061,19	1200,0	2473,27	800,0	1648,95

ANHANG ZU: KAPITEL I

2. Die Entwicklung der Nettoreproduktionsrate, der Summe der altersspezifischen Fertilitätsraten sowie der Zahl der Geburten für die drei Modellbevölkerungen AI, AII, AIII.

AI

JAHR	ENTWICKLUNG DER GEBURTEN	ENTWICKLUNG DES SUMME DER ALTERSSPEZIFISCHE FERTILITAETSRATEN	ENTWICKLUNG DER NETTOREPRODUKTIONSRATEN
1980	584784	1377.40	668
1981	591748	1377.40	668
1982	599494	1377.40	668
1983	607928	1377.40	668
1984	616654	1377.40	668
1985	625201	1377.40	668
1986	633066	1377.40	668
1987	639571	1377.40	668
1988	643942	1377.40	668
1989	645462	1377.40	668
1990	643717	1377.40	668
1991	638419	1377.40	668
1992	629422	1377.40	668
1993	617007	1377.40	668
1994	601631	1377.40	668
1995	583833	1377.40	668
1996	564287	1377.40	668
1997	543770	1377.40	668
1998	523082	1377.40	668
1999	502959	1377.40	668
2000	484094	1377.40	668
2001	467019	1377.40	668
2002	452082	1377.40	668
2003	439483	1377.40	668
2004	429250	1377.40	668
2005	421315	1377.40	668
2006	415477	1377.40	668
2007	411442	1377.40	668
2008	408927	1377.40	668
2009	407586	1377.40	668
2010	407070	1377.40	668
2011	407026	1377.40	668
2012	407091	1377.40	668
2013	406959	1377.40	668
2014	406340	1377.40	668
2015	405000	1377.40	668
2016	403744	1377.40	668
2017	399442	1377.40	668
2018	395052	1377.40	668
2019	389561	1377.40	668
2020	383052	1377.40	668
2021	375647	1377.40	668
2022	367521	1377.40	668
2023	358876	1377.40	668
2024	349920	1377.40	668
2025	340867	1377.40	668
2026	331929	1377.40	668
2027	323304	1377.40	668
2028	315143	1377.40	668
2029	307573	1377.40	668
2030	300687	1377.40	668

AII	JAHR	ENTWICKLUNG DER GEBURTEN	ENTWICKLUNG DES SUMME DER ALTERSSPEZIFISCHE FERTILITAETSRATEN	ENTWICKLUNG DER NETTOREPRODUKTIONSRATEN
	1980	584784	1377.40	668
	1981	591748	1377.40	668
	1982	599494	1377.40	668
	1983	607928	1377.40	668
	1984	616654	1377.40	668
	1985	625201	1377.40	668
	1986	633066	1414.89	686
	1987	656985	1453.39	705
	1988	679477	1492.97	724
	1989	699640	1533.62	744
	1990	716748	1575.36	764
	1991	730205	1618.25	785
	1992	739521	1662.29	807
	1993	744666	1707.57	829
	1994	745883	1754.08	851
	1995	743530	1801.85	874
	1996	738202	1850.93	898
	1997	730714	1901.34	923
	1998	722037	1953.12	948
	1999	713141	2006.33	974
	2000	705068	2060.98	1000
	2001	698696	2060.98	1000
	2002	676346	2060.98	1000
	2003	657523	2060.98	1000
	2004	642402	2060.98	1000
	2005	631009	2060.98	1000
	2006	623269	2060.98	1000
	2007	618939	2060.98	1000
	2008	617753	2060.98	1000
	2009	619354	2060.98	1000
	2010	623383	2060.98	1000
	2011	629394	2060.98	1000
	2012	636896	2060.98	1000
	2013	645422	2060.98	1000
	2014	654443	2060.98	1000
	2015	663491	2060.98	1000
	2016	672094	2060.98	1000
	2017	679855	2060.98	1000
	2018	686428	2060.98	1000
	2019	691495	2060.98	1000
	2020	694859	2060.98	1000
	2021	696352	2060.98	1000
	2022	695970	2060.98	1000
	2023	693828	2060.98	1000
	2024	690111	2060.98	1000
	2025	685035	2060.98	1000
	2026	678916	2060.98	1000
	2027	672079	2060.98	1000
	2028	664884	2060.98	1000
	2029	657702	2060.98	1000
	2030	650880	2060.98	1000

AIII JAHR	ENTWICKLUNG DER GEBURTEN	ENTWICKLUNG DES SUMME DER ALTERSSPEZIFISCHE FERTILITAETSRATEN	ENTWICKLUNG DER NETTOREPRODUKTIONSRATEN
1980	584784	1377.40	668
1981	591748	1377.40	668
1982	599494	1377.40	668
1983	607928	1377.40	668
1984	616654	1377.40	668
1985	625201	1377.40	668
1986	633066	1432.17	695
1987	665009	1489.16	723
1988	696199	1548.38	751
1989	725604	1609.97	781
1990	752439	1674.02	812
1991	775941	1740.65	845
1992	795466	1809.93	878
1993	810809	1881.98	913
1994	822069	1956.88	950
1995	829490	2034.78	987
1996	833629	2115.75	1027
1997	835258	2199.96	1068
1998	835437	2287.54	1110
1999	835251	2378.63	1154
2000	835909	2473.35	1200
2001	838508	2407.43	1168
2002	790042	2343.26	1137
2003	747610	2280.79	1107
2004	711035	2219.99	1077
2005	680040	2160.78	1049
2006	654268	2103.18	1021
2007	633240	2047.09	993
2008	616408	1992.52	967
2009	603236	1939.40	941
2010	593192	1887.67	916
2011	585686	1837.32	892
2012	580139	1788.31	868
2013	576002	1740.63	845
2014	572726	1694.16	822
2015	569785	1648.99	800
2016	566760	1694.11	822
2017	594512	1740.51	845
2018	622694	1788.23	868
2019	650759	1837.20	892
2020	678129	1887.55	916
2021	704146	1939.26	941
2022	728285	1992.40	967
2023	750206	2047.01	993
2024	769617	2103.10	1021
2025	786243	2160.73	1049
2026	800037	2219.95	1077
2027	811054	2280.77	1107
2028	819467	2343.27	1137
2029	825654	2407.51	1169
2030	830081	2473.48	1201

ANHANG ZU: KAPITEL I, 3. (AI)

BEVOELKERUNG NACH GESCHLECHT UND ALTERS-
GRUPPEN DES VORAUSSCHAETZUNGSJAHRES 1980

ALTER VON...BIS UNTER...JAHREN	MAENNLICH	WEIBLICH	INSGESAMT
UNTER 5	1484247	1411456	2895703
5 - 10	1718478	1647627	3366105
10 - 15	2473528	2357078	4830606
15 - 20	2643568	2509406	5152974
20 - 25	2363375	2234815	4598190
25 - 30	2166542	2097355	4263897
30 - 35	2034082	1917736	3951818
35 - 40	2207402	2075030	4282432
40 - 45	2508376	2363750	4872126
45 - 50	1952113	1867443	3819556
50 - 55	1823618	1929902	3753520
55 - 60	1468001	2094932	3562933
60 - 65	924751	1404277	2329028
65 - 70	1207066	1928408	3135474
70 - 75	1037911	1754460	2792371
UEBER 75	1156016	2382879	3538895
ZUSAMMEN	29169074	31976554	61145628

BEVOELKERUNG NACH GESCHLECHT UND ALTERS-
GRUPPEN DES VORAUSSCHAETZUNGSJAHRES 1990

ALTER VON...BIS UNTER...JAHREN	MAENNLICH	WEIBLICH	INSGESAMT
UNTER 5	1624398	1537818	3162216
5 - 10	1536941	1456078	2993019
10 - 15	1477659	1407075	2884734
15 - 20	1707088	1641905	3348993
20 - 25	2441691	2345058	4786749
25 - 30	2603451	2494572	5098023
30 - 35	2329326	2219578	4548904
35 - 40	2128693	2078184	4206877
40 - 45	1983083	1892499	3875582
45 - 50	2117953	2030809	4148762
50 - 55	2352972	2286559	4639531
55 - 60	1766645	1775643	3542288
60 - 65	1558167	1786842	3345009
65 - 70	1134250	1851165	2985415
70 - 75	608056	1138732	1746788
UEBER 75	1146403	2704902	3851305
ZUSAMMEN	28516776	30647419	59164195

BEVOELKERUNG NACH GESCHLECHT UND ALTERS-
GRUPPEN DES VORAUSSCHAETZUNGSJAHRES 2000

ALTER VON...BIS UNTER...JAHREN	MAENNLICH	WEIBLICH	INSGESAMT
UNTER 5	1326593	1255903	2582496
5 - 10	1551695	1470072	3021767
10 - 15	1617187	1533046	3150233
15 - 20	1527070	1451102	2978172
20 - 25	1458784	1399926	2858710
25 - 30	1681244	1632169	3313413
30 - 35	2406464	2328955	4735419
35 - 40	2558046	2471812	5029858
40 - 45	2270540	2190195	4460735
45 - 50	2043783	2034570	4078353
50 - 55	1860786	1830967	3691753
55 - 60	1912580	1929173	3841753
60 - 65	2010334	2118545	4128879
65 - 70	1368769	1571460	2940229
70 - 75	1020853	1441933	2462786
UEBER 75	953175	2390740	3343915
ZUSAMMEN	27567903	29050568	56618471

BEVOELKERUNG NACH GESCHLECHT UND ALTERS-
GRUPPEN DES VORAUSSCHAETZUNGSJAHRES 2010

ALTER VON...BIS UNTER...JAHREN	MAENNLICH	WEIBLICH	INSGESAMT
UNTER 5	1038999	983625	2022624
5 - 10	1116468	1057737	2174205
10 - 15	1320730	1252020	2572750
15 - 20	1541598	1465012	3006610
20 - 25	1596560	1525271	3121831
25 - 30	1503882	1442515	2946397
30 - 35	1437743	1390340	2828083
35 - 40	1651595	1617099	3268694
40 - 45	2344989	2297747	4642736
45 - 50	2456254	2420064	4876318
50 - 55	2129583	2118563	4248146
55 - 60	1848480	1934080	3782560
60 - 65	1591115	1697043	3288158
65 - 70	1472835	1702685	3175520
70 - 75	1316930	1714032	3030962
UEBER 75	1192124	2285305	3477429
ZUSAMMEN	25559885	26903138	52463023

BEVOELKERUNG NACH GESCHLECHT UND ALTERS-
GRUPPEN DES VORAUSSCHAETZUNGSJAHRES 2020

ALTER VON...BIS UNTER...JAHREN	MAENNLICH	WEIBLICH	INSGESAMT
UNTER 5	998123	944927	1943050
5 - 10	1027169	973131	2000300
10 - 15	1034379	980567	2014946
15 - 20	1109188	1054085	2163273
20 - 25	1303755	1245636	2549391
25 - 30	1518214	1456332	2974546
30 - 35	1573543	1514839	3088382
35 - 40	1477645	1429342	2906987
40 - 45	1401268	1371822	2773090
45 - 50	1584792	1582675	3167467
50 - 55	2197602	2221663	4419265
55 - 60	2222039	2300781	4522820
60 - 65	1818822	1962652	3781474
65 - 70	1429734	1710500	3140234
70 - 75	1044617	1374849	2419466
UEBER 75	1379441	2475247	3854688
ZUSAMMEN	23120331	24599048	47719379

BEVOELKERUNG NACH GESCHLECHT UND ALTERS-
GRUPPEN DES VORAUSSCHAETZUNGSJAHRES 2030

ALTER VON...BIS UNTER...JAHREN	MAENNLICH	WEIBLICH	INSGESAMT
UNTER 5	799879	757255	1557134
5 - 10	906063	858403	1764466
10 - 15	993695	941989	1935684
15 - 20	1020531	969790	1990321
20 - 25	1021157	975583	1996740
25 - 30	1092360	1047833	2140193
30 - 35	1284932	1237077	2522009
35 - 40	1491610	1442972	2934582
40 - 45	1533687	1494708	3028395
45 - 50	1418838	1399408	2818246
50 - 55	1313839	1326698	2640537
55 - 60	1431398	1503560	2934958
60 - 65	1872802	2056133	3928935
65 - 70	1719763	2035459	3755222
70 - 75	1190261	1587189	2777450
UEBER 75	1291506	2357899	3649405
ZUSAMMEN	20382321	21991956	42374277

BEVOELKERUNG NACH GESCHLECHT UND ALTERS-
GRUPPEN DES VORAUSSCHAETZUNGSJAHRES 1980

ALTER VON...BIS UNTER...JAHREN	MAENNLICH	WEIBLICH	INSGESAMT
UNTER 5	1484247	1411456	2895703
5 - 10	1718478	1647627	3366105
10 - 15	2473528	2357078	4830606
15 - 20	2643568	2509406	5152974
20 - 25	2363375	2234815	4598190
25 - 30	2166542	2097355	4263897
30 - 35	2034082	1917736	3951818
35 - 40	2207402	2075030	4282432
40 - 45	2508376	2363750	4872126
45 - 50	1952113	1867443	3819556
50 - 55	1823618	1929902	3753520
55 - 60	1468001	2094932	3562933
60 - 65	924751	1404277	2329028
65 - 70	1207066	1928408	3135474
70 - 75	1037911	1754460	2792371
UEBER 75	1156016	2382879	3538895
ZUSAMMEN	29169074	31976554	61145628

BEVOELKERUNG NACH GESCHLECHT UND ALTERS-
GRUPPEN DES VORAUSSCHAETZUNGSJAHRES 1990

ALTER VON...BIS UNTER...JAHREN	MAENNLICH	WEIBLICH	INSGESAMT
UNTER 5	1715752	1624286	3340038
5 - 10	1536941	1456078	2993019
10 - 15	1477659	1407075	2884734
15 - 20	1707088	1641905	3348993
20 - 25	2441691	2345058	4786749
25 - 30	2603451	2494572	5098023
30 - 35	2329326	2219578	4548904
35 - 40	2128693	2078184	4206877
40 - 45	1993083	1892499	3875582
45 - 50	2117953	2030809	4148762
50 - 55	2352972	2286559	4639531
55 - 60	1766645	1775643	3542288
60 - 65	1558167	1786842	3345009
65 - 70	1134250	1851165	2985415
70 - 75	608056	1138732	1746788
UEBER 75	1146403	2704902	3851305
ZUSAMMEN	28608130	30733887	59342017

BEVOELKERUNG NACH GESCHLECHT UND ALTERS-
GRUPPEN DES VORAUSSCHAETZUNGSJAHRES 2000

ALTER VON...BIS UNTER...JAHREN	MAENNLICH	WEIBLICH	INSGESAMT
UNTER 5	1828774	1731306	3560080
5 - 10	1871898	1773421	3645319
10 - 15	1708109	1619221	3327330
15 - 20	1527070	1451102	2978172
20 - 25	1458784	1399926	2858710
25 - 30	1681244	1632169	3313413
30 - 35	2406464	2328955	4735419
35 - 40	2558046	2471812	5029858
40 - 45	2270540	2190195	4460735
45 - 50	2043783	2034570	4078353
50 - 55	1860786	1830967	3691753
55 - 60	1912580	1929173	3841753
60 - 65	2010334	2118545	4128879
65 - 70	1368769	1571460	2940229
70 - 75	1020853	1441933	2462786
UEBER 75	953175	2390740	3343915
ZUSAMMEN	28481209	29915495	58396704

BEVOELKERUNG NACH GESCHLECHT UND ALTERS-
GRUPPEN DES VORAUSSCHAETZUNGSJAHRES 2010

ALTER VON...BIS UNTER...JAHREN	MAENNLICH	WEIBLICH	INSGESAMT
UNTER 5	1572170	1488374	3060544
5 - 10	1670793	1582908	3253701
10 - 15	1820673	1725944	3546617
15 - 20	1859842	1767353	3627195
20 - 25	1686432	1611034	3297466
25 - 30	1503882	1442515	2946397
30 - 35	1437743	1390340	2828083
35 - 40	1651595	1617099	3268694
40 - 45	2344989	2297747	4642736
45 - 50	2456254	2420064	4876318
50 - 55	2129583	2118563	4248146
55 - 60	1848480	1934080	3782560
60 - 65	1591115	1697043	3288158
65 - 70	1472835	1702685	3175520
70 - 75	1316930	1714032	3030962
UEBER 75	1192124	2285305	3477429
ZUSAMMEN	27555440	28795086	56350526

BEVOELKERUNG NACH GESCHLECHT UND ALTERS-
GRUPPEN DES VORAUSSCHAETZUNGSJAHRES 2020

ALTER VON...BIS UNTER...JAHREN	MAENNLICH	WEIBLICH	INSGESAMT
UNTER 5	1735368	1642866	3378234
5 - 10	1632268	1546394	3178662
10 - 15	1565190	1483753	3048943
15 - 20	1659910	1577460	3237370
20 - 25	1797393	1717174	3514567
25 - 30	1831617	1756894	3588511
30 - 35	1662135	1600052	3262187
35 - 40	1477645	1429342	2906987
40 - 45	1401268	1371822	2773090
45 - 50	1584792	1582675	3167467
50 - 55	2197602	2221663	4419265
55 - 60	2222039	2300781	4522820
60 - 65	1818822	1962652	3781474
65 - 70	1429734	1710500	3140234
70 - 75	1044617	1374849	2419466
UEBER 75	1379441	2475247	3854688
ZUSAMMEN	26439841	27754124	54193965

BEVOELKERUNG NACH GESCHLECHT UND ALTERS-
GRUPPEN DES VORAUSSCHAETZUNGSJAHRES 2030

ALTER VON...BIS UNTER...JAHREN	MAENNLICH	WEIBLICH	INSGESAMT
UNTER 5	1684515	1594736	3279251
5 - 10	1749324	1657301	3406625
10 - 15	1727659	1637761	3365420
15 - 20	1621784	1541102	3162886
20 - 25	1545216	1476222	3021438
25 - 30	1634742	1568115	3202857
30 - 35	1771468	1705415	3476883
35 - 40	1799634	1740838	3540472
40 - 45	1620225	1578879	3199104
45 - 50	1418838	1399408	2818246
50 - 55	1313839	1326698	2640537
55 - 60	1431398	1503560	2934958
60 - 65	1972802	2056133	3928935
65 - 70	1719763	2035459	3755222
70 - 75	1190261	1587189	2777450
UEBER 75	1291506	2357899	3649405
ZUSAMMEN	25392974	26766715	52159689

(AIII)

BEVOELKERUNG NACH GESCHLECHT UND ALTERS-GRUPPEN DES VORAUSSCHAETZUNGSJAHRES 1980

ALTER VON...BIS UNTER...JAHREN	MAENNLICH	WEIBLICH	INSGESAMT
UNTER 5	1484247	1411456	2895703
5 - 10	1718478	1647627	3366105
10 - 15	2473528	2357078	4830606
15 - 20	2643568	2509406	5152974
20 - 25	2363375	2234815	4598190
25 - 30	2166542	2097355	4263897
30 - 35	2034082	1917736	3951818
35 - 40	2207402	2075030	4282432
40 - 45	2508376	2363750	4872126
45 - 50	1952113	1867443	3819556
50 - 55	1823618	1929902	3753520
55 - 60	1468001	2094932	3562933
60 - 65	924751	1404277	2329028
65 - 70	1207066	1928408	3135474
70 - 75	1037911	1754460	2792371
UEBER 75	1156016	2382879	3538895
ZUSAMMEN	29169074	31976554	61145628

BEVOELKERUNG NACH GESCHLECHT UND ALTERS-GRUPPEN DES VORAUSSCHAETZUNGSJAHRES 1990

ALTER VON...BIS UNTER...JAHREN	MAENNLICH	WEIBLICH	INSGESAMT
UNTER 5	1759566	1665755	3425321
5 - 10	1536941	1456078	2993019
10 - 15	1477659	1407075	2884734
15 - 20	1707088	1641905	3348993
20 - 25	2441691	2345058	4786749
25 - 30	2603451	2494572	5098023
30 - 35	2329326	2219578	4548904
35 - 40	2128693	2078184	4206877
40 - 45	1983083	1892499	3875582
45 - 50	2117953	2030809	4149762
50 - 55	2352972	2286559	4639531
55 - 60	1766645	1775643	3542288
60 - 65	1558167	1786842	3345009
65 - 70	1134250	1851165	2985415
70 - 75	608056	1138732	1746788
UEBER 75	1146403	2704902	3851305
ZUSAMMEN	28651944	30775356	59427300

BEVOELKERUNG NACH GESCHLECHT UND ALTERS-GRUPPEN DES VORAUSSCHAETZUNGSJAHRES 2000

ALTER VON...BIS UNTER...JAHREN	MAENNLICH	WEIBLICH	INSGESAMT
UNTER 5	2115767	2002996	4118763
5 - 10	2038691	1931424	3970115
10 - 15	1751718	1660552	3412270
15 - 20	1527070	1451102	2978172
20 - 25	1458784	1399926	2858710
25 - 30	1681244	1632169	3313413
30 - 35	2406464	2328955	4735419
35 - 40	2558046	2471812	5029858
40 - 45	2270540	2190195	4460735
45 - 50	2043783	2034570	4078353
50 - 55	1860786	1830967	3691753
55 - 60	1912580	1929173	3841753
60 - 65	2010334	2118545	4128879
65 - 70	1368769	1571460	2940229
70 - 75	1020853	1441933	2462786
UEBER 75	953175	2390740	3343915
ZUSAMMEN	28978604	30386519	59365123

BEVOELKERUNG NACH GESCHLECHT UND ALTERS-GRUPPEN DES VORAUSSCHAETZUNGSJAHRES 2010

ALTER VON...BIS UNTER...JAHREN	MAENNLICH	WEIBLICH	INSGESAMT
UNTER 5	1570924	1487208	3058132
5 - 10	1903873	1803732	3707605
10 - 15	2106383	1996785	4103168
15 - 20	2025619	1924829	3950448
20 - 25	1729531	1652173	3381704
25 - 30	1503882	1442515	2946397
30 - 35	1437743	1390340	2828083
35 - 40	1651595	1617099	3268694
40 - 45	2344989	2297747	4642736
45 - 50	2456254	2420064	4876318
50 - 55	2129583	2118563	4248146
55 - 60	1848480	1934080	3782560
60 - 65	1591115	1697043	3288158
65 - 70	1472835	1702685	3175520
70 - 75	1316930	1714032	3030962
UEBER 75	1192124	2285305	3477429
ZUSAMMEN	28281860	29484200	57766060

BEVOELKERUNG NACH GESCHLECHT UND ALTERS-GRUPPEN DES VORAUSSCHAETZUNGSJAHRES 2020

ALTER VON...BIS UNTER...JAHREN	MAENNLICH	WEIBLICH	INSGESAMT
UNTER 5	1577412	1493312	3070724
5 - 10	1457722	1381039	2838761
10 - 15	1563973	1482610	3046583
15 - 20	1891353	1797497	3688850
20 - 25	2079512	1986665	4066177
25 - 30	1994870	1913442	3908312
30 - 35	1704615	1640921	3345536
35 - 40	1477645	1429342	2906987
40 - 45	1401268	1371822	2773090
45 - 50	1584792	1582675	3167467
50 - 55	2197602	2221663	4419265
55 - 60	2222039	2300781	4522820
60 - 65	1818822	1962652	3781474
65 - 70	1429734	1710500	3140234
70 - 75	1044617	1374849	2419466
UEBER 75	1379441	2475247	3854688
ZUSAMMEN	26825417	28125017	54950434

BEVOELKERUNG NACH GESCHLECHT UND ALTERS-GRUPPEN DES VORAUSSCHAETZUNGSJAHRES 2030

ALTER VON...BIS UNTER...JAHREN	MAENNLICH	WEIBLICH	INSGESAMT
UNTER 5	2070596	1960225	4030821
5 - 10	1889468	1790052	3679520
10 - 15	1570367	1488642	3059009
15 - 20	1448293	1376299	2824592
20 - 25	1543927	1475062	3018989
25 - 30	1862700	1786844	3649544
30 - 35	2049530	1973083	4022613
35 - 40	1960090	1895980	3856070
40 - 45	1661723	1619254	3280977
45 - 50	1418838	1399408	2818246
50 - 55	1313839	1326698	2640537
55 - 60	1431398	1503560	2934958
60 - 65	1872802	2056133	3928935
65 - 70	1719763	2035459	3755222
70 - 75	1190261	1587189	2777450
UEBER 75	1291506	2357899	3649405
ZUSAMMEN	26295101	27631787	53926888

ANHANG ZU KAPITEL I

4. Entwicklung einiger Altersgruppen der Modellbevölkerungen AI, AII, AIII (in %)

Jahr	0-19 J.			über 60 J.			16-65 J.		
	AI	AII	AIII	AI	AII	AIII	AI	AII	AIII
1980	26,6	26,6	26,6	18,2	18,2	18,2	65,6	65,6	65,6
1985	23,4	23,4	23,4	18,6	18,6	18,6	70,0	70,0	70,0
1990	20,9	21,2	21,3	19,0	18,9	18,9	70,2	70,0	69,9
1995	20,7	21,8	22,4	19,3	19,0	18,9	69,4	68,5	68,0
2000	20,7	23,1	24,4	21,1	20,5	20,1	69,2	67,1	66,0
2005	20,0	23,9	25,8	22,9	21,8	21,2	68,7	65,4	64,0
2010	18,6	23,9	25,7	23,3	21,7	21,2	68,6	65,0	64,0
2015	17,5	23,6	24,3	24,4	22,2	21,8	69,2	65,7	65,9
2020	17,0	23,7	23,0	25,9	22,8	22,5	68,3	65,0	66,6
2025	17,1	24,4	23,3	28,6	24,3	23,8	66,9	63,5	64,9
2030	17,1	25,3	25,2	31,6	25,7	24,8	64,5	61,5	61,6

Jahr	20-40 J.			41-60 J.			20-60 J.		
	AI	AII	AIII	AI	AII	AIII	AI	AII	AIII
1980	29,7	29,7	29,7	25,5	25,5	25,5	55,2	55,2	55,2
1985	30,9	30,9	30,9	27,1	27,1	27,1	58,0	58,0	58,0
1990	33,0	33,9	32,8	27,1	27,0	27,0	60,1	59,9	59,8
1995	31,9	31,4	31,2	28,1	27,8	27,6	60,0	59,2	58,8
2000	29,8	28,9	28,4	28,3	27,5	27,0	58,2	56,4	55,5
2005	27,1	25,8	25,1	30,1	28,6	27,9	57,2	54,3	53,0
2010	24,8	23,4	22,9	33,3	31,0	30,3	58,1	54,4	53,2
2015	24,7	23,9	24,2	33,4	30,3	29,7	58,1	54,2	53,9
2020	25,3	25,5	26,9	31,8	28,0	27,6	57,1	53,5	54,5
2025	25,0	26,5	28,6	29,2	24,8	24,3	54,3	51,3	52,9
2030	24,1	26,7	28,3	27,2	22,3	21,7	51,3	49,0	50,0

ANHANG ZU: KAPITEL III, PUNKT 5.1.

Jahr	Wohnbe-völkerung in TSD	Human Mediz. insges.	Ärzte insges.	Ärzte in fr. Praxis	Krank.-haus-ärzte	Ärzte in V.u.F.	Mediz. je 10.000 Einwohn.	Ärzte in fr. Praxis je 10.000E.	Krank.-haus-Ärzte je 10.000E.	Einwohn. je Mediz.	Einwohn. je Arzt	Einwohn. je Arzt in fr. Praxis	Einwohn. je Krank.-haus-arzt
1952	50.859	68.135	55.135	42.035	13.100	4.279	13,6	8,7	2,6	746	922	1.210	3.882
1953	51.353	69.411	60.047	43.651	16.396	4.170	13,7	8,9	3,2	740	855	1.184	3.132
1954	51.885	71.005	61.833	44.501	17.332	4.448	13,9	9,0	3,3	731	839	1.166	2.994
1955	52.389	71.967	63.058	44.938	18.120	5.084	13,9	9,0	3,5	728	831	1.166	2.891
1956	53.022	73.843	65.655	46.002	19.653	5.440	13,9	9,1	3,7	718	808	1.153	2.698
1957	53.702	75.138	67.570	46.603	20.967	5.844	13,9	9,1	3,9	715	795	1.167	2.561
1958	54.383	75.717	69.385	47.300	22.085	5.908	13,9	9,1	4,1	718	784	1.150	2.462
1959	54.876	77.644	70.240	47.813	22.427	6.638	14,1	9,1	4,1	707	781	1.148	2.447
1960	55.433	79.350	71.803	49.225	22.578	7.479	14,2	8,9	4,1	699	772	1.126	2.455
1961	56.185	80.825	72.731	49.790	22.941	8.069	14,3	8,9	4,1	695	773	1.128	2.449
1962	56.837	82.097	74.327	50.476	23.851	8.285	14,3	8,9	4,2	692	765	1.126	2.383
1963	57.389	83.025	74.905	50.375	24.530	8.514	14,3	8,7	4,3	691	766	1.139	2.340
1964	57.971	84.203	75.838	50.060	25.778	8.819	14,4	8,6	4,4	688	764	1.158	2.249
1965	58.619	85.801	77.255	50.215	27.040	9.051	14,5	8,5	4,6	683	759	1.167	2.168
1966	59.148	86.700	77.689	49.945	27.744	9.133	14,5	8,4	4,7	682	761	1.184	2.132
1967	59.286	88.559	79.340	49.940	29.400	9.634	14,5	8,3	5,0	669	747	1.187	2.017
1968	59.500	90.882	81.144	50.178	30.966	9.788	15,0	8,3	5,2	655	733	1.186	1.921
1969	60.067	93.934	84.133	50.379	33.754	9.785	15,4	8,3	5,6	639	714	1.192	1.780
1970	60.651	99.654	89.414	50.731	38.683	10.268	16,1	8,4	6,4	609	678	1.196	1.568
1971	61.302	103.910	93.616	51.159	42.457	10.506	16,9	8,3	6,9	590	655	1.198	1.444
1972	61.672	107.403	96.654	51.778	45.176	10.487	17,4	8,4	7,3	574	636	1.191	1.365
1973	61.976	110.980	100.624	52.473	48.151	10.809	17,9	8,5	7,8	558	616	1.181	1.287
1974	62.054	114.661	104.914	53.873	51.041	10.447	18,5	8,7	8,2	541	591	1.152	1.216
1975	61.829	118.726	108.733	55.692	53.041	10.663	19,3	9,0	8,6	521	569	1.110	1.166
1976	61.531	122.075	111.617	56.969	54.648	10.593	19,9	9,3	8,9	504	551	1.080	1.126
1977	61.400	125.274	114.424	58.222	56.202	10.718	20,4	9,5	9,2	490	537	1.055	1.092
1978	61.326	130.033	118.600	59.036	59.564	11.814	21,2	9,6	9,7	472	517	1.039	1.030
1979	61.359	135.711	123.339	60.512	62.827	12.372	22,1	9,9	10,2	452	497	1.014	977

Jahr	Apotheker. insges.	Krankenh. Apotheken	Apotheken je 10.000 Einwohn.	Apotheker in Apotheken insges.	Apotheker in Apotheken je 10.000 Einwohn.	Apotheker je Apotheke	Einwohn. je Apotheker	Einwohn. je Apotheke (öff.u. Kh.Ap.)	Zahnärzte insges.	Krankenh. zahnärzte	Zahnärzte in Verw. u. Forsch.	Zahnärzte insges. je 10.000 Einwohn.	Einw. je Zahnarzt
1952	6.418	304	1,3	11.414	2,3	1,8	4.456	7.925	27.979	-	295	5,6	1.818
1953	6.569	-	1,3	11.861	2,3	1,8	4.330	7.817	28.499	289	350	5,6	1.835
1954	6.669	-	1,3	12.238	2,4	1,8	4.240	7.780	29.847	359	289	5,8	1.738
1955	6.744	-	1,3	12.968	2,5	1,9	4.040	7.768	31.134	401	354	6,0	1.683
1956	6.962	-	1,3	13.653	2,6	2,0	3.884	7.616	31.595	377	290	5,9	1.678
1957	7.442	-	1,4	14.105	2,6	1,9	3.807	7.216	32.055	411	281	5,9	1.675
1958	8.173	-	1,5	14.626	2,7	1,8	3.718	6.654	32.234	390	363	5,9	1.687
1959	8.794	-	1,6	15.283	2,8	1,7	3.591	6.240	32.560	444	339	5,9	1.685
1960	9.171	-	1,6	15.803	2,8	1,7	3.508	6.044	32.509	357	463	5,8	1.705
1961	9.510	-	1,7	16.148	2,9	1,7	3.479	5.908	32.979	341	602	5,8	1.704
1962	9.792	-	1,7	16.468	2,9	1,7	3.451	5.804	32.649	358	641	5,7	1.741
1963	9.995	253	1,7	16.879	2,9	1,7	3.400	5.742	32.364	393	592	5,6	1.773
1964	10.228	-	1,7	17.201	2,9	1,7	3.370	5.668	32.047	455	612	5,5	1.809
1965	10.336	274	1,7	17.725	3,0	1,7	3.307	5.671	31.660	458	584	5,3	1.852
1966	10.530	283	1,8	18.268	3,1	1,7	3.238	5.617	31.599	452	621	5,3	1.872
1967	10.744	294	1,8	18.794	3,1	1,7	3.155	5.518	32.370	547	630	5,2	1.890
1968	10.999	296	1,8	19.669	3,3	1,8	3.025	5.410	31.413	564	655	5,2	1.894
1969	11.259	305	1,8	20.151	3,3	1,8	2.981	5.335	31.300	636	702	5,1	1.919
1970	11.526	308	1,9	20.866	3,4	1,8	2.907	5.258	31.262	663	747	5,1	1.940
1971	11.910	314	1,9	22.551	3,7	1,9	2.718	5.147	31.405	784	761	5,1	1.952
1972	12.308	319	2,0	23.152	3,7	1,9	2.664	5.011	31.149	844	766	5,0	1.980
1973	12.868	323	2,1	24.052	3,9	1,9	2.577	4.816	31.182	858	925	5,0	1.988
1974	13.390	336	2,2	24.787	4,0	1,9	2.503	4.634	31.538	922	864	5,1	1.968
1975	13.879	342	2,3	25.597	4,2	1,8	2.415	4.455	31.774	851	821	5,2	1.946
1976	14.364	359	2,3	25.885	4,2	1,9	2.377	4.284	31.858	812	907	5,2	1.931
1977	14.853	357	2,4	26.811	4,4	1,8	2.290	4.134	32.121	846	1.009	5,2	1.912
1978	15.340	375	2,5	27.480	4,5	1,8	2.232	3.998	32.482	919	919	5,3	1.888
1979	15.792	380	2,6	27.889	4,5	1,8	2.200	3.885	32.958	989	890	5,4	1.862

ANHANG ZU: KAPITEL III, PUNKT 5.2.

Folgendes ist bei der Ergänzungs- und Erweiterungsnachfrage
zu beachten:

- Die Ergänzungsnachfrage ist <u>nur</u> von der Bevölkerungsentwicklung
  abhängig! Da der Nachfrageschätzung immer die gleichen drei
  Bevölkerungsentwicklungen (AI, AII, AIII) zugrunde liegen, ist
  die Ergänzungsnachfrage bei konstantem Versorgungsniveau immer
  gleich der Ergänzungsnachfrage bei steigendem Versorgungsniveau.
  Aus diesem Grunde heraus werden die Ergebnisse der Ergänzungsnachfrage - obwohl sie sowohl bei konstantem als auch bei steigendem Versorgungsniveau vorliegen - nur bei konstantem Versorgungsniveau ausgewiesen.

- Die Erweiterungsnachfrage ist <u>nur</u> vom Versorgungsniveau abhängig!
  Dadurch kann bei konstantem Versorgungsniveau keine Erweiterungsnachfrage auftreten, d.h. die Erweiterungsnachfrage entsteht
  nur bei steigendem Versorgungsniveau.

Die Entwicklung der Dichteziffern bis zum Jahre 2030
für die Alternative I (je 10.000 Einwohner)

Jahr	Mediziner insgesamt	Ärzte in freier Praxis	Kranken- haus- ärzte	Zahnärzte	Apotheken	Apotheker
1980	22,6	10,0	10,5	5,4	2,6	4,68
1985	25,08	11,1	11,66	5,99	2,89	5,20
1990	27,85	12,32	12,94	6,65	3,21	5,78
1995	30,91	13,67	14,36	7,38	3,56	6,41
2000	34,31	15,17	15,49	8,19	3,95	7,11
2005	38,08	16,84	17,69	9,09	4,38	7,88
2010	42,27	18,69	19,64	10,09	4,86	8,75
2015	46,92	20,75	21,80	11,20	5,39	9,70
2020	52,08	23,03	24,20	12,43	5,98	10,76
2025	57,81	25,56	26,86	13,80	6,64	11,95
2030	64,17	28,37	29,81	15,32	7,37	13,27

Die Entwicklung der Dichteziffern bis zum Jahre 2030
für die Alternativen II und III je 10.000 Einwohner

Jahr	Mediziner insgesamt	Ärzte in freier Praxis	Kranken- haus- ärzte	Zahnärzte	Apotheken	Apotheker
1980	22,60	10,0	10,5	5,4	2,6	4,68
1985	24,86	11,0	11,55	5,94	2,86	5,14
1990	27,35	12,1	12,71	6,53	3,15	5,67
1995	30,09	13,31	13,98	7,18	3,47	6,25
2000	33,10	14,64	15,38	7,90	3,82	6,88
2005	36,41	16,10	16,92	8,69	4,20	7,56
2010	40,05	17,71	18,61	9,56	4,62	8,32
2015	44,06	19,48	20,47	10,52	5,08	9,14
2020	48,47	21,43	22,52	11,57	5,59	10,06
2025	53,32	23,57	24,77	12,73	6,15	11,07
2030	58,65	25,93	27,25	14,00	6,77	12,18

Die Nachfrageschätzung für Mediziner insgesamt bis zum Jahre 2030 bei <u>konstantem</u> Versorgungsniveau

Für die Jahre von... bis...	Ersatznachfrage			Ergänzungsnachfrage			Gesamtnachfrage		
	AI	AII	AIII	AI	AII	AIII	AI	AII	AIII
1980 - 1985	26.048	26.048	26.048	-3.757	-3.757	-3.757	22.291	22.291	22.291
1985 - 1990	18.011	18.011	18.011	-2.130	-1.727	-1.534	15.881	16.284	16.477
1990 - 1995	14.844	14.848	14.851	-2.393	- 983	- 248	12.451	13.865	14.603
1995 - 2000	17.498	17.522	17.533	-3.360	-1.153	+ 108	14.138	16.369	17.641
2000 - 2005	19.851	19.907	19.938	-4.382	-1.947	- 924	15.469	17.960	19.014
2005 - 2010	27.469	27.578	27.632	-5.009	-2.678	-2.691	22.460	24.900	24.941
2010 - 2015	29.683	29.876	29.963	-5.238	-2.595	-3.375	24.445	27.281	26.588
2015 - 2020	19.624	20.030	20.188	-5.482	-2.279	-2.988	14.142	17.751	17.200
2020 - 2025	15.134	14.125	16.513	-5.864	-2.199	-1.596	9.270	13.906	14.917
2025 - 2030	13.712	15.541	16.359	-5.217	-2.398	- 717	8.495	13.143	15.642

Die Nachfrageschätzung für Mediziner ingesamt bis zum Jahre 2030 bei <u>steigendem</u> Versorgungsniveau

Für die Jahre von... bis...	Ersatznachfrage			Erweiterungsnachfrage			Gesamtnachfrage		
	AI	AII	AIII	AI	AII	AIII	AI	AII	AIII
1980 - 1985	29.805	29.805	29.805	11.185	9.827	9.827	37.233	35.875	35.875
1985 - 1990	20.321	19.902	19.709	13.963	12.876	13.110	32.154	31.051	31.285
1990 - 1995	17.654	16.209	15.477	14.878	14.951	15.953	30.139	30.177	31.182
1995 - 2000	21.610	19.361	18.115	14.634	16.042	18.013	32.884	34.250	36.236
2000 - 2005	25.684	23.188	22.208	13.983	16.193	18.161	35.285	37.434	39.445
2005 - 2010	34.957	32.543	32.639	13.521	16.198	16.692	43.469	46.063	46.460
2010 - 2015	41.339	38.378	39.292	13.518	17.537	16.583	49.619	53.320	52.500
2015 - 2020	41.025	36.918	37.872	13.244	19.457	18.409	48.787	54.096	53.293
2020 - 2025	38.374	34.405	34.392	12.339	21.096	22.886	44.849	53.302	55.682
2025 - 2030	37.772	35.814	35.380	11.048	22.143	27.050	43.603	55.559	61.713

Die Nachfrageschätzung für Krankenhausärzte bis zum Jahre 2030 bei <u>konstantem</u> Versorgungsniveau

Für die Jahre	Ersatznachfrage			Ergänzungsnachfrage			Gesamtnachfrage		
von... bis...	AI	AII	AIII	AI	AII	AIII	AI	AII	AIII
1980 - 1985	587	587	587	-1.867	-1.867	-1.867	2.454	2.454	2.454
1985 - 1990	3.138	3.512	3.692	- 989	- 802	- 712	4.127	4.314	4.404
1990 - 1995	3.123	4.435	5.120	-1.112	- 457	- 115	4.235	4.892	5.235
1995 - 2000	4.540	6.603	7.778	-1.561	- 535	+ 50	6.101	7.138	7.728
2000 - 2005	5.331	7.618	8.583	-2.036	- 905	- 430	7.367	8.523	9.013
2005 - 2010	11.778	13.993	14.006	-2.326	-1.244	-1.250	14.104	15.237	15.256
2010 - 2015	14.471	17.018	16.332	-2.434	-1.206	-1.568	16.905	18.224	17.900
2015 - 2020	-1.511	1.655	1.069	-2.547	-1.058	-1.388	1.036	2.713	2.457
2020 - 2025	- 684	3.171	3.923	-2.724	-1.022	- 741	2.040	4.193	4.664
2025 - 2030	- 281	4.118	6.058	-2.888	-1.114	- 334	2.607	5.232	6.392

Die Nachfrageschätzung für Krankenhausärzte bis zum Jahre 2030 bei <u>steigendem</u> Versorgungsniveau

Für die Jahre	Ersatznachfrage			Erweiterungsnachfrage			Gesamtnachfrage		
von... bis...	AI	AII	AIII	AI	AII	AIII	AI	AII	AIII
1980 - 1985	6.188	6.188	6.188	5.106	4.444	4.444	9.427	8.765	8.765
1985 - 1990	6.189	5.994	5.904	6.474	6.002	6.110	11.674	11.194	11.302
1990 - 1995	6.653	5.982	5.641	6.881	6.928	7.394	12.422	12.453	12.920
1995 - 2000	9.572	8.526	7.949	6.810	7.462	8.378	14.821	15.453	16.377
2000 - 2005	12.114	10.953	10.498	6.478	7.536	8.451	16.556	17.584	18.519
2005 - 2010	19.909	18.789	18.833	6.310	7.518	7.748	23.893	25.063	25.331
2010 - 2015	24.760	23.381	23.805	6.279	8.131	7.687	28.605	30.306	29.924
2015 - 2020	13.539	11.618	12.053	6.165	9.046	8.558	17.157	19.606	19.233
2020 - 2025	15.548	13.726	13.720	5.725	9.783	10.615	18.549	22.487	23.594
2025 - 2030	17.123	15.757	15.555	5.111	10.307	12.588	19.346	24.950	27.809

Die Nachfrageschätzung für Ärzte in freier Praxis bis zum Jahre 2030 bei konstantem Versorgungsniveau

Für die Jahre von... bis...	Ersatznachfrage			Ergänzungsnachfrage			Gesamtnachfrage		
	AI	AII	AIII	AI	AII	AIII	AI	AII	AIII
1980 - 1985	19.594	19.594	19.594	-1.299	-1.299	-1.299	18.295	18.295	18.295
1985 - 1990	10.221	10.221	10.221	- 942	- 764	- 679	9.279	9.457	9.542
1990 - 1995	7.871	7.873	7.874	-1.059	- 435	- 109	6.812	7.438	7.765
1995 - 2000	8.481	8.492	8.497	-1.487	- 510	+ 48	6.994	7.982	8.545
2000 - 2005	8.930	8.954	8.968	-1.939	- 862	- 409	6.991	8.092	8.559
2005 - 2010	8.796	8.844	8.868	-2.216	-1.185	-1.191	6.580	7.659	7.677
2010 - 2015	7.459	7.547	7.584	-2.318	-1.148	-1.494	5.141	6.399	6.090
2015 - 2020	14.291	14.470	14.541	-2.426	-1.008	-1.322	11.865	13.462	13.218
2020 - 2025	8.338	8.770	8.949	-2.594	- 973	- 706	5.744	7.797	8.243
2025 - 2030	6.886	7.695	8.057	-2.751	-1.061	- 317	4.135	6.634	7.740

Die Nachfrageschätzung für Ärzte in freier Praxis bis zum Jahre 2030 bei steigendem Versorgungsniveau

Für die Jahre von... bis...	Ersatznachfrage			Erweiterungsnachfrage			Gesamtnachfrage		
	AI	AII	AIII	AI	AII	AIII	AI	AII	AIII
1980 - 1985	20.893	20.893	20.893	5.313	4.712	4.712	24.907	24.306	24.306
1985 - 1990	11.242	11.057	10.972	6.178	5.687	5.790	16.478	15.980	16.083
1990 - 1995	9.115	8.476	8.151	6.564	6.601	7.045	14.620	14.642	15.087
1995 - 2000	10.300	9.305	8.754	6.430	7.088	7.959	15.243	15.883	16.761
2000 - 2005	11.510	10.405	9.972	6.189	7.139	8.009	15.760	16.682	17.572
2005 - 2010	12.107	11.040	11.083	5.974	7.165	7.384	15.865	17.020	17.276
2010 - 2015	12.617	11.307	11.713	5.997	7.737	7.315	16.296	17.896	17.534
2015 - 2020	23.758	21.937	22.358	5.848	8.604	8.140	27.180	29.533	29.176
2020 - 2025	18.614	16.854	16.847	5.442	9.304	10.095	21.462	25.185	26.236
2025 - 2030	17.951	16.652	16.459	4.875	9.808	11.978	20.075	25.399	28.120

Die Nachfrageschätzung für Zahnärzte bis zum Jahre 2030 bei <u>konstantem</u> Versorgungsniveau

Für die Jahre von... bis...	Ersatznachfrage			Ergänzungsnachfrage			Gesamtnachfrage		
	AI	AII	AIII	AI	AII	AIII	AI	AII	AIII
1980 - 1985	8.862	8.862	8.862	-562	-562	-562	8.300	8.300	8.300
1985 - 1990	5.015	5.015	5.015	-508	-412	-366	4.507	4.603	4.649
1990 - 1995	4.281	4.282	4.165	-572	-235	+ 59	3.709	4.047	4.224
1995 - 2000	2.780	2.785	2.787	-803	-276	+ 25	1.977	2.509	2.812
2000 - 2005	3.317	3.327	3.334	-1.047	-465	-220	2.270	2.862	3.114
2005 - 2010	3.721	3.740	3.754	-1.197	-640	-643	2.524	3.100	3.111
2010 - 2015	3.634	3.667	3.682	-1.252	-620	-807	2.382	3.047	2.875
2015 - 2020	6.167	6.222	6.235	-1.310	-544	-714	4.857	5.678	5.521
2020 - 2025	6.502	6.605	6.640	-1.400	-526	-381	5.102	6.079	6.259
2025 - 2030	4.029	4.241	4.339	-1.486	-573	-172	2.543	3.668	4.167

Die Nachfrageschätzung für Zahnärzte bis zum Jahre 2030 bei <u>steigendem</u> Versorgungsniveau

Für die Jahre von... bis...	Ersatznachfrage			Erweiterungsnachfrage			Gesamtnachfrage		
	AI	AII	AIII	AI	AII	AIII	AI	AII	AIII
1980 - 1985	9.424	9.424	9.424	2.984	2.684	2.684	11.846	11.546	11.546
1985 - 1990	5.562	5.463	5.417	3.341	3.047	3.103	8.395	8.098	8.154
1990 - 1995	4.937	4.594	4.301	3.537	3.545	3.784	7.902	7.904	8.144
1995 - 2000	3.727	3.193	2.891	3.489	3.838	4.309	6.413	6.755	7.229
2000 - 2005	4.588	3.999	3.763	3.333	3.865	4.334	6.874	7.399	7.877
2005 - 2010	5.307	4.745	4.761	3.232	3.873	3.991	7.342	7.978	8.109
2010 - 2015	5.521	4.876	5.085	3.227	4.202	3.975	7.496	8.458	8.253
2015 - 2020	9.039	8.212	8.412	3.153	4.629	4.379	10.882	12.297	12.077
2020 - 2025	11.695	10.629	10.540	2.958	5.048	5.475	13.253	15.151	15.634
2025 - 2030	9.625	8.642	8.385	2.644	5.273	6.445	10.783	13.343	14.658

Die Nachfrageschätzung für Apotheker bis zum Jahre 2030 bei <u>konstantem</u> Versorgungsniveau

Für die Jahre von... bis...	Ersatznachfrage			Ergänzungsnachfrage			Gesamtnachfrage		
	AI	AII	AIII	AI	AII	AIII	AI	AII	AIII
1980 - 1985	4.767	4.767	4.767	- 320	- 320	- 320	4.447	4.447	4.447
1985 - 1990	3.702	3.702	3.702	- 441	- 358	- 318	3.261	3.344	3.384
1990 - 1995	2.927	2.928	2.929	- 496	- 203	- 51	2.431	2.725	2.878
1995 - 2000	3.699	3.702	3.704	- 696	- 239	+ 22	3.003	3.463	3.726
2000 - 2005	4.861	4.869	4.874	- 907	- 403	- 191	3.954	4.466	4.683
2005 - 2010	4.050	4.066	4.074	-1.037	- 555	- 558	3.013	3.511	3.516
2010 - 2015	3.055	3.081	3.091	-1.085	- 537	- 699	1.970	2.544	2.392
2015 - 2020	4.208	4.249	4.262	-1.135	- 472	- 618	3.073	3.777	3.644
2020 - 2025	3.917	4.002	4.031	-1.215	- 456	- 331	2.702	3.546	3.700
2025 - 2030	3.041	3.242	3.324	-1.287	- 496	- 148	1.754	2.746	3.176

Die Nachfrageschätzung für Apotheker bis zum Jahre 2030 bei <u>steigendem</u> Versorgungsniveau

Für die Jahre von... bis...	Ersatznachfrage			Erweiterungsnachfrage			Gesamtnachfrage		
	AI	AII	AIII	AI	AII	AIII	AI	AII	AIII
1980 - 1985	5.088	5.088	5.088	2.817	2.494	2.494	7.585	7.262	7.262
1985 - 1990	4.172	4.086	4.046	2.918	2.704	2.752	6.649	6.432	6.480
1990 - 1995	3.492	3.192	3.040	3.049	3.146	3.355	6.045	6.135	6.344
1995 - 2000	4.057	4.046	3.788	3.021	3.360	3.770	6.832	7.167	7.580
2000 - 2005	5.948	5.437	5.232	2.854	3.344	3.751	7.895	8.378	8.792
2005 - 2010	5.399	4.910	4.926	2.786	3.364	3.467	7.148	7.719	7.835
2010 - 2015	4.645	4.089	4.268	2.756	3.616	3.417	6.316	7.168	6.986
2015 - 2020	6.653	5.928	6.098	2.714	4.053	3.836	8.232	9.509	9.316
2020 - 2025	8.446	7.493	7.413	2.568	4.386	4.758	9.799	11.423	11.840
2025 - 2030	7.900	7.088	6.859	2.281	4.646	5.666	8.894	11.238	12.377

ANHANG ZU: KAPITEL III PUNKT 6.1

Jahr	Wohn-bevölker. in 1000	Kranken-haus-Ärzte	Kh.-Ärzte je10.000 Einwohner	Planmäßige Betten	Planm. Betten je 10.000 Einwohner	Planm. Betten je Kh.-Arzt	Kranken-pflege-personen im Kh.	Kranken-pflege-pers.je Kh.-Arzt	Planmäß. Betten je Krankenpfl.Personal	Mediz.-techn.Personal im Kh.	Planm.Bet je mediz. techn. Personal	Kr.-Gymn.,Planm.Bet Masseure, je Kr.G., med.Badem.Mass.u.		Verw.u. Wirtsch. Pers. im Kh.	Planm. Betten je Verw.u. Wirtsch.-Personal	Hebammen insges.	Geburten je Hebamme
												im Krankenh.	med. Badem.				
1952	50.859	13.100	2,6	533.718	106,6	40,7	78.569	6,0	6,7	7.298	73,1	-	-	115.398	4,6	11.524	69,2
1953	51.353	16.396	3,2	540.400	106,7	32,9	79.112	4,8	6,8	7.467	72,3	2.564	210,8	128.133	4,2	11.240	70,6
1954	51.885	17.332	3,3	551.713	107,9	31,8	79.216	4,6	7,0	8.173	67,5	2.776	198,7	127.152	4,3	11.003	74,0
1955	52.389	18.120	3,5	558.340	108,0	30,8	84.776	4,7	6,6	8.586	65,0	3.017	185,1	132.216	4,2	10.743	76,2
1956	53.022	19.653	3,7	575.311	-107,9	29,3	88.206	4,5	6,5	9.309	61,8	3.269	176,0	141.039	4,1	10.692	81,6
1957	53.702	20.967	3,9	582 871	108,0	27,8	93.118	4,4	6,3	10.031	58,1	3.585	162,6	147.692	3,9	10.454	86,9
1958	54.383	22.085	4,1	588.293	107,7	26,6	110.922	5,0	5,3	10.801	54,5	3,751	156,8	156.003	3,8	10.142	90,7
1959	54.876	22.427	4,1	597.148	108,3	26,6	108.291	4,8	5,5	11.325	52,7	4.384	136,2	159.291	3,7	9.829	98,4
1960	55.433	22.578	4,1	583.513	104,6	25,3	110.570	4,9	5,3	12.202	47,8	4.721	123,6	163.670	3,6	9.442	104,2
1961	56.175	22.941	4,1	594.642	105,1	25,9	114.595	5,0	5,2	12.735	46,7	4.974	119,5	163.194	3,6	9.294	110,5
1962	56.837	23.851	4,2	604.932	105,7	25,4	117.292	4,9	5,2	12.543	48,2	5.359	112,9	169.877	3,6	8.973	115,1
1963	57.389	24.530	4,3	615.685	106,4	25,1	124.190	5,1	5,0	13.916	44,2	5.855	105,1	176.235	3,5	8.719	122,5
1964	57.971	25.778	4,4	619.388	105,7	24,0	128.862	5,0	4,8	15.951	38,8	6.058	102,2	184.289	3,4	8.503	126,9
1965	58.619	27.040	4,6	631.447	105,5	23,3	133.211	4,9	4,7	17.183	36,7	6.481	97,3	189.018	3,3	8.230	128,5
1966	59.148	27.744	4,7	640.372	107,1	23,1	139.987	5,0	4,6	18.203	35,3	6.798	94,3	195.819	3,3	7.948	133,7
1967	59.286	29.400	5,0	649.590	108,4	22,1	145.972	5,0	4,5	19.506	33,3	7.129	91,1	197.548	3,3	7.746	133,1
1968	59.500	30.966	5,2	665.546	110,1	21,5	152.889	4,9	4,4	20.226	32,9	7.496	88,8	202.463	3,3	7.481	131,1
1969	60.067	33.754	5,6	677.695	110,7	20,1	161.607	4,8	4,2	21.867	31,0	7.890	85,9	208.450	3,3	7.182	127,1
1970	60.651	38.683	6,4	683.254	112,0	17,7	175.183	4,5	3,9	23.627	28,9	8.666	78,8	213.220	3,2	6.857	119,5
1971	61.302	42.457	6,9	690.236	112,2	16,3	190.750	4,5	3,6	25.693	26,9	9.352	73,8	222.958	3,1	6.708	117,2
1972	61.672	45.176	7,3	701.263	113,5	15,5	204.450	4,5	3,4	27.948	25,1	9.856	71,2	228.739	3,1	6.505	108,8
1973	61.976	48.151	7,8	707.460	113,9	14,7	218.066	4,5	3,2	30.097	23,5	10.532	67,2	234.978	3,0	6.255	102,5
1974	62.054	51.041	8,2	716.530	115,6	14,0	238.312	4,7	3,0	32.716	21,9	11.298	63,4	242.994	2,9	5.958	106,0
1975	61.829	53.041	8,6	729.791	118,4	13,8	245.278	4,6	3,0	35.002	20,8	12.225	59,7	244.071	3,0	5.850	102,2
1976	61.531	54.648	8,9	726.846	118,3	13,3	247.642	4,5	2,9	35.674	20,4	12.435	58,5	236.971	3,1	5.751	105,6
1977	61.400	56.202	9,2	722.953	117,8	12,9	251.860	4,5	2,9	39.307	18,4	12.885	56,1	235.395	3,1	5.637	104,0
1978	61.326	59.564	9,7	714.879	116,6	12,0	260.341	4,4	2,7	40.590	17,6	13.447	53,2	235.927	3,0	5.541	104,7
1979	61.359	62.827	10,2	712.055	116,0	11,3	269.851	4,3	2,6	42.511	16,7	14.122	50,4	232.852	3,1	5.493	105,9

Akutkrankenhäuser

| Jahr | planmäßige Betten | | planmäßige Betten | | | Kh.-Ärzte | Pflegepers. | Pflegepers. | Stat.beh. | Verweil- |
	absolut	je 10.000 Einwohner	je Kh.-Arzt	je Facharzt	je Pflege-personal	im AK	im AK	je Kh.-Arzt	Kranke im AK	dauer Ø
1960	406.022	73,2	-	-	-	-	-	-	6.620.035	21,6
1961	413.927	73,7	-	-	-	-	-	-	6.719.593	21,4
1962	425.519	74,9	-	-	-	-	-	-	6.703.051	21,3
1963	418.341	72,9	-	-	-	-	-	-	6.833.178	20,7
1964	417.816	72,1	-	-	-	-	-	-	7.017.254	20,2
1965	423.219	72,2	13,9	24,6	4,7	30.447	90.046	3,0	7.147.753	20,0
1966	425.270	71,9	14,0	25,0	3,9	30.376	109.043	3,6	7.331.243	19,5
1967	434.299	73,3	13,4	25,0	3,7	32.410	117.378	3,6	7.506.290	19,3
1968	447.345	75,2	13,1	25,2	3,6	34.148	124.262	3,6	7.802.260	19,0
1969	454.055	75,6	12,4	24,7	3,5	36.617	129.730	3,5	8.049.600	18,6
1970	457.004	75,3	11,1	24,1	3,2	41.171	142.813	3,5	8.190.454	18,3
1971	465.946	76,0	10,5	23,0	3,0	44.375	155.315	3,5	8.465.700	17,9
1972	475.555	77,1	10,2	22,6	2,8	46.623	169.841	3,6	8.595.800	17,8
1973	481.142	77,6	9,9	21,9	2,7	48.600	178.200	3,7	8.731.800	17,6
1974	486.326	78,4	9,5	21,1	2,5	51.192	194.530	3,8	8.962.300	17,2
1975	489.756	79,2	9,1	19,6	2,4	53.819	204.065	3,8	9.032.121	16,7
1976	489.517	79,6	9,0	19,3	2,4	54.390	203.965	3,7	9.324.200	16,3
1977	487.566	79,4	8,8	18,6	2,4	55.405	203.152	3,7	9.557.500	15,8
1978	484.776	79,0	8,4	18,2	2,3	57.711	210.772	3,7	9.802.630	15,5
1979	478.888	78,0	8,0	17,6	2,2	59.861	217.676	3,6	9.812.400	15,2

Sonderkrankenhäuser

Jahr	planmäßige Betten absolut	planmäßige Betten je 10.000 Einwohner	je Kh.-Arzt	je Fach-Arzt	je Pflege-personal	Kh.-Ärzte im SK	Pflegepers. im SK	Pflegepers. je Kh.-Arzt	Stat.beh. Kranke	Verweildauer ∅
1960	177.492	32,0	-	-	-	-	-	-	730.189	106,6
1961	180.715	32,2	-	-	-	-	-	-	762.218	104,4
1962	179.413	31,6	-	-	-	-	-	-	830.103	99,0
1963	197.344	34,4	-	-	-	-	-	-	884.877	95,9
1964	201.572	34,8	-	-	-	-	-	-	935.492	92,5
1965	208.228	35,5	48,5	75,1	7,7	4.293	27.042	6,3	973.472	90,2
1966	215.102	36,4	40,6	67,4	7,1	5.298	30.296	5,7	1.040.789	85,5
1967	215.291	36,3	44,1	71,5	7,2	4.882	29.901	6,1	1.059.191	84,5
1968	218.201	36,7	45,3	73,1	7,3	4.816	29.890	6,2	1.071.980	83,4
1969	223.640	37,2	44,6	72,9	7,1	5.014	31.498	6,3	1.098.900	81,8
1970	226.250	37,3	41,7	73,1	6,9	5.425	32.789	6,0	1.147.251	77,8
1971	224.300	36,6	38,3	70,6	6,4	5.856	35.046	5,9	1.184.000	75,4
1972	225.700	36,6	37,0	69,2	6,2	6.100	36.403	5,9	1.233.700	71,5
1973	226.300	36,5	32,5	63,7	5,8	6.963	39.017	5,6	1.275.300	66,8
1974	230.200	37,1	31,8	61,0	5,8	7.239	39.689	5,5	1.338.600	63,4
1975	240.035	38,8	33,9	62,9	5,8	7.080	41.385	5,8	1.394.632	60,8
1976	237.329	38,6	29,6	56,0	5,5	8.017	43.150	5,4	1.333.600	61,2
1977	246.547	40,2	28,8	54,5	4,9	8.560	50.315	5,8	1.373.700	58,7
1978	230.103	37,5	24,7	48,8	5,1	9.316	45.118	4,8	1.407.282	57,2
1979	233.167	38,0	23,4	49,5	4,7	9.964	49.610	4,9	1.539.300	53,7

Akutkrankenhäuser

Jahr	Med.-Techn. Personal	Betten je MTP	Verw.-u.Wirtsch. Personal	Betten je VWP	Krankengymn. Mass.u.Badem.	Betten je KMB
1970	-	-	-	-	-	-
1971	-	-	-	-	-	-
1972	-	-	-	-	-	-
1973	-	-	-	-	-	-
1974	29.176	16,7	192.697	2,5	7.731	62,9
1975	31.077	15,6	192.627	2,5	8.064	60,7
1976	31.400	15,6	183.615	2,7	8.107	60,4
1977	34.433	14,2	181.507	2,7	8.320	58,6
1978	35.297	13,7	180.891	2,7	8.520	56,9
1979	36.514	13,1	179.181	2,7	8.860	54,0

Sonderkrankenhäuser

Jahr	Med.-Techn. Personal	Betten je MTP	Verw.-u.Wirtsch. Personal	Betten je VWP	Krankengymn. Mass.u.Badem.	Betten je KMB
1970	-	-	-	-	-	-
1972	-	-	-	-	-	-
1973	-	-	-	-	-	-
1974	3.540	65,0	53.294	4,3	3.567	64,5
1975	3.925	61,2	54.597	4,4	4.161	57,7
1976	4.328	54,8	53.356	4,4	4.274	55,5
1977	4.874	50,6	53.888	4,6	4.564	54,0
1978	5.293	43,5	55.036	4,2	4.927	46,7
1979	5.997	38,9	60.045	3,9	5.262	44,3

ANHANG ZU: KAPITEL III, PUNKT 6.2.

Jahr	Patienten insges.(1)	Patienten im Akutkrankenh.	%-Anteil an (1)	Patienten im Sonderkrankenh.	%-Anteil an (1)	Durchschnittliche Bettenauslastung (in %)			
						im Akutkrankenhaus	Δ%	im Sonderkrankenhaus	Δ%
1960	7.350.224	6.620.035	90,06	730.189	9,94	92,2		-	
1961	7.481.811	6.719.593	89,81	762.218	10,19	91,2	-1,0	-	
1962	7.533.154	6.703.051	88,98	830.103	11,02	87,9	-3,3	-	
1963	7.718.055	6.833.178	88,53	844.877	11,47	89,1	+1,2	-	
1964	7.952.746	7.017.254	88,26	935.492	11,76	89,4	+0,3	-	
1965	8.121.225	7.147.753	88,13	973.472	11,87	89,0	-0,4	-	
1966	8.372.032	7.331.243	87,57	1.040.789	12,43	88,6	-0,4	-	
1967	8.565.481	7.506.290	87,63	1.059.191	12,37	87,7	-0,9	95,8	
1968	8.874.240	7.802.260	87,92	1.071.980	12,08	87,3	-0,4	94,7	-1,1
1969	9.148.500	8.049.600	87,99	1.098.900	12,01	86,9	-0,4	93,2	-1,5
1970	9.337.705	8.190.454	87,71	1.147.251	12,29	86,8	-0,1	92,0	-1,2
1971	9.649.700	8.465.700	87,73	1.184.000	12,27	86,2	-0,6	93,2	+1,2
1972	9.829.500	8.595.800	87,45	1.233.700	12,55	85,1	-1,1	92,7	-1,0
1973	10.007.100	8.731.800	87,26	1.275.300	12,74	84,8	-0,3	86,5	-5,7
1974	10.300.900	8.962.300	87,01	1.338.600	12,99	84,1	-0,7	89,0	+2,5
1975	10.426.753	9.032.121	86,62	1.394.632	13,38	81,8	-2,3	86,2	-2,8
1976	10.657.800	9.324.200	87,49	1.333.600	12,51	82,2	+0,4	83,3	-2,9
1977	10.931.200	9.557.500	87,43	1.373.700	12,57	82,6	+0,4	83,6	+0,3
1978	11.209.912	9.802.630	87,45	1.407.282	12,55	83,4	+0,8	85,4	+1,8
1979	11.351.700	9.812.400	86,44	1.539.300	13,56	83,2	-0,2	87,3	+1,9

Die Entwicklung der Zahl der Krankengymnasten, Masseure und med. Bademeister in der BRD bis zum Jahre 2030 (in 1.000)

Jahr	Akutkrankenhaus			Sonderkrankenhaus			insgesamt		
	AI	AII	AIII	AI	AII	AIII	AI	AII	AIII
1980	8,2	8,2	8,2	5,7	5,7	5,7	13,8	13,8	13,8
1985	8,2	8,2	8,2	5,6	5,6	5,6	13,8	13,8	13,8
1990	8,2	8,2	8,2	5,6	5,6	5,6	13,8	13,8	13,8
1995	8,2	8,2	8,3	5,5	5,6	5,6	13,7	13,8	13,9
2000	8,2	8,3	8,4	5,5	5,6	5,7	13,7	13,9	14,0
2005	8,2	8,3	8,4	5,5	5,6	5,7	13,7	14,0	14,1
2010	8,1	8,3	8,4	5,4	5,6	5,6	13,5	13,9	14,0
2015	8,0	8,3	8,3	5,3	5,5	5,6	13,3	13,8	13,9
2020	7,8	8,2	8,3	5,2	5,4	5,5	12,9	13,6	13,7
2025	7,4	8,0	8,2	4,9	5,3	5,4	12,4	13,4	13,6
2030	7,1	7,8	8,0	4,7	5,2	5,3	11,7	13,0	13,3

Die Entwicklung der Zahl des Verwaltungs- und Wirtschaftspersonals in der BRD bis zum Jahre 2030 (in 1.000)

Jahr	Akutkrankenhaus			Sonderkrankenhaus			insgesamt		
	AI	AII	AIII	AI	AII	AIII	AI	AII	AIII
1980	163,1	163,1	163,1	64,2	64,2	64,2	227,3	227,3	227,3
1985	163,9	163,9	163,9	64,0	64,0	64,0	227,9	227,9	227,9
1990	164,1	164,3	164,5	63,5	63,7	63,7	227,7	228,0	228,2
1995	163,7	164,9	165,5	63,0	63,5	63,7	226,7	228,4	229,2
2000	163,9	166,4	167,7	62,9	63,8	64,3	226,8	230,2	232,0
2005	163,3	166,8	168,6	62,4	63,8	64,4	225,7	230,6	233,0
2010	161,8	166,5	168,0	61,6	63,4	64,0	223,4	230,0	232,0
2015	159,2	165,6	166,7	60,4	62,8	63,3	219,6	228,4	230,0
2020	155,0	163,9	165,1	58,6	61,9	62,4	213,6	225,8	227,5
2025	148,9	160,7	163,1	56,0	60,4	61,4	204,9	221,1	224,5
2030	141,5	156,5	160,4	52,9	58,5	58,5	194,4	215,0	218,9

Die Entwicklung der Zahl der Krankenpflegepersonen in der BRD bis zum Jahre 2030 (in 1.000)

Jahr	Akutkrankenhaus			Sonderkrankenhaus			insgesamt		
	AI	AII	AIII	AI	AII	AIII	AI	AII	AIII
1980	200,2	200,2	200,2	53,3	53,3	53,3	253,5	253,5	253,3
1985	201,1	201,1	201,1	53,1	53,1	53,1	254,2	254,2	254,2
1990	201,4	201,7	201,9	52,8	52,9	52,9	254,2	254,6	254,8
1995	201,0	202,4	203,1	52,3	52,7	52,9	253,3	255,1	256,0
2000	201,2	204,2	205,8	52,2	53,0	53,3	253,4	257,2	259,1
2005	200,4	204,7	206,9	51,8	52,9	53,5	252,2	257,6	260,4
2010	198,6	204,4	206,2	51,1	52,6	53,1	249,7	257,0	259,3
2015	195,4	203,2	204,5	50,1	52,1	52,5	245,5	255,3	257,0
2020	190,2	201,1	202,6	48,6	51,4	51,8	238,8	252,5	254,4
2025	182,8	197,2	200,2	46,5	50,1	50,9	229,3	247,3	251,1
2030	173,7	192,0	196,9	43,9	48,6	49,8	217,6	240,6	246,7

Die Entwicklung der Zahl des medizinische-technischen Personals in der BRD bis zum Jahre 2030(in 1.000)

Jahr	Akutkrankenhaus			Sonderkrankenhaus			insgesamt		
	AI	AII	AIII	AI	AII	AIII	AI	AII	AIII
1980	33,6	33,6	33,6	6,4	6.4	6,4	40,1	40,1	40,1
1985	33,8	33,8	33,8	6,4	6,4	6,4	40,2	40,2	40,2
1990	33,8	33,9	33,9	6,4	6,4	6,4	40,2	40,3	40,3
1995	33,7	34,0	34,1	6,3	6,4	6,4	40,1	40,4	40,5
2000	33,8	34,3	34,6	6,3	6,4	6,4	40,1	40,7	41,0
2005	33,6	34,4	34,7	6,3	6,4	6,5	39,9	40,8	41,2
2010	33,4	34,3	34,6	6,2	6,4	6,4	39,5	40,7	41,0
2015	32,8	34,1	34,4	6,1	6,3	6,3	38,9	40,4	40,7
2020	31,9	33,8	34,0	5,9	6,2	6,3	37,8	40,0	40,3
2025	30,7	33,1	33,6	5,6	6,1	6,2	36,3	39,2	39,8
2030	29,2	32,3	33,0	5,3	5,9	6,0	34,5	38,1	39,1

Afheldt, Heik et al.: Infrastrukturbedarf bis 1980. Eine Be-
darfs- und Kostenschätzung notwendiger Verkehrs-, Bildungs-
und Versorgungseinrichtungen für die Bundesrepublik Deutschland. Stuttgart 1967.

Albrecht, Matthias; Heinrich, Gregor: Stellungnahme zur Ärzteschwemme. In: Jahrbuch für kritische Medizin, Band 3, 1978,
S. 8-13.

Alex, Laszlo et al.: Angebot und Bedarf an hochqualifizierten
Arbeitskräften in der Bundesrepublik Deutschland bis 1980 -
Arbeitskräftebilanz und Intensivanalyse - Schriftenreihe
Hochschule 8. Hrsg.: Bundesministerium für Bildung und Wissen-
schaft. München 1972.

Allkotte, Heinz. A.: Hintergründe der Kostenentwicklung im Gesundheitswesen. In: Jahrbuch für Sozialwissenschaft, 31/1980/3,
S. 355-372.

Appleman, Jack et al.: Population Change and Public Resource Re-
quirements: The Impact of Future United States Demographic
Trends on Education, Welfare, and Health Care. In: Economic
Aspects of Population Change, Vol. II, ed. by Morss, E.R.;
Reed, R.H., Washington 1972, S. 189-232.

Bauhofer, F.A.: Ursachen für Strukturveränderungen des Bedarfs,
der Nachfrage und des Angebots an medizinischen Leistungen.
In: Arzt und Krankenhaus, Vol. 1(5) 1976, S. 10-16.

Baumgarten, Joachim: Kosten und Finanzierung der Krankenhausleistungen. Mainz 1972.

Beske, Fritz: Gesundheitswesen, Gesundheitspolitik und Wissenschaft. Pharma-Dialog 30, hrsg. vom Bundesverband der pharmazeutischen Industrie. Frankfurt a.M. 1974.

Beske, Fritz: Kassenärztliche Bedarfsplanung. Heftreihe des Zentralinstituts für die kassenärztliche Versorgung in der Bundesrepublik Deutschland, Heft 9. Köln-Lövenich 1977.

Beske, Fritz; Rüschmann, Hans-H.: Zur Problematik von Personalprognosen im Gesundheitswesen. Köln-Lövenich 1977.

Beske, Fritz; Zalewski, Thomas: Gesetzliche Krankenversicherung.
Analysen - Probleme - Lösungsansätze. Hrsg.: Institut für
Gesundheits-System-Forschung Kiel.Kiel 1981.

Birg, Herwig: Entwicklung der deutschen und der ausländischen Wohnbevölkerung in der Bundesrepublik Deutschland. In: DIW-Wochenbericht 50/1978, S. 475-480.

Birg, Herwig: Berechnung zur langfristigen Bevölkerung in den 343 kreisfreien Städten und Landkreisen der Bundesrepublik Deutschland. In: DIW-Vierteljahreshefte 2/1980, S. 191-216.

Brasche, U.: Nur vorübergehende Entlastung des Arbeitsmarktes durch Rückwanderung ausländischer Arbeitnehmer. In: DIW-Wochenbericht 13/1978, S. 125-131.

Brennecke, Ralph et al.: Datenquellen für Sozialmedizin und Epidemiologie. Berlin, Heidelberg, New York 1981.

Brenner, Gerhard; Boese, Jürgen: Materialsammlung zur Inanspruchnahme niedergelassener Ärzte in Lindau. Köln 1980.

Brenner, Gerhard; Schwartz, F.W.: Der Bedarf an Ärzten in der kassenärztlichen Versorgung 1978 bis 1990. Hrsg.: Zentralinstitut für die kassenärztliche Versorgung in der Bundesrepublik Deutschland. Köln 1978.

Bruckenberger, Ernst: Planungsanspruch und Planungswirklichkeit im Gesundheitswesen - Am Beispiel Krankenhaus. Köln 1978.

Brüggemann, Ingar; Schwefel, Dieter; Zöllner, Herbert (Hrsg.): Bedarf und Planung im Gesundheitwesen. Eine internationale Aufsatzsammlung. Köln-Lövenich 1978.

Bund-Länder-Kommission für Bildungsplanung (Hrsg.): Bildungsgesamtplan, Band I und II. Stuttgart 1973.

Bundesärztekammer: Die Aussichten im ärztlichen Beruf. Flugblatt an die Oberprimaner und deren Eltern. Abgedruckt in: Ärztliche Mitteilungen, Nr. 5, 1961, S. 231-232.

Bundesärztekammer (Hrsg.): Tätigkeitsbericht 1970/71. Köln 1971.

Bundesminister des Innern (Hrsg.): Bericht über die Bevölkerungsentwicklung in der Bundesrepublik Deutschland. 1. Teil: Analyse der bisherigen Bevölkerungsentwicklung und Modellrechnungen zur künftigen Bevölkerungsentwicklung. Drucksache 8/4437 vom 8.8.1980.

Bundesminister für Arbeit und Sozialordnung (Hrsg.): Die Struktur der Ausgaben im Gesundheitsbereich und ihre Entwicklung seit 1970 - Vertiefende Untersuchung zur Aussagefähigkeit der amtlichen Statistik. Bonn 1978.

Bundesminister für Arbeit und Sozialordnung (Hrsg.): Unsere soziale Sicherheit hat Bestand. Neues Sozialversicherungsgesetz 1982. 2. Aufl., Bonn 1982.

Bundesminister für Jugend, Familie und Gesundheit (Hrsg.): Die Lage der Familien in der Bundesrepublik Deutschland. - Dritter Familienbericht - Bericht der Sachverständigenkommission der Bundesregierung (Untersuchung durch die Bundesregierung) Deutscher Bundestag-8.Wahlperiode,Drucksache 8/3121 v. 20.8.1979.

Bundesminister für Jugend, Familie und Gesundheit (Hrsg.): Daten des Gesundheitswesens - Ausgabe 1980 - Schriftenreihe des BMJFG, Bd. 151. Bonn 1980.

Bundesminister für Wirtschaft (Hrsg.): Wirtschaftspolitische
    Implikationen eines Bevölkerungsrückgangs. Gutachten des
    wissenschaftlichen Beirats beim Bundesministerium für Wirt-
    schaft, Studien-Reihe 28. Bonn 1980.

Bundesverband der deutschen Zahnärzte e.V. (Hrsg.): Geschäfts-
    bericht für das Jahr 1974. Köln 1975.

Bundesverband der Ortskrankenkassen (Hrsg.): Statistik der Orts-
    krankenkassen. Krankheitsarten-, Krankheitsursachen- und
    Sterblichkeitsstatistik 1978. Bonn-Bad Godesberg 1980.

Bundesverband der Pharmazeutischen Industrie e.V. (Hrsg.): Pharma
    Daten 79. Frankfurt a.M. 1979.

Buttler, Günter: Bevölkerungsrückgang in der Bundesrepublik Deutsch-
    land. Köln 1979.

Bussche, Rik van den; Krähe, Horst: Der Numerus Clausus in der
    Medizin: Daten, Entwicklungszusammenhänge und Analyse. In:
    Kommunikation - Sonderheft "Beiträge zur Bildungsplanung"
    1970, S. 15-38.

Bussche, Rik van den; Krähe, Horst: Zur Prognose des Ärztebedarfs
    in der Bundesrepublik Deutschland seit 1960. In: Analyse des
    Gesundheitssystems; hrsg. von Volksholz, V. et al., S. 341-
    367, Frankfurt a.M. 1974.

Cooper, Barbara S.; Worthington, Nancy L.: Age Differences in
    Medical Care Spending Fiscal Year 1972. In: Social Security
    Bulletin 36 (5), 1973, S. 3-15.

Davis, Karen: National Health Insurance: Benefits, Costs, and
    Consequences. Washington D.C. 1975.

Deneke, Volrad J.F.; Thust, Wolfdieter: Die ärztliche Versorgung
    in der Bundesrepublik Deutschland. Ergebnisse der Ärzte-
    statistik zum 31. Dezember 1979. In: Deutsches Ärzteblatt
    22/1980, S. 1467-1482.

Deneke, Volrad J.F.; Thust, Wolfdieter: Die ärztliche Versorgung
    in der Bundesrepublik Deutschland. Ergebnisse der Ärzte-
    statistik zum 31. Dezember 1980. In: Deutsches Ärzteblatt
    16/1981, S. 755-797.

Denton, Frank T.; Spencer, Byron G.: Health-Care Costs When the
    Population Changes. In: The Canadian Journal of Economics,
    Vol. 8 (1975), No. 1, S. 34-48.

Deutsches Institut für Wirtschaftsforschung (Hrsg.): Simulations-
    rechnungen zur Bevölkerungsentwicklung in der Bundesrepublik
    Deutschland für Deutsche und Ausländer bis zum Jahre 2030
    (o.V.). DIW-Wochenbericht 24/1981, S. 263-271.

Deutsche Krankenhausgesellschaft: Anhaltszahlen für die Besetzung
    der Krankenhäuser mit Pflegekräften. In: Das Krankenhaus
    10/1975, S. 420-426.

Deutsches Krankenhausinstitut: Untersuchungen über die personellen
und finanziellen Entlastungsmöglichkeiten der Krankenhausversorgung durch Differenzierung der Krankenhausaktivitäten nach
vollstationärer und semistationärer Versorgung. Hrsg. vom
Bundesminister für Arbeit und Sozialordnung. Bonn 1978.

Dunnell, Karen; Holland, W.W.: Planung im Gesundheitsdienst. In:
Handbuch der Sozialmedizin, Bd. I, hrsg. von Blohmke, M. et
al., Stuttgart 1975, S. 340-362.

Eberle, Gudrun; Geißler, Ulrich: Personalentwicklung im Gesundheitswesen in Vergangenheit und Zukunft. WIdO-Materialien
Bd. 2, hrsg. vom Wissenschaftlichen Institut der Ortskrankenkassen. Bonn-Bad Godesberg 1978.

Eberle, Gudrun; Geißler, Ulrich: Gesundheitswesen und Arbeitsmarkt. In: Die Ortskrankenkasse 15/1978, Sonderdruck.

Eberle, Gudrun; Geißler, Ulrich; Hoffmann, Herbert: Kassenärztliche
Bedarfsplanung. WIdO-Schriftenreihe Bd. 1, hrsg. vom Wissenschaftlichen Institut der Ortskrankenkassen. Bonn 1978.

Ehrlich, David Alan: The Health-Care Cost Explosion: Which Way
Now? Bern, Stuttgart, Wien 1975.

Eichhorn, Siegfried: Über den Bedarf an medizinischen Leistungen,
insbesondere Krankenhausleistungen. Berichte in zwangloser
Folge, Nr. 28, April 1967. Hrsg.: Deutsches Krankenhausinstitut e.V., Düsseldorf 1967.

Eichhorn, Siegfried: Krankenhausbetriebslehre, Bd. II, 3. Aufl.
Köln 1976.

Eichhorn, Siegfried: Krankenhausplanung. In: Handbuch der Sozialmedizin Bd. III, hrsg. von Blohmke, M. et al., Stuttgart 1976,
S. 324-342.

Eichner, Harald: Gesundheitsvorsorge und Krankheitsfrüherkennung,
Teil 1: Bestandsaufnahme. WIdO-Materialien Bd. 4, hrsg. vom
Wissenschaftlichen Institut der Ortskrankenkassen. Bonn 1979.

Elsholz, Konrad: Krankenhäuser. Stiefkinder der Wohlstandsgesellschaft. Baden-Baden 1969.

Engler, Hermann: Planungsprobleme im Gesundheitswesen. Zürich 1970.

Esenwein-Rothe, Ingeborg: Modelle für eine Bevölkerungsprojektion
und die Grenze ihrer Aussagekraft. In: Jahrbücher für Nationalökonomie und Statistik, Heft 1, Bd. 193 (1978), S. 54-83.

Feichtinger, Gustav: Stochastische Modelle demographischer Prozesse.
Berlin, Heidelberg, New York 1971.

Feichtinger, Gustav: Bevölkerungsstatistik. Berlin, New York 1973.

Feldstein, Martin S.: Facing the Social Security Crises. In:
     The Public Interest 47(1977), S. 88-100.

Feldstein, Martin S.: Hospital Costs and Health Insurance.
     Cambridge, Mass., London 1981.

Feldstein, Paul J.: Health Care Economics. New York 1979.

Flaskämper, Paul: Bevölkerungsstatistik. Hamburg 1962.

Fleissner, Peter K.: Das österreichische Gesundheitswesen im
     ökonomischen, demographischen und politischen Kontext. Ein
     Simulationsmodell. Göttingen 1977.

Freudenberg, Karl: Gutachten über den voraussichtlichen Bedarf
     an ärztlichem Nachwuchs. In: Stiftung zur Förderung der
     wissenschaftlichen Forschung über Wesen und Bedeutung der
     freien Berufe (Hrsg.): Der voraussichtliche Bedarf an ärzt-
     lichem Nachwuchs. Köln, Berlin 1962.

Frey, René L., Leu, Robert E.: Demographie und Inzidenz der öffent-
     lichen Ausgaben im Gesundheitswesen. In: Schweizerische Zeit-
     schrift für Volkswirtschaft und Statistik, 3/1981, S. 319-336.

Geißler, Heiner: Krankenversicherungs-Budget. Eine Vorausschätzung
     der finanziellen Entwicklung der gesetzlichen Krankenversi-
     cherung für die Jahre 1973 bis 1978 sowie eine Analyse der
     Entwicklung in den Jahren 1960 bis 1973. Mainz 1974.

Geißler, Heiner: Krankenversicherungs-Budget '80 - Eine Voraus-
     schätzung der finanziellen Entwicklung der gesetzlichen Kran-
     kenversicherung für die Jahre 1975 bis 1980 sowie Modelle zur
     Beurteilung extremer Positionen zur Lösung der Kostenproblema-
     tik. Mainz 1976.

Geißler, Ulrich: Verlust an Lebensjahren: ein neuer Gesundheits-
     indikator. In: Medizin Mensch Gesellschaft, 5(1980),
     S. 111-118.

Geißler, Ulrich; Großjohann, Klaus W.; Scharf, Bodo: Bevölkerungs-
     entwicklung, Alterssicherung und Gesundheitswesen. In: Be-
     völkerungsentwicklung und nachwachsende Generation, hrsg. vom
     BMJFG, Bd. 93, Bonn 1980, S. 134-174.

Gerlach, Knut: Sozialpolitische Überlegungen zur Gesundheitsvor-
     sorge in der BRD. In: Das öffentliche Gesundheitswesen,
     35/1973, S. 8-14.

Gilderdale, Susie; Holland, W.W.: Die Entwicklung der Präventiv-
     medizin in der westlichen Welt. In: Handbuch der Sozialmedi-
     zin, Bd. II, hrsg. von Blohmke, M. et al., Stuttgart 1977,
     S. 473-481.

Gottsleben, Volkmar: Kollers Ärzteprognosen aufgrund der Volks- und
     Berufszählung von 1961. In: Materialien aus der Arbeitsmarkt-
     und Berufsforschung, Nr. 11/1971.

Gottsleben, Volkmar: Untersuchungen zum Ärztebedarf. In: Materialien
     aus der Arbeitsmarkt- und Berufsforschung, Nr. 32/1971.

Gottsleben, Volkmar; Tessaring, Manfred: Kritischer Überblick über
     Methoden der Akademikerprognose in Deutschland. In: Materialien
     aus der Arbeitsmarkt- und Berufsforschung, Nr. 9/1970.

Graeve, Karl-Heinz: Personalbedarf der Krankenhäuser für den Pflege-
     bereich. In: Betriebskrankenkasse, 6/1976, S. 165-170.

Grupp, R.: Entwicklung der Ärztezahl. In: Bundesarbeitsblatt 12/1978,
     S. 541-545.

Gülicher, H.; Gürtler, H.H.; Lund, H.: Alternative Vorausschätzun-
     gen der Nachfrage nach Humanmedizinern, Zahnmedizinern und
     Apothekern in Nordrhein-Westfalen für den Zeitraum 1971-1981.
     In: Strukturförderung im Bildungswesen des Landes Nordrhein-
     Westfalen Band 8: Beiträge zur Hochschulplanung, Düsseldorf
     1969, S. 71-80.

Heidrich, Paul: Inanspruchnahme der gesetzlichen Früherkennungs-
     maßnahmen. In: Betriebskrankenkasse 4/1978, S. 166-167.

Heiler, Siegfried: Der Geburtenrückgang in der Bundesrepublik und
     seine Auswirkungen. Forschungsbericht der Abteilung Statistik
     der Universität Dortmund. Dortmund 1978.

Heim, Alfred: Ärztebedarf und ärztlicher Nachwuchs. Eine Voraus-
     schätzung bis 1975. In: Deutsche medizinische Wochenschrift,
     86. Jg. 1961, Nr. 30, S. 1439-1446.

Heinz, Hans: Medizinisch-technischer Assistent, Medizinischer La-
     borant und andere Medizinallaboranten. In: Materialien aus
     der Arbeitsmarkt- und Berufsforschung, Nr. 5/1971.

Heinz, Hans; Stooß, Friedemann: Die Krankenpflegeberufe Kranken-
     schwester, Krankenpfleger, Helfer in der Krankenpflege (Kran-
     kenpflegehelfer u.a.). In: Materialien aus der Arbeitsmarkt-
     und Berufsforschung, Nr. 18/1970.

Heinz, Hans; Stooß, Friedemann: Masseur/Krankengymnast. In: Mate-
     rialien aus der Arbeitsmarkt- und Berufsforschung, Nr. 1/1971.

Heinz, Hans; Stooß, Friedemann: Die Hebamme. In: Materialien aus
     der Arbeitsmarkt- und Berufsforschung, Nr. 9/1971.

Helberger, Christof: Soziale Indikatoren für das Gesundheitswesen
     der BRD. In: Allgemeines Statistisches Archiv, Bd. 1/1976,
     S. 29-63.

Henke, Klaus-Dirk: Öffentliche Gesundheitsausgaben und Verteilung.
     Göttingen 1977.

Henke, Klaus-Dirk: Ökonomische Aspekte der Gesundheitsversorgung
     der Über-Sechzigjährigen. In: Zeitschrift für Gerontologie,
     Vol. 13 (1980), S. 304-312.

Herder-Dorneich, Philipp: Die Kostenexplosion und ihre Steuerung
im Gesundheitswesen. Köln 1976.

Höfner und Partner: Voraussichtliche Entwicklung des Angebots und
Bedarfs an Pharmazeuten unter Einbeziehung der pharmazeutischen
Hilfsberufe bis zum Jahr 2000. In: Materialien zur Bildungs-
planung. Hochschulabsolventen im Beruf, Heft 6. Hrsg.: Der
Bundesminister für Bildung und Wissenschaft. Bonn 1976.

Innenminister des Landes Nordrhein-Westfalen (Hrsg.): Bericht der
Kommission zur Erstellung eines Krankenhausplanes für das
Land Nordrhein-Westfalen 1968-1980. Siegen 1969.

Jöckel, Karl-Heinz; Pflaumer, Peter: Demographische Anwendungen
neuerer Zeitreihenverfahren. In: Zeitschrift für Bevölkerungswissenschaft, 4/1981, S. 519-542.

Kaufmann, Franz-Xaver: Die Überalterung - Ursachen, Verlauf,
wirtschaftliche und soziale Auswirkungen des demographischen
Alterungsprozesses. Zürich, St. Gallen 1960.

Keynes, John M.: Some Economic Consequences of a Declining Popula-
tion. "The Eugenics Review" (1937). Abgedruckt in: Moggridge,
Donald (Hrsg.): The Collected Writings of John Maynard Keynes,
Vol. XIV, The General Theory and After, Part II, Defence and
Development, London 1973, S. 124-134.

Klarman, Herbert: The Economics of Health. New York, London 1965.

Klarman, Herbert (Ed.): Empirical Studies in Health Economics.
Baltimore 1970.

Knoblich,Ines: Die Krankheitsfrüherkennung in der ambulanten
Versorgung. Berlin 1978.

König, René: Strukturwandlungen unserer Gesellschaft und einige
Auswirkungen auf die Krankenversicherung. In: Kölner Zeit-
schrift für Soziologie und Sozialpsychologie, 10.Jg. 1958,
S. 115-133.

Koller, Siegfried et al.: Zahl, Struktur und Nachwuchsbedarf der
Ärzte. Ergebnisse der Volks- und Berufszählung 1961, ergänzt
auf den Stand von 1967; hrsg. vom Bundesministerium für
Jugend, Familie und Gesundheit, Bonn-Bad Godesberg 1970.

Krafft, Alexander; Sanders, Hermann; Straumann, Peter R., unter
der Leitung von Widmaier, Hans Peter: Der Zusammenhang zwischen sozioökonomischen Indikatoren und Beständen an Erwerbspersonen nach Fachrichtungen unterschiedlichen Bildungsniveaus
für die Bundesrepublik Deutschland für 1961-1980. Regensburg
1971.

Lefelmann, Gerd: Das Zahnärzteangebot bis zum Jahre 2000. WIdO-
Materialien Bd. 3, hrsg. vom Wissenschaftlichen Institut der
Ortskrankenkassen, Bonn 1978.

Lefelmann, Gerd; Geißler, Ulrich: Das Ärzteangebot bis zum Jahre
2000. WIdO-Schriftenreihe Bd. 2, hrsg. vom Wissenschaftlichen
Institut der Ortskrankenkassen, Bonn 1978.

Leslie, H.P.: On the Use of Matrics in Certain Population Mathematics. In: Biometrika, Vol. 33, Oxford 1945, S. 183-212.

Liefmann-Keil, E.: Der Pflegenotstand. In: Handbuch der Sozial-
    medizin, Bd. III, hrsg. von Blohmke, M. et al., Stuttgart
    1976, S. 342-350.

Linder, Peter: Zur Ausgabenentwicklung im Gesundheitswesen, Modell-
    rechnungen für die zukünftige Entwicklung. In: Baden-Württem-
    berg in Wort und Zahl, 28/1980, S. 40-48.

Lopez, Alvaro: Problems in Stable Population Theory. Princeton,
    N.J. 1961.

Lubecki, Paul: Eigen- und Fremdbild der Zahnärzte - Eine empiri-
    sche Untersuchung über Status, Funktion und Ansehen eines
    freien Heilberufs. Institut für freie Berufe an der Friedrich-
    Alexander-Universität Erlangen-Nürnberg. Nürnberg 1972.

Luptacik, Mikulas: Zur Einschätzung ökonomischer Auswirkungen
    demographischer Prozesse. In: Feichtinger, Gustav (Hrsg.):
    Stationäre und schrumpfende Bevölkerungen. Berlin, Heidelberg,
    New York 1977, S. 209-236.

Malthus, Thomas, R.: An Essay on the Principle of Population,
    3. Aufl., London 1803. Auszugsweise abgedruckt in: Overbeek,
    Johannes (Hrsg.): The Evolution of Population Theory. A Do-
    cumentary Sourcebook. Westport, London 1977, S. 11-20.

McKinsey & Co., Inc.: Ausbildungsbedarf für Mediziner bis zum Jahre
    2000. Zusammenfassung der Untersuchungsergebnisse. In: Mate-
    rialien zur Bildungsplanung. Hochschulabsolventen im Beruf,
    Heft 1, Hrsg.: Der Bundesminister für Bildung und Wissenschaft.
    Bonn 1974.

Metz, Herbert (Hrsg.): Reform des Gesundheitssystems. Berlin,
    New York 1977.

Mikat, Berthold: Demographie und Medizin. In: Handbuch der Sozial-
    medizin, Bd. I, hrsg. von Blohmke, M. et al., Stuttgart 1975,
    S. 380-399.

Müller, Hubertus: Der zukünftige Bedarf an Krankenhausbetten und
    seine Kosten. In: Das Krankenhaus 10/1970, S. 378-382.

Nebel, R.: Ärztebedarf. Eine Untersuchung über den erforderlichen
    Ersatzbedarf an Nachwuchsärzten. In: Stiftung zur Förderung
    der wissenschaftlichen Forschung über Wesen und Bedeutung der
    freien Berufe (Hrsg.): Der voraussichtliche Bedarf an ärzt-
    lichem Nachwuchs. Köln, Berlin 1962.

Oberender, Peter: Mehr Wettbewerb im Gesundheitswesen. In: Jahr-
    buch für Sozialwissenschaft, 31/1980/2, S. 145-176.

Parmentier, Klaus: Der Apotheker. Berufsentwicklung nach der Volks-
    und Berufszählung 1950 und 1961 und weiteren statistischen
    Unterlagen. In: Materialien aus der Arbeitsmarkt- und Berufs-
    forschung, Nr. 27/1971.

Patz, J.; Naujoks, R.: Morbidität und Versorgung der Zähne in der
    Bevölkerung der Bundesrepublik Deutschland. In: Deutsche Zahn-
    ärztliche Zeitschrift, 35, 1980, S. 259-264.

Presse- und Informationsamt der Bundesregierung (Hrsg.): Gesell-
    schaftliche Daten 1979. Reihe: Berichte und Dokumentation,
    Bd. 20, Bonn 1979.

Riese, Hajo: Die Entwicklung des Bedarfs an Hochschulabsolventen
    in der Bundesrepublik Deutschland. Wiesbaden 1967.

Rosenberg, Peter: Möglichkeiten der Reform des Gesundheitswesens
    in der Bundesrepublik Deutschland. Göttingen 1975.

Rosenberg, Peter: Kostenvergleich der Systeme der Gesundheits-
    sicherung zwischen den Niederlanden und der BRD. Hrsg. vom
    Bundesministerium für Arbeit und Sozialordnung. Bonn 1978.

Salowski, Heinz; Seffen, Achim: System- und Kostenvergleich der
    Gesundheitssicherung in 6 europäischen Industriestaaten.
    Schriftenreihe des Zentralinstituts für die kassenärztliche
    Versorgung in der Bundesrepublik.Deutschland, Bd. V, Köln
    1976.

Schär, M.; Bickel, J.: Auswirkungen der Siedlungsform auf den
    Gesundheitszustand. In: Zeitschrift für Präventivmedizin,
    11(1966), S. 496-505.

Schicke, Romuald K.: Präventivmedizin: Kosten und Nutzen. Schrif-
    tenreihe des Hartmannbundes, Bonn-Bad Godesberg 1977.

Schicke, Romuald K.: Soziale Sicherung und Gesundheitswesen.
    Stuttgart, Berlin, Köln, Mainz 1978.

Schicke, Romuald K. : Ökonomie des Gesundheitswesens. Göttingen
    1981.

Schwartz, F. W. et al.: Strukturelle und materielle Aspekte der
    zukünftigen Versorgung. Hrsg.: Zentralinstitut für die kassen-
    ärztlichen Versorgung. Köln 1977.

Schwarz, Karl: Methoden und Bevölkerungsvorausschätzung unter Be-
    rücksichtigung regionaler Gesichtspunkte. Hannover 1975.

Schwarz, Karl: Public Health Implications of Stationary and De-
    clining Populations. In: World Health Statistics Report,
    Vol. 30, 1977, S. 340-354.

Schwarz, Karl: Auswirkungen der Bevölkerungsentwicklung auf das
    Gesundheitswesen. In: Zbl.Bak.Hyg., Abt. Orig. B. 166,
    S. 281-291 (1978).

Schwarz, Karl: Auswirkungen einer rückläufigen Bevölkerungsent-
    wicklung auf das Gesundheitswesen. In: Konsequenzen des Ge-
    burtenrückgangs für ausgewählte Politikbereiche, hrsg. vom
    BMJFG, Bd. 58, Bonn 1978, S. 78-96.

Schwarz, Karl: Implications for Public Health of Stationary and
    Declining Populations. In: Social, Economics and Health
    Aspects of Low Fertility. NIH Publications No. 80-100,
    Washington D.C. 1980, S. 261-271.

Schwefel, Detlef; Brüggemann, Ingar; Zöllner, Herbert: Bedarfsplanung im Gesundheitswesen. Ein Überblick über Probleme
   und internationale Ansätze. In: Bedarf und Planung im Gesundheitswesen, hrsg. von Brüggemann, I. et al., Köln-Lövenich 1978, S. 11-22.

Seyfarth, L.: Zur Ökonomik des Gesundheitssicherungssystems und
   präventiven Steuerung. Frankfurt a.M. 1981.

Siebeck, Theo: Zur Kostenentwicklung in der Krankenversicherung.
   Ursachen und Hintergründe. Bonn 1976.

Smigielski, Edwin: Die konzertierte Aktion im Gesundheitswesen
   als Steuerungsinstrument für die Honorarverhandlungen zwischen Krankenkassen und kassenärztlichen Vereinigungen.
   Bochum 1980.

Specht, Karl Gustav et al.: Die voraussichtliche Entwicklung von
   Angebot und Bedarf an Zahnmedizinern bis zum Jahr 2000. In:
   Materialien zur Bildungsplanung. Hochschulabsolventen im
   Beruf, Heft 5. Hrsg.: Der Bundesminister für Bildung und
   Wissenschaft, Bonn 1976.

Statistisches Bundesamt (Hrsg.) 1963: Fachserie A, Bevölkerung
   und Kultur, Reihe 7, Gesundheitswesen, Sonderbeiträge: Sterbefälle nach Todesursachen, Altersgruppen und Familienstand
   1961 sowie Sterbefälle nach Todesursachen, Altersgruppen und
   Gemeindegrößenklassen 1961.

-   1968: Kranke Personen im April 1966 nach Krankheitsgruppen
    Erwerbstätigkeit und Gemeindegrößenklassen. Ergebnis des
    Mikrozensus. In: Wirtschaft und Statistik, 10/1968, S. 491-
    495 und S. 556*-558*.

-   1973(a) Personen in zahnärztlicher Behandlung 1970. Ergebnis
    der Zusatzbefragung zum Mikrozensus über Krankheiten und Un-
    fälle im Oktober 1970. In: Wirtschaft und Statistik, 3/1973,
    S. 467.

-   1973(b): Gebietsreform und Zahl der Gemeinden nach Größen-
    klassen. In: Wirtschaft und Statistik, 7/1973, S. 403-405
    und S. 369*.

-   1973(c): Statistisches Jahrbuch der Bundesrepublik Deutsch-
    land 1973.

-   1974(a): Allgemeine Sterbetafel 1970/72. In: Wirtschaft und
    Statistik, 7/1974, S. 392*-395*.

-   1974(b): Fachserie A, Bevölkerung und Kultur, Reihe 1, Gebiet
    und Bevölkerung, Sonderbeitrag: Vorausschätzung der Bevölke-
    rung für die Jahre 1972-2000.

-   1975: Zur Situation der älteren Menschen. In: Wirtschaft und
    Statistik, 10/1975, S. 670-674.

-   1976: Kranke und unfallverletzte Personen. In: Wirtschaft und
    Statistik, 9/1976, S. 554-560.

- 1977: Die Lebensverhältnisse älterer Menschen 1977.

- 1979(a): Fachserie 1, Bevölkerung und Erwerbstätigkeit, Reihe 3, Haushalte und Familien 1977.

- 1979(b): Entwicklung der Zahl der deutschen Privathaushalte 1961 bis 1990. In: Wirtschaft und Statistik, 9/1979, S. 649-651.

- 1980(a): Kranke und unfallverletzte Personen, Körpergewicht und Rauchgewohnheiten als Risikofaktoren. Ergebnis des Mikrozensus April 1978. In: Wirtschaft und Statistik, 12/1980, S. 862-868.

- 1980(b): Fachserie 1, Bevölkerung und Erwerbstätigkeit, Reihe 4.1.2., Berufe, Ausbildung und Arbeitsbedingungen der Erwerbstätigen 1978. Ergebnis des Mikrozensus.

- 1980(c): Fachserie 11, Bildung und Kultur, Reihe 2, Berufliches Schulwesen 1978.

- 1980(d): Fachserie 12, Gesundheitswesen, Reihe 5, Berufe des Gesundheitswesens 1978.

- 1980(e): Fachserie 12, Gesundheitswesen, Reihe 6, Krankenhäuser 1978.

- 1980(f): Fachserie 1, Bevölkerung und Erwerbstätigkeit, Reihe 2, Bevölkerungsbewegung 1979.

- 1980(g): Fachserie 12, Gesundheitswesen, Reihe S 2, Ausgaben für Gesundheit 1970 bis 1978.

- 1981(a): Statistisches Jahrbuch der Bundesrepublik Deutschland 1981.

Steger, Almut: Haushalte und Familien bis zum Jahr 2000. Eine mikroanalytische Untersuchung für die Bundesrepublik Deutschland. Frankfurt a.M., New York 1980.

Steinmann, Gunter: Das Bevölkerungsproblem in den volkswirtschaftlichen Lehrmeinungen. In: Olechowsky, Richard (Hrsg.): Geburtenrückgang - besorgniserregend oder begrüßenswert? Wien, Freiburg, Basel 1980, S. 99-112.

Steinmann, Gunter: A Model of the Economic-Demographic System. Arbeitspapiere des Fachbereichs Wirtschaftswissenschaft der Universität-GH Paderborn. Paderborn 1981.

Stockhausen, Josef: Der Ärztebedarf bis zum Jahre 2000. In: Deutsches Ärzteblatt, Nr. 15, 1968, S. 843-852.

Stückemann, Günter: Richtlinien über die Bedarfsplanung in der kassenärztlichen Versorgung. In: Krankenversicherung, Vol. 30 (1), 1978, S. 19-25.

Szameitat, Klaus; Wuchter, Georg: Was kostet die Gesundheit? In: Baden-Württemberg in Wort und Zahl, Heft 5, 1970, S. 121-131.

Tamberg, Klaus: Kriterien für eine kassenärztliche Bedarfsplanung.
     In: Betriebskrankenkasse, Vol. 63(2/3), 1975, S. 29-31.

Tessaring, Manfred: Die Zukunft der Hochschulabsolventen. In: Mate-
     rialien aus der Arbeitsmarkt- und Berufsforschung, Nr. 5/1977.

Töns, Hans: Die Bedarfsplanung in der kassenärztlichen Versorgung.
     Bonn 1977.

Union Internationale pour L'Etude Scientifique de la Population;
     Mehrsprachiges demographisches Wörterbuch.(Deutschsprachige
     Fassung bearbeitet von Winkler, Wilhelm.)Hamburg 1960.

Van Der Gaag, Jacques; Perlman, Mark (Eds.): Health, Economics
     and Health Economics. Amsterdam 1981.

Verband der Privaten Krankenversicherung e.V. (Hrsg.): Rechen-
     schaftsbericht 1980. Köln 1981.

Weissenböck, Herbert: Studien zur ökonomischen Effizienz von Ge-
     sundheitssystemen. Stuttgart 1974.

Winkler, Wilhelm: Demometrie. Berlin 1969.

Wissenschaftsrat (Hrsg.): Empfehlungen des Wissenschaftsrates zur
     Struktur und zum Ausbau der medizinischen Forschungs- und Aus-
     bildungsstätten. o.O. 1968.